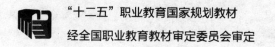

"十二五"职业教育国家规划教材

经全国职业教育教材审定委员会审定

LINCHUANG SHENGLI JICHU

临床生理基础

林佩璜 黄黎月 主编

高等教育出版社·北京

内容简介

　　本书是"十二五"职业教育国家规划教材。本书是在充分调研基层医院临床一线岗位需求、执业助理医师考试大纲和后续课程需求的基础上，组织编写的以满足培养临床一线高素质高技术技能型医技人才为目标的实用性教材。内容分为：绪论、细胞的基本功能、血液、血液循环、呼吸、消化与吸收、能量代谢和体温、肾的排泄功能、感觉器官、神经系统功能、内分泌功能、生殖共 12 章。本书突破传统的学科教育对医学生技术应用能力培养的局限，在内容的选择、组织和教材结构上，体现了教材的实用性、科学性和创新性，着力培养学生职业道德、职业技能和就业创业能力。

　　本书适用于高职高专院校临床医学类和相关医学类专业教学使用。

图书在版编目（ＣＩＰ）数据

临床生理基础 / 林佩璜，黄黎月主编 .-- 北京：
高等教育出版社，2015.9
　ISBN 978-7-04-043580-1

　Ⅰ.①临… 　Ⅱ.①林… ②黄… 　Ⅲ.①人体生理学 -
高等职业教育 - 教材 　Ⅳ.①R33

　中国版本图书馆 CIP 数据核字（2015）第 171676 号

策划编辑　夏　宇　　　　责任编辑　夏　宇　　　　封面设计　李小璐　　　　版式设计　于　婕
插图绘制　杜晓丹　　　　责任校对　陈　杨　　　　责任印制　毛斯璐

出版发行　高等教育出版社　　　　　　　　　　　咨询电话　400-810-0598
社　　址　北京市西城区德外大街4号　　　　　　网　　址　http://www.hep.edu.cn
邮政编码　100120　　　　　　　　　　　　　　　　　　　　　http://www.hep.com.cn
印　　刷　国防工业出版社印刷厂　　　　　　　　网上订购　http://www.landraco.com
开　　本　787mm×1092mm　1/16　　　　　　　　　　　　　　http://www.landraco.com.cn
印　　张　15.5　　　　　　　　　　　　　　　　　版　　次　2015 年 9 月第 1 版
字　　数　380千字　　　　　　　　　　　　　　　印　　次　2015 年 9 月第 1 次印刷
购书热线　010-58581118　　　　　　　　　　　　定　　价　29.00元

本书如有缺页、倒页、脱页等质量问题，请到所购图书销售部门联系调换
版权所有　侵权必究
物 料 号　43580-00

《临床生理基础》编写人员

主　编　林佩璜　黄黎月

副主编　徐　丽　竺瑞芳　庄锡彬　李国辉

编　者　(以姓氏拼音为序)

陈慧勤(泉州医学高等专科学校)

房纯正(厦门医学高等专科学校)

何志忠(福建省泉州市惠安崇武中心卫生院)

黄黎月(厦门医学高等专科学校)

荆素华(厦门医学高等专科学校)

李国辉(福建省泉州市惠安崇武中心卫生院)

林　莉(漳州卫生职业学院)

林佩璜(泉州医学高等专科学校)

林亚珍(漳州卫生职业学院)

王梅爱(泉州医学高等专科学校)

徐　丽(莆田学院)

竺瑞芳(漳州卫生职业学院)

庄锡彬(福建省泉州市第一医院)

出版说明

教材是教学过程的重要载体,加强教材建设是深化职业教育教学改革的有效途径,推进人才培养模式改革的重要条件,也是推动中高职协调发展的基础性工程,对促进现代职业教育体系建设,切实提高职业教育人才培养质量具有十分重要的作用。

为了认真贯彻《教育部关于"十二五"职业教育教材建设的若干意见》(教职成〔2012〕9号),2012年12月,教育部职业教育与成人教育司启动了"十二五"职业教育国家规划教材(高等职业教育部分)的选题立项工作。作为全国最大的职业教育教材出版基地,我社按照"统筹规划,优化结构,锤炼精品,鼓励创新"的原则,完成了立项选题的论证遴选与申报工作。在教育部职业教育与成人教育司随后组织的选题评审中,由我社申报的1 338种选题被确定为"十二五"职业教育国家规划教材立项选题。现在,这批选题相继完成了编写工作,并由全国职业教育教材审定委员会审定通过后,陆续出版。

这批规划教材中,部分为修订版,其前身多为普通高等教育"十一五"国家级规划教材(高职高专)或普通高等教育"十五"国家级规划教材(高职高专),在高等职业教育教学改革进程中不断吐故纳新,在长期的教学实践中接受检验并修改完善,是"锤炼精品"的基础与传承创新的硕果;部分为新编教材,反映了近年来高职院校教学内容与课程体系改革的成果,并对接新的职业标准和新的产业需求,反映新知识、新技术、新工艺和新方法,具有鲜明的时代特色和职教特色。无论是修订版,还是新编版,我社都将发挥自身在数字化教学资源建设方面的优势,为规划教材开发配备数字化教学资源,实现教材的一体化服务。

这批规划教材立项之时,也是国家职业教育专业教学资源库建设项目及国家精品资源共享课建设项目深入开展之际,而专业、课程、教材之间的紧密联系,无疑为融通教改项目、整合优质资源、打造精品力作奠定了基础。我社作为国家专业教学资源库平台建设和资源运营机构及国家精品开放课程项目组织实施单位,将建设成果以系列教材的形式成功申报立项,并在审定通过后陆续推出。这两个系列的规划教材,具有作者队伍强大、教改基础深厚、示范效应显著、配套资源丰富、纸质教材与在线资源一体化设计的鲜明特点,将是职业教育信息化条件下,扩展教学手段和范围,推动教学方式方法变革的重要媒介与典型代表。

教学改革无止境,精品教材永追求。我社将在今后一到两年内,集中优势力量,全力以赴,出版好、推广好这批规划教材,力促优质教材进校园、精品资源进课堂,从而更好地服务于高等职业教育教学改革,更好地服务于现代职教体系建设,更好地服务于青年成才。

高等教育出版社
2015年5月

前　言

　　本教材的编写内容和体例既体现高等职业教育的特色,又考虑到高职高专学生的知识水平和心理特点;既注重学生基础知识的应用、岗位能力的培养,又关注学生学习主动性、综合素质和创新能力的培养。本教材编写有以下几个特点。

　　1. 编写团队由乡镇医院一线医生,市级医院主治、副主任、主任各层次医生和相关医学类高职院校讲师、副教授以上的跨界、跨校师资组成。

　　2. 各章节内容编写要求以执业助理医师考试大纲为依据,在充分调研后续课程需求和临床一线岗位需求的前提下组织教材内容。

　　3. 教材结构框架新颖,以贴近日常生活实际的案例和临床病例为【学习导航】作为章节的开始,激发学生学习的兴趣和主动性,正文中插入与教材内容相关的【知识链接】和【临床应用】拓宽学生的知识面,使学生能早期接触临床,最后通过【讨论角】在帮助学生加深对本章知识点的理解与综合应用的基础上,引发学生积极思考,提高学生分析问题、解决问题的能力,使学生会学、乐学而且易学。

　　4. 学习目标中对后续课程的知识需求、执业(助理)医师考试大纲的内容要求以下划线明确标示,提高教材的针对性、实用性和可读性。

　　5. 教材编写立足于培养学生的分析能力、判断能力、综合能力、思维能力、逻辑推理能力、解决临床实际问题和自主学习等职业能力。

　　《临床生理基础》一书在编写大纲的确定和教材编写过程中虽然得到了一些专家和教授的指导和帮助,各位编者在编写过程中也非常敬业认真,反复修改,但由于学识水平和经验有限,教材中还存在不足之处,恳请使用本教材的老师和学生提出宝贵的意见和建议,以便再版修订时能够及时更正。在此,也向给予了我们大力指导和帮助的行业专家、同行及高等教育出版社表示衷心的感谢!

林佩璜

2015 年 5 月

目　录

第一章 绪 论

学习目标

1. 认知临床生理基础研究的内容,能说出内环境与内环境稳态的概念,兴奋性与阈值的概念,理解兴奋性与阈值的相互关系及反馈的概念及意义。

2. 区分兴奋与抑制的概念;列出生命活动的基本特征;说出新陈代谢及同化作用、异化作用的概念;比较神经调节、体液调节和自身调节的特点;说出反射与反射弧的概念。

3. 会用正确的方法学习临床生理基础。

第一节 概 述

> **学习导航**
>
> 你知道为什么睡觉时心搏和呼吸都会正常进行? 为什么意识能控制呼吸而意识控制不了心搏? 为什么有时心搏会快有时会慢? 为什么知道天气冷了? 人为什么会生病? 生病是怎么一回事? ……这些生命的奥秘都将在临床生理基础课程中找到答案。本节介绍临床生理基础的研究内容和方法、与医学的关系及学习本课程的方法。

生理学(physiology)是生物科学的一个分支,是研究机体正常生命活动规律的科学。机体是有生命个体的统称,生命活动是指机体生活过程中各系统的功能表现,如循环、呼吸、消化、吸收、泌尿和生殖等。广义上说,生理学可分为植物生理学、动物生理学、人体生理学等。高职高专医学生学习的临床生理基础是人体生理学的一部分,是研究与临床疾病相关的最基本生命活动规律的科学。

知识链接

生理学发展史

近代生理学开始于17世纪初,近代生理学的奠基人英国著名生理学家和医生威廉·哈维(William Harvey,1578—1657)于1628年出版了《心血运动论》一书,阐明了血液循环的途径和规律。19世纪法国生理学家C·贝尔纳首先提出内环境稳定这一概念,1926年,美国生理学家坎农(Walter B.Cannon,1871—1945)把它正式命名为"内环境稳定"或"自稳态"。20世纪初俄国生理学家巴甫洛夫(1849—1936)开创了综合生理学的研究学派,创建了高级神经活动学说,对生理学、医学、心理学和哲学产生了深远的影响。

我国现代实验生理学的发展从20世纪初叶开始。代表性人物有林可胜、蔡翘和张锡钧等。1926年中国生理学会的成立标志着我国生理学的形成。林可胜是我国消化生理学和痛觉生理学的先驱,蔡翘(1897—1990)是新中国航空、航海医学的创始人。我国生理学的快速发展,是几代生理学工作者长期辛勤劳动和无私奉献的结果。

一、临床生理基础的研究内容

临床生理基础研究的主要内容是人体正常生理功能中,与临床疾病相关的各系统功能活动规律,主要包括各系统正常功能活动的现象、过程、规律、机制、内外环境因素对各种功能活动的影响结果。

二、临床生理基础与医学的关系

临床生理基础是医学课程中一门重要的专业基础课。一方面,它能解释疾病发生时各组织器官发生病理变化的原因,还能为治疗疾病的药物找到用药的机制,掌握临床生理基础是学习和理解后续专业基础课和专业课的前提;另一方面,临床生理基础阐述正常的生命现象,只有全面地掌握临床生理基础的基本知识、基本理论和基本技能,才能对疾病做出正确诊断,并明确治疗的方向和标准;第三,临床治疗实践不但能检验临床生理基础理论的正确性,还能不断对临床生理基础提出新的课题,推动其不断向前发展。因此,临床生理基础既是一门医学生必修的桥梁课程,又是一门在临床实践和实验研究中不断发展完善的课程,其与医学密切相关,是医学生必须掌握的专业基础课。

三、临床生理基础的研究方法

临床生理基础是一门实验性和实践性科学,其理论的探究大多在收集分析临床实际的基础上通过动物实验进行验证。因此,多数临床生理基础实验在动物身上进行,实验方法包括急性实验法和慢性实验法。近年来,随着科学技术的快速发展,一些无损伤检测技术直接用于人体功能的研究,为探索人体生命的奥秘、丰富生理学理论开辟了更为广阔的前景,但是如果确定以人体为实验对象,则应该遵守自愿、知情和非创伤性原则。

1. 急性动物实验 急性动物实验是在动物麻醉状态下进行的,手术暴露某些所需研究的部位,观察和记录某些生理功能在人为干预条件下的变化,实验后将动物处死。或从活着的或刚处死的动物身上取出所需要的器官、组织、细胞或细胞中的某些成分,置于一个能保持其正常功能活动的人工环境中,观察某些人为的干预因素对其功能活动的影响。

2. 慢性动物实验 慢性动物实验以完整、清醒的动物为研究对象,并尽可能保持外界环境接近于自然,以便能在较长的时间内观察和记录某些生理功能的改变。实验前一般先给动物做某些手术,将动物饲养一段时间后,在动物清醒状态下观察。例如,采用"巴甫洛夫小胃"研究胃液分泌的调节。

各种实验方法各有其优、缺点,应根据不同的研究内容和目的,采用不同的实验方法。同时因为人和动物的差异,不可将动物实验结果简单套用于人体。

四、临床生理基础研究的三个水平

临床生理基础研究的技术手段、层次与生理学类似,是随着社会的进步、科学研究手段的发展和人们思想观念的不断更新而不断提高的。早期的生理学研究是从整体的角度进行,以后逐渐深入到器官、组织、细胞,近二三十年来,随着电子技术、电镜技术、免疫组织化学、放射性核素、三维成像等技术的应用,生理学的研究已进入分子水平。根据研究层次的不同,生理学研究大致可以分成三个水平。

1. 整体水平的研究 以完整的机体为研究对象,观察和分析在各种条件下机体内各器官、系统之间及机体与环境之间相互联系和相互影响的规律。例如,人体在进行剧烈运动时或不同情绪下,对机体呼吸系统、循环系统、消化系统、内分泌系统和生殖系统功能改变的影响研究属于整体水平的研究。

2. 器官和系统水平的研究 以器官、系统为研究对象,观察各器官和系统的功能,以及这些功能在整体生理功能中所起的作用、产生机制和影响因素。例如,离体蛙心灌流实验就是器官水平的研究,而对心脏、血管和心血管功能调节的内容为系统水平的研究。

3. 细胞和分子水平的研究 以细胞和细胞中的物质分子为研究对象,研究细胞、分子或基因的生理特性、功能及其调节机制,从而帮助理解组织、器官的功能。例如,目前研究的干细胞工程、基因工程都属于这一水平的研究,教材中细胞膜的物质转运功能、细胞的生物电和肌细胞收缩功能的研究就是细胞、分子水平的研究。

临床生理基础主要研究的层次是整体水平和器官系统水平。

五、临床生理基础的学习方法

临床生理基础是研究与临床疾病相关的生命活动规律的科学。一个完整机体的生命活动是一种特殊、复杂的物质运动。它是各器官功能活动的总和,并时刻受内外环境变化的影响,包括语言、文字以及心理和社会因素的影响。因此,我们在学习临床生理基础时,必须以辩证唯物主义思想为指导,用对立统一、全面和动态的观点去看待机体的一切功能活动,只有综合生物、社会和心理等方面的知识来观察、分析和理解人体的生命活动,才能正确认识人体生命活动的本质和规律。

临床生理基础又是一门与临床密切联系的实验性学科,其主要知识来源于临床和科学实验,必须用科学实验的方法来验证理论知识和临床实际,在验证过程中正确认识和理解生理功能。因此,学习临床生理基础还须坚持理论联系实际,以便更好地掌握各器官、系统的功能活动规律,促进临床生理基础理论不断发展。

临床生理基础的很多理论是在实验和实践基础上推理凝练而产生的,在学习过程中要采用识记、比较、推理和联系实际的方法学习,在学习中培养临床思维能力。

第二节 生命活动的基本特征

学习导航

生命与非生命的区别在哪里?临床肌内注射时采取的"两快一慢"注射法有"无痛注射法"之称,为什么?

生命活动又称为生命现象或功能活动,是指生命的各种外在表现。自然界中的生命个体种类繁多,生命活动的表现各异,就是同一个人体内不同系统、器官、组织和细胞各自的生命活动表现都不同,如呼吸、心搏、消化、吸收、排泄、肌肉运动、思维活动和生物电等。但分析各种不同生命活动的表现,我们能找到它们之间最本质的、共同的特征,这就是生命活动的基本特征,人体生命活动的基本特征主要包括新陈代谢、兴奋性和生殖。

一、新陈代谢

新陈代谢(metabolism)是指机体与环境之间进行物质交换和能量转换的自我更新过程,包括合成代谢(同化作用)和分解代谢(异化作用)两个方面。机体利用从环境中摄取的营养物质,经过加工、转化,合成自身成分,同时储存能量的过程称为合成代谢;机体分解自身能源物质或储存于体内的物质并释放能量以供其完成各种生理功能,同时把代谢终产物排出体外的过程,称为分解代谢。

新陈代谢过程中物质的合成和分解称为**物质代谢**,物质代谢中伴随着能量的贮存、释放、转移和利用等过程称为**能量代谢**。同化作用与异化作用是对立统一、相互制约的;物质代谢与能量代谢也是密切相关、相互依存的,物质代谢是能量代谢的基础,也是生命的物质基础,是能量的根本来源。

机体通过新陈代谢既为每一个细胞的生长发育提供物质基础,同时也为一切生命活动提供必需的能源来源。因此,新陈代谢是生命的最基本特征,新陈代谢一旦停止,生命也就停止。

二、兴奋性

兴奋性(excitability)是指机体或组织对刺激发生反应的能力或特性。任何器官、组织和细胞对刺激能发生反应就表明该组织细胞具有兴奋性。丧失了兴奋性,机体对环境的变化就无法做出反应,也就中断了机体与环境之间的联系,生命将无法维持。所以,兴奋性是生命现象的另一个重要特征。

机体各种组织兴奋性高低不同,其中,神经、肌肉和腺体组织兴奋性较高,称为可兴奋组织(excitable tissue),这些组织反应迅速,易于观察并有共同的电位变化特征,但它们对刺激发生的反应形式各异,如神经组织兴奋表现为动作电位的产生和传导,肌肉组织的兴奋表现为肌纤维收缩,腺体的兴奋表现为腺细胞分泌。

(一)刺激与反应

生理学中将能被机体感受并引起机体功能活动改变的内、外环境变化因素称为**刺激**(stimulus)。刺激的种类很多,按其性质不同可分为物理性刺激(如机械、压力、电、温度、声及光等)、化学性刺激(如酸、碱)、生物性刺激(如细菌、病毒及其毒素等)以及社会、心理性刺激(如社会变革、情绪波动)等。其中生物性刺激是导致人体发病最主要的因素。

机体或组织接受刺激后发生理化过程或生理功能活动的改变,称为**反应**(response)。例如,骨骼肌接受电刺激,肌细胞发生一系列理化变化,引起肌肉收缩,这是肌肉组织对电流变化的反应;外界气温升高引起皮肤血管扩张、汗腺分泌汗液、散热增多,这是皮肤和汗腺对环境温度改变的反应。机体对刺激发生的反应大多是机体对环境的生理性适应。

实验表明,并非所有的刺激都能引起反应,任何刺激要引起机体或组织产生兴奋反应必须具备三个条件,即刺激强度、刺激持续时间和强度-时间变化率。刺激的三个条件是相互影响的,只有当刺激达到一定的强度、时间和强度-时间变化率时才能引起机体产生兴奋反应。三个条件中,电刺激最易控制,可重复使用且不易损伤组织,故为临床生理基础实验和医疗实践中常用的刺激。

 临床应用
"两快一慢"的无痛肌内注射操作手法

在机体所处的功能状态相同时,刺激能否使机体组织发生反应,取决于刺激的强度、时间和强度-时间变化率。这三个条件必须都达到一定值时才会发生相应反应。"两快一慢"的肌内注射法,即进针和出针快,推药慢。"两快"可以缩短刺激持续时间,推药慢可以减少强度-时间变化率,患者在接受肌内注射刺激时组织的疼痛反应降至最低。

(二)兴奋与抑制

组织安静时,无明显功能活动表现,但机体内理化过程仍不断进行,这种相对静息状态称为生理静息状态。在此基础上,若机体或组织接受不同刺激,则将发生不同的反应,从外表功能活动改变看概括起来有两种基本表现形式,即兴奋或抑制。兴奋(excitation)是指细胞或机体接受刺激后由生理静息状态变为活动状态,或活动状态由弱变强。例如,肾上腺素作用于心脏,使心搏加快、加强。抑制(inhibition)是指细胞或机体接受刺激后由活动状态变为生理静息状态,或活动状态由强变弱,例如,乙酰胆碱作用于心脏,使心搏减弱、减慢。

兴奋和抑制是机体反应的两种基本表现形式,两者互为前提,既对立又协调,并可随环境条件的改变相互转化。组织接受刺激后究竟是发生兴奋还是抑制,取决于刺激的质和量及组织当时的机能状态,如剧烈运动使妊娠子宫收缩,却使未孕子宫舒张。

(三)兴奋性与阈强度

各种组织兴奋性的高低是不同的,即使同一组织,在不同的功能状态下兴奋性也各不一样。衡量组织或细胞兴奋性的高低,通常用阈强度作为指标。在实际测量中,把刺激的时间和强度-时间变化率固定时,刚能引起组织细胞发生反应的最小刺激强度称为**阈强度**,简称**阈值**(threshold)。强度等于阈值的刺激称为**阈刺激**(threshold stimulus)。强度大于阈值的刺激称为**阈上刺激**;强度小于阈值的刺激称为**阈下刺激**。对于所给刺激而言,阈刺激和阈上刺激才能引起组织细胞产生兴奋反应,单次阈下刺激不能引起组织细胞产生兴奋反应。阈值的大小与组织兴奋性的高低呈反变关系(**兴奋性∝1/阈值**)。阈值愈小,组织兴奋性愈高;阈值愈大,组织兴奋性愈低。阈值可作为衡量组织兴奋性高低的客观指标。

三、生殖

人体生长发育到一定阶段时,两性个体中发育成熟的生殖细胞相结合,便可形成与自己相似的子代个体,这种功能称为**生殖**(reproduction)。通过生殖,人类得以繁衍后代、延续种系,但并非所有生命都具有生殖这一特征。

第三节 人体与环境

学习导航

你知道细胞和人体的生存环境是否一样吗？机体内环境正常应该处于什么状态？内稳态被破坏会有什么结果？

人生活在自然界中,所以把人体所处的不断变化的外界环境称为外环境。外环境包括人体赖以生存的自然环境和社会环境。

机体细胞生存于细胞外液中,细胞外液是一切细胞生活的环境,因细胞外液存在体内,故称为内环境。

一、人体与外环境

人与外环境之间存在着两方面的关系。

(一)外环境对人体各生命活动产生影响

如自然环境的各种光照、气压、温度、湿度等许多理化因素的变化不断地作用于人体,引起人体产生相应的适应性反应。人体通过适应性反应与变化着的外环境取得统一,从而保持相对平衡。但如果自然环境变化过于剧烈,超过人体适应能力将会造成不良影响,甚至危及人体生命。社会环境变化对人体生理功能的影响也是不容忽视的,社会环境的影响包括社会因素和心理因素,由于两者密切联系,故常称为社会心理因素。它通过神经系统特别是大脑皮质影响人体的功能活动。因为人不仅具有生物属性,而且具有社会属性,每个人都生活在特定的社会环境中,复杂的社会因素和人际关系无不对人的身心健康产生影响。稳定和谐的社会环境,和睦友好的人际关系,健康的人生观、世界观、价值观及良好的心理素质可促进人体健康,延长寿命;反之,动荡的社会环境、失和的人际关系、消极的情绪、恶劣的心境会导致人体多种功能紊乱,甚至引起疾病。

(二)人体各生命活动对外环境的影响

如人体生命活动的代谢排泄产物将对环境造成影响,在科技发展飞速的今天,人类还能够改造环境,使之适应人体生理功能的需要。应引起重视的是,随着人类社会生活的发展,人类赖以生存的自然环境不断受到破坏,如森林的过度砍伐、大气的污染、臭氧层的空洞、生态平衡的失调等都将影响甚至严重威胁人类的健康和生存,因此我们要携手保护好我们赖以生存的环境。

二、内环境与稳态

(一)内环境

人体内的液体总称为体液(body fluid),正常成人体液总量约占体重的60%,存在于细胞内的液体称为**细胞内液**,约占体液的 2/3(占体重的 40%);存在于细胞外的液体称为**细胞外液**,包括血浆、组织液、淋巴液、脑脊液、房水和体腔液(胸膜腔液、滑膜液、心包液)等,约占体液的 1/3(占体重的 20%)。人体内各部分体液通过不同的生物膜彼此隔开而又互相沟通,如细胞内液与细胞外液之间通过细胞膜进行物质交换,而组织液与血浆之间通过毛细血管壁进行物质交换,淋巴液与组织液之间则通过毛细淋巴管壁进行物质交换等(图 1-1)。

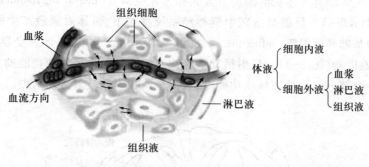

图 1-1　体液分布及交换

机体生命活动的基本结构功能单位是细胞,人体内绝大多数细胞不与外界环境直接接触或交换物质,细胞直接生存于细胞外液中,细胞新陈代谢需要的营养物质和氧只能借细胞外液从外界摄取,而细胞代谢产生的二氧化碳和代谢终产物也只能通过细胞外液排出体外。因此,细胞外液是细胞直接生存的体内环境,称为机体的**内环境**(internal environment)。

（二）稳态

内环境是细胞进行新陈代谢的场所,内环境的各种理化性质(如温度、离子浓度、渗透压、pH 等)及化学成分在细胞新陈代谢中不断地变化着,体内生化反应中的酶促反应和组织的兴奋性都必须在相对稳定的理化条件下才能维持正常。如果内环境的稳态不能维持,机体的生命功能将产生严重障碍,疾病就会随之发生,甚至危及生命。因此,内环境稳态是细胞进行新陈代谢、维持正常生命活动的必要条件。生理学中把内环境的各种理化性质(如温度、离子浓度、渗透压、pH 等)及化学成分保持相对的稳定状态,称为内环境稳态,简称**稳态**(homeostasis)。

第四节　人体功能的调节

学习导航

稳态是细胞生存的必要条件,那么机体是靠什么机制在维持稳态?

人体生理功能的调节是指人体对内、外环境变化的适应性反应过程。人体各部分的功能活动之所以能够相互配合和协调,对复杂的内、外环境变化产生相应的反应,使之成为一个统一的整体,是因为人体具有完善的调节机制来维持内环境的稳态。人体生理功能的调节过程就是机体不断调节稳态的过程。

一、人体功能的调节方式

人体对各种功能活动调节的方式主要有三种,即神经调节、体液调节和自身调节。

(一)神经调节

通过神经系统活动对人体功能的调节方式称为神经调节(neural regulation)。神经调节的基本方式是反射(reflex)。反射是指在中枢神经系统参与下,机体对刺激产生的规律性反应。反射活动的结构基础是反射弧(reflex arc)。反射弧由五个部分组成,即感受器、传入神经、中枢、传出神经和效应器(图1-2)。反射活动的完成有赖于反射弧结构和功能的完整,反射弧五个部分中任何一个部分结构被破坏或功能障碍,都会使相应的反射活动消失。

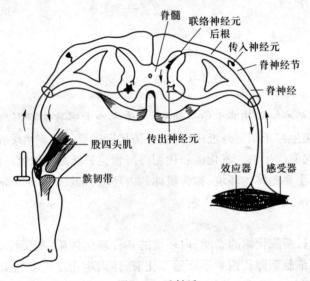

图1-2　反射弧

反射活动的种类很多,按其形成条件和反射弧特点的不同,可分为非条件反射和条件反射两种类型。

1. 非条件反射(unconditioned reflex)　是先天遗传的,反射弧比较固定,反射中枢在大脑皮质以下,是人类和动物共有的一种初级神经活动,如吸吮反射、膝反射、分娩反射和瞳孔对光反射等,是人和动物适应环境的基本反射。

2. 条件反射(conditioned reflex)　是指后天获得的,反射弧不固定,它是在非条件反射基础上结合个体生活实践而建立起来的一种高级神经活动。反射中枢在大脑皮质,反射多变,并具有预见性,可使机体对环境的适应更加灵活。例如,"望梅止渴"和"识字"现象,就是一种典型的条件反射。因此,条件反射在于提高机体的生存与适应能力。

神经调节是人体最主要的调节方式,其特点是反应迅速、定位准确、作用时间短暂。

(二)体液调节

机体组织细胞分泌的激素等生物活性物质通过体液的运输,对机体各部分功能进行的调节称为**体液调节**（humoral regulation）。它有以下几种方式。

1. **全身性体液调节** 是指内分泌腺或散在的内分泌细胞分泌的激素（hormone），经血液循环运输至全身，调节相应的器官或组织细胞的生理活动，这种调节方式称为**全身性体液调节**，是体液调节的主要方式。例如，胰岛 B 细胞分泌的胰岛素经血液循环运输至全身，促进组织细胞对葡萄糖的摄取和利用，以维持机体血糖浓度相对稳定。

2. **局部性体液调节** 是指某些组织细胞所产生的生物活性物质或组织代谢产物，经局部组织液扩散对邻近的组织、细胞活动起调节作用，这种调节属**局部性体液调节**（又称旁分泌），是体液调节的辅助方式。例如，某些组织细胞分泌的组胺、激肽、前列腺素等生物活性物质及组织细胞产生的酸性代谢物具有对局部血管扩张的作用。

3. **神经-体液调节** 在完整机体内，神经调节与体液调节是相辅相成的，而神经调节在多数情况下起主导作用，体内多数内分泌腺直接或间接受神经系统的支配和调节。这种情况下，体液调节常作为神经调节反射弧的一个传出环节而发挥作用，这种神经和体液复合调节的方式被称为**神经-体液调节**（图 1-3）。例如，肾上腺髓质受交感神经节前纤维的支配，交感神经兴奋时，可引起肾上腺髓质释放肾上腺素和去甲肾上腺素，从而使神经与体液因素共同参与机体的调节活动。

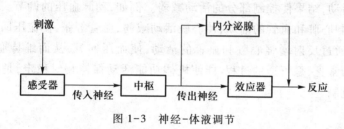

图 1-3　神经-体液调节

体液调节主要调节机体的新陈代谢、生长发育和生殖，其特点是作用较缓慢、广泛、持久。体液调节中各种化学物质对人体功能的作用和作用机制将在各章的体液调节和内分泌调节一章中详细讨论。

（三）自身调节

自身调节（antoregulation）是指人体某些器官、组织或细胞在接受内外环境条件变化的刺激时，不依赖于神经和体液调节，自身产生适应性反应的过程。例如，回心血量在一定范围内增加时，心肌细胞仅通过自身初长度增加，心肌收缩力量增强，心输出量增多，使心脏中血容量保持相对稳定；又如脑、肾的血流量在一定范围内通过动脉管壁平滑肌收缩和舒张的自身调节使其血流量不随动脉血压的升降而改变，从而保持脑、肾的血流量相对稳定。

自身调节能维持某些组织细胞功能的相对稳定，其特点是调节及时、范围局限、幅度小、灵敏度较低。

二、人体功能调节的反馈控制原理

人体生理功能的三大调节方式各自具有不同的特点，但其调节的原理是相同的。目前，生理学上用工程技术领域的控制原理来解释人体功能调节的控制调节系统。控制调节系统分为非自动控制系统、自动控制系统和前馈控制系统。

人体大部分调节为自动控制系统,即反馈控制原理。反馈控制原理中通常将神经中枢或内分泌腺看做是控制部分,而将效应器或靶细胞看成是受控部分,自身调节的控制部分和受控部分是同一组织细胞。控制部分发出的指令作为控制信息到达受控部分改变其活动状态,而受控部分也能够将其活动的状况作为反馈信息返回到控制部分,纠正和调整控制部分的活动,从而实现自动精确的调节。这样,控制部分与受控部分之间形成一个双向闭合式的回路(图1-4)。我们把由受控部分发出信息反过来影响控制部分的过程称为反馈(feedback)。反馈分为负反馈和正反馈两种类型。

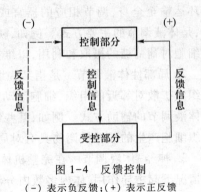

图1-4 反馈控制

(-) 表示负反馈;(+) 表示正反馈

(一)负反馈

负反馈(negative feedback)是指反馈信息与控制信息作用性质相反的反馈,负反馈信息可抑制控制部分的活动,结果使控制部分的活动减弱。例如,动脉血压的调节。当动脉血压升高时,可通过反射抑制心脏和血管的活动,使心脏活动减弱,血管舒张,使血压回降;相反,当动脉血压降低时,也可通过反射增强心脏和血管的活动,使血压回升,从而维持血压的相对稳定。负反馈人体内极为常见,是可逆的过程,能使机体功能活动保持相对稳定,是维持机体内环境稳态的重要调节机制。

(二)正反馈

正反馈(positive feedback)是指反馈信息与控制信息作用相同的反馈,反馈信息可加强控制部分的活动,结果使控制部分的活动不断增强,正反馈是不可逆过程,能使某些生理功能一旦发动起来,便逐步加强,直至完成。例如,女性分娩时,神经垂体释放催产素引起子宫收缩,子宫收缩促使胎头下降、牵拉子宫颈,通过反馈信息引起更多的催产素释放,使子宫收缩加强,该反馈不断进行直到胎儿娩出。正反馈在体内生理调节过程中比较少见,主要有血液凝固、排尿反射、排便反射和分娩等过程。

多数情况下,机体功能调节呈自动控制系统,个别也存在单向联系,表现为控制部分发出的信息影响受控部分,但受控部分的活动并不会反过来影响控制部分的活动,这种控制方式称为非自动控制系统。非自动控制系统在正常人体生理功能的调节中是极少见的。体内应激状态可近似地看做非自动控制系统。

在机体的功能调节过程中,除了自动和非自动控制系统外,还存在前馈控制系统。即在控制部分向受控部分发出信息的同时,通过监测装置对控制部分直接调控,进而向受控部分发出前馈信号,及时调节受控部分的活动,使其更加精确、适时和适度。在机体的调控过程中,前馈控制对受控部分的活动调控比较迅速,使机体的反应具有一定的超前性和预见性,所有条件反射均属于前馈控制系统。例如,食物的外观、气味等有关信号在食物进入口腔之前就能引起唾液、胃液分泌等消化活动;运动员在到达运动场地尚未开始比赛之前,循环和呼吸活动就已发生改变等,都属于条件反射,也属于前馈控制。但前馈控制引起的反应也有可能失误,如见到而未吃到食物时的唾液分泌。

讨论角

1. 为什么说新陈代谢和兴奋性是生命活动的基本特征?

2. 简述反应、反射、反馈有何区别。

3. 你能否通过所学的知识或者查阅相关医学资料及小组讨论的形式,共同讨论人体血液 pH 稳定需要通过哪些器官来实现? 如果这些器官不能维持血液 pH 将会出现什么紊乱现象? 为什么? 从而进一步理解内环境稳态的维持及其重要生理意义。

(林佩璜)

第二章　细胞的基本功能

学习目标

　　1. 区分单纯扩散、易化扩散、主动转运、入胞和出胞的概念及其异同点,比较静息电位、动作电位概念和产生机制,根据神经肌肉接头处兴奋传递过程熟记神经肌肉接头处兴奋传递的特征,熟记骨骼肌的兴奋-收缩耦联的概念、耦联的结构基础和耦联因子。

　　2. 能区分极化、去极化、超极化、复极化,说出动作电位传导的特点,理解阈电位的概念、局部兴奋的特点;说出骨骼肌的收缩形式及影响因素。

　　3. 认知骨骼肌的超微结构和收缩机制。培养学生学会运用所学基础理论知识分析、理解前负荷和后负荷。

　　细胞是人体结构和功能活动的基本单位,人体的一切生命活动都是在细胞功能活动的基础上产生的,因此,了解细胞的基本功能有助于理解生命活动的规律。

　　人体细胞的形态根据细胞的功能及所处的环境不同而表现各异,但细胞的结构基本相似,在光学显微镜下大部分细胞由细胞膜、细胞质和细胞核三部分组成,在电子显微镜下则区分为膜相结构和非膜相结构。虽然细胞的形态和功能活动千差万别,但细胞的许多基本功能活动具有共同的特征。本章重点讨论细胞膜的物质转运和信号转导功能、细胞的生物电现象和肌细胞的收缩功能。

第一节　细胞的跨膜物质转运和跨膜信号转导功能

学习导航

　　细胞是人体结构和功能活动的基本单位,是体内各种生命活动产生的基础。由于细胞与环境之间以细胞膜相隔,细胞的新陈代谢需通过细胞膜的功能而实现,那么细胞膜是如何完成其帮助细胞新陈代谢功能的?

一、细胞膜的化学组成和分子结构

　　细胞膜指细胞外表面的一层薄膜。人和动物的细胞膜由原生质转化而成,故又称为质膜。它把细胞内外的物质分隔开,构成细胞的屏障,使细胞内成分相对独立和稳定,成为一个相对独立的功能单位。细胞膜和细胞内各种细胞器的膜主要由脂质、蛋白质和极少量的糖类物质组成。1972 年,Singer 和 Nicholson 提出的液态镶嵌模型(fluid mosaic model)理论已被学术界公认,这一模型学说认为:细胞膜是以液态的脂双层为基架,其中镶嵌着许多具有不同结构和

功能的蛋白质(图 2-1)

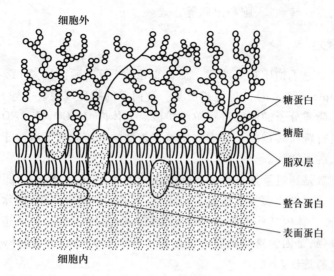

图 2-1 细胞膜液态镶嵌模型

（一）细胞膜的脂质

膜脂质主要由磷脂、胆固醇和少量的糖脂组成,其中磷脂占总量 70%以上,胆固醇不足 30%。磷脂、胆固醇和糖脂都是双嗜性分子,头端是由磷酸和碱基构成的"亲水性极性基团",尾端是由两个脂肪酸烃链构成的"疏水性非极性基团"。由于细胞膜内、外均为水溶液,故亲水的头端朝向膜内或膜外,而疏水的尾端两两相对,朝向膜的中间,从而构成脂双层。膜的脂质分子中的脂肪酸不饱和程度大、熔点较低,在正常体温条件下呈液态,具有流动性和变形性。

（二）细胞膜的蛋白

细胞膜所具有的各种功能,在很大程度上取决于细胞膜所含的蛋白质。膜的蛋白分子主要以 α-螺旋或球形结构分散镶嵌在脂双层中。根据蛋白质在膜上存在的形式不同,可将膜蛋白分为表面蛋白和整合蛋白两类。表面蛋白数量较少,通过肽链中带电氨基酸残基与脂质分子的极性基团以静电引力相结合,或以离子键与膜中的整合蛋白相结合,附着在膜表面,主要在膜的内表面;整合蛋白数量较多,它们是以其肽链一次或反复多次穿越膜的脂双层为特征。与细胞跨膜物质转运功能有关的功能蛋白,如通道、载体、离子泵和转运体等都属于整合蛋白。

（三）细胞膜的糖类

细胞膜中的糖类主要以糖链的形式结合在膜的脂质或蛋白质分子上,构成糖脂或糖蛋白。这些糖链仅分布于细胞膜的外表面,通常具有抗原或受体的功能。

二、细胞的跨膜物质转运功能

细胞膜的基本结构是脂双层,除极少数脂溶性物质能够直接通过脂双层进出细胞外,其他物质的跨膜转运都与膜蛋白质分子有关。根据物质通过细胞膜方式的不同物质转运可分为单纯扩散、易化扩散、主动转运、入胞和出胞等方式。

（一）单纯扩散

脂溶性较高的小分子物质从高浓度一侧向低浓度一侧（顺浓度差）跨细胞膜转运的过程称为单纯扩散（simple diffusion）。单纯扩散是一种简单的物理现象。一般来说，只有脂溶性小分子物质才能通过脂质分子的间隙进行单纯扩散。人体内 O_2、CO_2、N_2、NO、乙醇、尿素等都是以单纯扩散方式进行跨膜转运的。影响物质单纯扩散的方向和速度取决于膜两侧该物质的浓度差和膜对该物质的通透性。

水分子跨膜扩散是通过渗透进行的。在渗透压的作用下，水分子从低渗透压的一侧向高渗透压的一侧转移。但细胞膜的脂质具有疏水性，对水的通透性很低，故水分子通过单纯扩散的量很少，速度很慢。体内某些细胞如肾小管和集合小管上皮细胞、呼吸道和肺泡上皮细胞等对水的转运能力很强，是因为这些细胞的细胞膜上存在有大量的水通道（water channel），从而使膜具有高效的水通透性。

（二）易化扩散

某些非脂溶性或脂溶性很小的小分子物质，在膜蛋白的帮助下，由膜的高浓度一侧向低浓度一侧转运的过程称为易化扩散（facilitated diffusion）。易化扩散和单纯扩散都是顺浓度差或电位差进行的，细胞本身不消耗能量，都属于被动转运（passive transport）。但是它与单纯扩散不同的是需要有膜蛋白帮助才能进行。根据参与易化扩散的膜蛋白不同，将易化扩散分为经载体的易化扩散和经通道的易化扩散两种形式。

1. 经载体的易化扩散（carrier-mediated facilitated diffusion） 是指水溶性小分子物质经载体蛋白的介导，顺浓度差的跨膜转运过程。细胞膜的载体蛋白在物质浓度高的一侧与被转运物质相结合时，通过本身构象改变而将物质转运至膜的低浓度一侧，并且与物质分离，即经历一个结合-构象变化-解离的过程（图 2-2）。体内许多重要的物质，如氨基酸、葡萄糖等进入细胞内就是经载体而跨膜转运的。

经载体的易化扩散的特点如下。

（1）特异性 即一种载体只能转运某种具有特定化学结构的分子。

（2）饱和现象 指一种载体只能转运一定数量的某种物质。因为载体的数量及载体上物质结合位点的数量有限，故当被转运的物质达到一定浓度后，再增加该物质浓度时，转运量不能再随之增加。

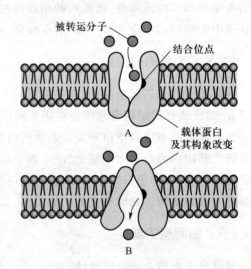

图 2-2 载体转运
A. 被转运物质在高浓度一侧与载体蛋白上的特异性结合位点结合；B. 载体蛋白构象发生变化，使被转运物质朝向低浓度的一侧，并与物质分离

（3）**竞争性抑制** 指两种结构相似的物质竞争性地与同一载体上的位点结合，从而出现的相互竞争现象，表现为一种物质扩散量增多时，另一种物质的扩散量就会减少，这也与载体和结合位点数量有限有关。

2. 经通道的易化扩散（facilitated diffusion via channel） 各种带电离子经通道蛋白的介导，顺浓度梯度或电位梯度的跨膜转运称为经通道的易化扩散。通道蛋白是一类贯穿脂双层、中央带有亲水性孔道的整合蛋白，允许溶液中的 Na^+、K^+、Cl^-、Ca^{2+} 等带电离子在浓度梯度或电位梯度的推动下跨膜扩散（图 2-3）。

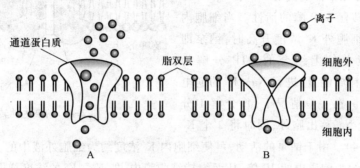

图 2-3 通道转运

A. 通道蛋白的闸门开放时，离子顺浓度差通过通道蛋白中央的亲水性孔道；
B. 通道蛋白的闸门关闭时离子不能通过

经通道的易化扩散的特点如下。

（1）**离子选择性** 每种通道只对一种或几种离子有较高的通透性，而对其他离子的通透性很小或不通透。根据离子选择性，通道可分为 Na^+ 通道、K^+ 通道、Cl^- 通道、Ca^{2+} 通道等，它们可分别让不同的离子通过。

（2）**门控**（gating）**性** 除少数非门控通道外，大部分通道蛋白分子内有一些可移动的结构或化学基团，在通道内起"闸门"作用，许多因素可刺激闸门运动，导致通道的开放或关闭。当通道蛋白的"闸门"开放时，离子顺电-化学梯度通过通道；当"闸门"关闭时，即使细胞膜两侧存在较大浓度差或电位差，离子也不能通过。根据引起"闸门"开关的因素不同，通道可分为电压门控通道（由膜两侧电位差变化引起闸门开关）、化学门控通道（由化学物质引起闸门开关）和机械门控通道（由机械刺激如牵拉等引起闸门开关）等类型。通道的开启和关闭除调控物质的跨膜转运外，还与信号的跨膜转导和生物电活动有关。

（三）主动转运

主动转运（active transport）指离子或小分子物质在膜蛋白的帮助下由细胞代谢提供能量而实现逆电-化学梯度进行的跨膜转运，可分为原发性主动转运和继发性主动转运两种。一般所说的主动转运是指原发性主动转运。

1. 原发性主动转运（primary active transport） 是指离子泵利用分解腺苷三磷酸（ATP）产生的能量将离子逆浓度梯度和电位梯度进行的跨膜转运过程。离子泵也是一种膜蛋白，具有 ATP 酶活性，可将细胞内的 ATP 水解为腺苷二磷酸（ADP），并利用高能磷酸键打开后释放的能量完成离子逆电-化学梯度的跨膜转运。由于离子泵活动时消耗的能量直接来源于细胞的代谢过程,所以当细胞代谢发生障碍时,将直接影响离子泵的功能,进而影响物质的主动转运。在哺乳动物细胞膜上普遍存在的离子泵有钠-钾泵和钙泵。

钠-钾泵简称钠泵(sodium pump),又称钠-钾ATP酶。钠泵是由 α 和 β 两个亚单位组成的二聚体蛋白质。在主动转运中起作用的主要是 α 亚单位,α 亚单位上具有 Na^+、K^+ 和 ATP 的结合位点,还具有 ATP 酶的活性。当细胞内 Na^+ 浓度升高或细胞外 K^+ 浓度升高时,钠泵即被激活,使 α 亚单位上结合的 ATP 分解为 ADP,分解 ATP 释放能量,进行 Na^+、K^+ 的逆电-化学梯度转运。在一般情况下,每分解 1 分子 ATP 可将 3 个 Na^+ 移出胞外,同时将 2 个 K^+

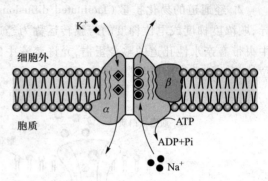

图 2-4 钠泵主动转运

移入胞内(图 2-4)。由于钠泵的活动,可使细胞内 K^+ 浓度约为细胞外液中的 30 倍,而细胞外液中的 Na^+ 浓度约为胞质中的 10 倍,从而维持细胞膜内、外 Na^+、K^+ 的浓度梯度。

钠泵的 α 亚单位上具有 3 个 Na^+ 和 2 个 K^+ 的结合位点,α 亚单位还可以结合 ATP 并具有 ATP 酶活性。激活后的钠泵,逆浓度差将胞内的 Na^+ 转运到胞外,并将胞外的 K^+ 转运到胞内。

钠泵活动的生理学意义:① 钠泵活动造成的膜内外 Na^+、K^+ 的浓度差,是细胞生物电产生的基础;② Na^+ 在细胞膜两侧的浓度差是其他一些物质继发性主动转运的动力;③ 钠泵将漏入细胞内的 Na^+(经少量非门控通道)不断转运出胞外,以保持细胞正常渗透压和容积;④ 钠泵活动造成细胞内高浓度的 K^+ 是细胞质内许多代谢反应所必需的;⑤ 钠泵活动是生电性的,可直接影响膜电位,使膜内电位的负值增大。

钙泵(calcium pump)也称为 Ca^{2+}-ATP 酶,广泛分布于细胞膜、内质网或肌质网上。其作用是逆浓度梯度转运 Ca^{2+},可使胞质中的游离 Ca^{2+} 浓度仅为细胞外浓度的万分之一左右。这种胞质低钙的维持,为细胞发生 Ca^{2+} 触发的调节活动如肌细胞收缩、神经递质释放等提供基础。

2. 继发性主动转运 指有些物质主动转运所需的能量并不直接来自 ATP 的分解,而是利用原发性主动转运所形成的离子浓度梯度,在离子顺浓度差扩散的同时将其他物质逆浓度梯度或电位梯度进行跨膜转运,这种间接利用 ATP 能量的主动转运过程称为**继发性主动转运**(secondary active transport),也称为**联合转运**(co-transport)。介导联合转运的膜蛋白称为转运体,根据联合转运物质的转运方向不同,继发性主动转运又分为两种形式。

(1)同向转运 即联合转运的物质为同一方向。例如,在小肠和肾小管上皮细胞膜上,葡萄糖的转运是与 Na^+ 易化扩散耦联进行的,所需的能量来自钠泵建立的势能储备。在 Na^+ 顺浓度差转运时,释放的能量驱使葡萄糖逆浓度差在细胞内积聚。氨基酸在小肠也是以同样的方式被吸收的。

(2)逆向转运 即联合转运的物质为相反方向,也称为交换。例如,心肌细胞上的

Na^+-Ca^{2+}交换体,借助 Na^+ 内流的驱动,将细胞内的 Ca^{2+} 排出细胞外(图 2-5)。

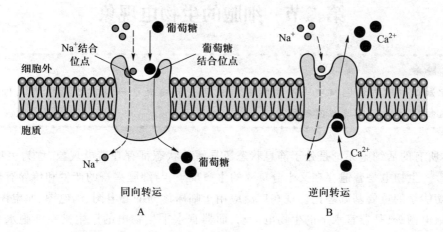

图 2-5　继发性主动转运

A. Na^+ 和葡萄糖同向转运;B. Na^+-Ca^{2+}交换

(四)入胞和出胞

上述转运形式主要涉及小分子或离子物质的跨膜转运,大分子或团块物质则是通过入胞和出胞的方式完成跨膜转运。

1. 入胞(endocytosis)　是指细胞外大分子或团块状物质进入细胞的过程。依照进入细胞的物质不同,入胞又分为吞噬和吞饮。如果进入细胞的物质是固态,称为吞噬(phagocytosis)。典型例子是一些具有吞噬功能的免疫细胞如中性粒细胞吞噬异物的过程(图 2-6A)。首先是中性粒细胞对具有特异表面抗原的外来物、细菌进行识别,之后与膜接触,接触处的细胞膜向内凹陷或伸出伪足把物质包裹起来,然后与膜离断,使物质连同包裹它的细胞膜一起进入细胞,形成包含摄入物在内的吞噬小泡,吞噬小泡与溶酶体融合,溶酶体中的蛋白水解酶将被吞入的物质消化分解。如果进入细胞的物质是液态,则称为吞饮(pinocytosis)。

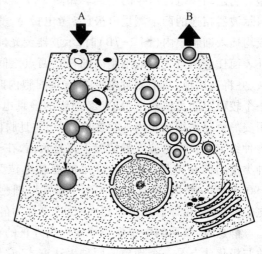

图 2-6　入胞和出胞过程

A. 入胞过程;B. 出胞过程

2. 出胞(exocytosis)　出胞指细胞内大分子物质或物质团块被排出细胞的过程。例如,神经末梢释放递质,外分泌腺细胞分泌黏液,内分泌腺细胞分泌激素等。如图 2-6B 所示,分泌物在粗面内质网上的核糖体合成、经高尔基复合体加工成分泌囊泡,囊泡逐渐移向细胞膜的内侧,并与细胞膜发生融合、破裂,最后将分泌物一次性地全部排出细胞。

第二节 细胞的生物电现象

机体所有的活细胞无论是处于静息状态还是活动状态都存在着电现象，称为生物电（bio-electricity）。生物电是普遍存在又十分重要的生命现象，与细胞兴奋的产生和传导有着密切关系，也是功能学的重要基础理论。现在广泛应用于临床诊断的心电图、脑电图、肌电图、视网膜电图、耳蜗电图等，是器官水平的生物电活动，而器官水平生物电的产生是在细胞水平的生物电基础上，由大量细胞电活动总和形成的。细胞生物电发生在细胞膜的两侧，故称为跨膜电位（transmembrane potential），简称膜电位（membrane potential），它包括细胞处于安静状态时的静息电位和受刺激后出现的动作电位。

一、静息电位

（一）静息电位的概念

静息电位（resting potential，RP）是指相对静息时，存在于细胞膜两侧内负外正的稳定电位差。它是动作电位产生的基础。如图2-7显示，用示波器测量神经纤维静息电位的情况，将与示波器相连的两个测量电极（参考电极A、测量电极B）均置于细胞膜的外表面（图2-7A）或均插入细胞膜内（图2-7B）时，示波器荧光屏上的光点在零位线上做横线扫描，表明细胞膜外表面任意两点之间或细胞内的任意两点之间不存在电位差。若将参考电极A置于细胞外液，并将其接地，当把测量电极B插入细胞内时，荧光屏上的扫描线立即向下移动，并停留在一个较稳定的负值水平（如神经细胞的静息电位约为-70 mV）做横向扫描（图2-7C）。这说明安静情况下细胞膜内外存在电位差，而且膜内电位较膜外为低。如果把膜外电位设定为0，各种细胞的膜内电位安静情况下都是负值，在-10～-100 mV之间。静息电位的数值因细胞的种类不同而有差异，如神经纤维的静息电位为-70～-90 mV之间，骨骼肌的静息电位约为-90 mV等。所以，静息电位的大小通常以细胞内负值的大小来判断，负值越大表示膜两侧的电位差越大，也即静息电位越大；反之则称为静息电位减小。

静息时，膜两侧电位保持稳定内负外正的状态称为极化（polarization）或极化状态；静息电位与极化状态是一个现象的两种表达方式，它们都是细胞处于静息状态的标志。静息电位表达的是膜内外的电位差，极化状态表达的是膜两侧电荷分布的情况。静息电位的减小即细胞内负值的减小（如由-70 mV变化为-50 mV）称为去极化（depolarization）；而静息电位的增大即细胞内负值的增大（如由-70 mV变化为-90 mV）称为超极化（hyperpolarization）；细胞膜去极化后再向静息电位方向的恢复，称为复极化（repolarization）。膜电位发生翻转，由静息时的内负外正变化为内正外负，称为反极化（feverse polarization）。从生物电来看，细胞的兴奋和抑

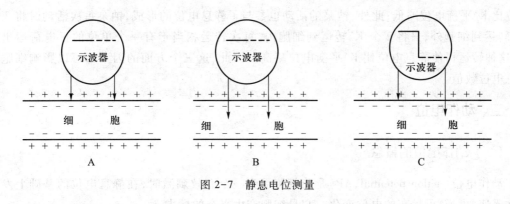

图 2-7 静息电位测量

制都是以极化为基础的,细胞去极化时表现为兴奋,超极化时则表现为抑制。

(二) 静息电位产生机制

静息电位的产生机制用离子流学说来解释,该学说认为生物电的产生有两个前提条件:① 细胞膜内外某些离子的分布和浓度不均衡,如前所述,细胞膜上钠泵的活动使得膜两侧 Na^+ 和 K^+ 的分布明显不均衡,细胞外存在大量的 Na^+,细胞内则存在着大量的 K^+。如表 2-1 所示,哺乳动物骨骼肌细胞外 Na^+ 浓度是细胞内 Na^+ 浓度的 12 倍,而细胞内的 K^+ 浓度则是细胞外 K^+ 浓度的 39 倍。② 在不同生理状态下,细胞膜对离子的通透性不同:细胞处于静息状态时,细胞膜对 K^+ 的通透性较大,对 Na^+ 的通透性仅为 K^+ 通透性的 $1/100 \sim 1/50$,对细胞内的有机负离子几乎没有通透性。

表 2-1 哺乳动物骨骼肌细胞内外离子浓度和平衡电位比较

项目	细胞外浓度/$(mmol \cdot L^{-1})$	细胞内浓度/$(mmol \cdot L^{-1})$	细胞内外浓度比	平衡电位/mV
Na^+	145	12	1:12	+65
K^+	4	155	39:1	-95
Cl^-	3.8	120	31:1	-90
有机负离子		155		

静息时由于膜内外 K^+ 存在浓度差和膜对 K^+ 的通透性较大,受浓度差的驱动就会出现 K^+ 外流,虽然膜内有机负离子有随 K^+ 外流的倾向,但因膜对有机负离子几乎没有通透性,不能随 K^+ 通过细胞膜。随着 K^+ 不断外流,膜外的正电荷逐渐增多,于是膜外电位上升,膜内因负电荷增多而电位下降,这样便使紧靠膜的两侧出现一个外正内负的电位差。这种电位差的存在,阻止了 K^+ 的继续外流,随着电位差的增大,K^+ 外流的阻力也随之增大。当促使 K^+ 外流的力量与电位差形成阻止 K^+ 外流的力量达到平衡时,K^+ 的跨膜净移动等于零,此时跨膜电位差不再发生变化而稳定于某一数值即所谓 K^+ 电-化学平衡电位,简称 K^+ 平衡电位。

综上所述,静息电位的产生主要是 K^+ 外流形成的电-化学平衡电位,当然,静息电位的产生还有其他离子的参与,如细胞膜在静息状态下对 Na^+ 也有一定程度的通透性(为 K^+ 通透性的 $1/50 \sim 1/100$);细胞外高钠,钠离子在约 12 倍的浓度差作用下向膜内扩散,这种扩散使静息电位比 K$^+$ 平衡电位略低；此外，钠泵的活动也参与了静息电位的形成，钠泵每次活动时将 3 个 Na$^+$ 转运到细胞外，只将 2 个 K$^+$ 转运到细胞内，每次转运相当于有一个单位的正电荷运出细胞，这种转运可使静息电位比 K$^+$ 平衡电位略高。因此，这三个方面的因素都可以影响细胞的静息电位数值。

二、动作电位

（一）动作电位的概念

动作电位（action potential，AP）是指细胞受到一个有效刺激时，在静息电位的基础上发生一次迅速、可逆、可扩布的电位变化。它是细胞产生兴奋的标志。

如前所述，在测出静息电位的基础上，给予神经纤维一个有效刺激，此时示波器屏幕上即显示一个动作电位。不同细胞的动作电位形态有较大差异，以神经纤维为例，其动作电位由锋电位和后电位两部分组成。锋电位是动作电位的主要部分，有去极化和复极化两个过程。当神经纤维兴奋时，膜电位首先从原有的负电位（-70 mV）迅速消失，并进而变为正电位（+30 mV），形成动作电位的上升支（去极相），0 mV 以上的部分称为超射（overshoot）；随后又迅速复极至接近静息电位的水平，形成动作电位下降支（复极相）。迅速去极化的上升支和迅速复极的下降支共同形成尖锋状电位变化，称为锋电位（spike potential）。锋电位是动作电位出现的标志，通常说的动作电位主要是指锋电位。锋电位在恢复至静息电位水平之前还经历一个缓慢而幅度较小的电位波动，称为后电位，包括负后电位和正后电位，后电位持续的时间较长，后电位结束之后膜电位才恢复到稳定的静息电位水平（图 2-8）。

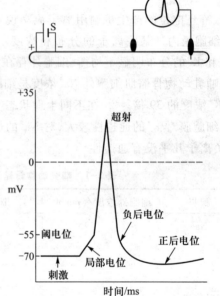

图 2-8　神经纤维动作电位

（二）动作电位的产生机制

细胞的动作电位与静息电位的产生机制相似，也与细胞膜对离子的通透性及细胞膜内外某些离子的分布和浓度不均衡有关。前已述及，细胞外 Na$^+$ 的浓度比细胞内高很多（表 2-1），此浓度差具有推动 Na$^+$ 内流的趋势；同时，带电离子跨膜移动还受膜两侧电位差的影响，静息电位时膜两侧外正内负的电位差形成的电场力也是推动 Na$^+$ 内流的力量。因此，安静情况下促使 Na$^+$ 内流的电-化学驱动力很大。当细胞受到一个有效刺激时，首先引起的是细胞膜对 Na$^+$ 通透性迅速增加，膜上大量钠通道开放，Na$^+$ 在很强的电-化学驱动力作用下发生 Na$^+$ 内流，使细胞内电位急剧上升并向 Na$^+$ 平衡电位发展，于是膜发生迅速去极化和反极化，形成锋电位的上升支；随后由于钠通道失活，细胞膜对 Na$^+$ 通透性迅速减小，而同时细胞膜上的 K$^+$ 通道受去极化影响而开放,使得细胞膜对 K^+ 通透性增大,K^+ 在电-化学驱动力作用下发生 K^+ 外流,使膜出现迅速复极化,构成锋电位的下降支。细胞膜在复极后,跨膜电位虽然恢复,但膜内 Na^+ 有所增多,而 K^+ 有所减少,细胞内外 Na^+、K^+ 离子浓度的改变激活了细胞膜上的钠-钾泵,通过 Na^+、K^+ 的主动转运,重新将它们调整到原来静息时的水平,以维持细胞正常的兴奋性。

不同的离子通道可以被不同的药物特异性阻断,例如,河豚毒素(TTX)可特异性阻断 Na^+ 通道,四乙胺(TEA)可特异性阻断 K^+ 通道。

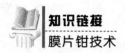

知识链接
膜片钳技术

膜片钳技术是一种记录生物膜离子通道电流的电生理技术,可在宏观的全细胞和微观的单通道上进行。由德国细胞生物学家 Neher 和 Sakmann 在 1976 年发明。

膜片钳技术可用于直接观察单一的离子通道蛋白质分子对单一离子通透性难易程度等特性,为分子水平了解生物膜离子通道的开启和关闭、动力学选择性和通透性等膜信息提供了直接的手段。为了解膜内第二信使的作用及过程、神经递质和激素的分泌过程与作用,在微观水平,深入阐明药物与化学物的作用机制等提供了极为有用的研究手段。

总之,锋电位的上升支主要是由于 Na^+ 通道激活后 Na^+ 大量快速内流形成的;锋电位的下降支则是 Na^+ 通道失活,Na^+ 内流停止以及 K^+ 通道激活后 K^+ 快速外流的结果。因此,改变 Na^+、K^+ 通道本身的特性或者改变细胞膜两侧两种离子的浓度差或膜两侧的电位差,均可影响动作电位。

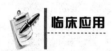

临床应用

临床上用普鲁卡因作为局部麻醉药,是因为普鲁卡因能够可逆性阻断神经纤维上引起动作电位的电压门控 Na^+ 通道;实验中用氯化胆碱或葡萄糖替代细胞外液中的 NaCl,将使动作电位幅度下降,甚至消失,主要是降低了细胞外液中的 Na^+ 浓度。

(三)动作电位的引起与传导

1. **动作电位的引起** 刺激作用于可兴奋细胞时可引起动作电位,但不是任何刺激都能触发细胞产生动作电位,在有些情况下,刺激引起的改变只是引起细胞膜局部去极化或细胞膜的超极化,此时细胞产生的只是局部兴奋或是抑制,而不是兴奋;只有当刺激引起膜去极化达到某一临界电位数值,使细胞膜上 Na^+ 通道突然大量开放,Na^+ 大量内流时,才能触发动作电位。这个能触发动作电位的膜电位的临界值称为阈电位(threshold potential,TP)。可见,膜电位去极化达到阈电位是产生动作电位的必要条件。阈电位的数值通常比静息电位小 $10\sim20$ mV,如神经纤维的静息电位为-70 mV,其阈电位约为-55 mV。

2. **局部兴奋和总和** 单个阈下刺激虽然不能触发动作电位,但可使受刺激的局部细胞膜钠通道少量开放,引起 Na^+ 少量内流,从而产生较小的去极化。这种阈下刺激引起细胞产生达不到阈电位的局部去极化,称为局部反应或局部兴奋(local excitation)(图 2-9)。局部兴奋的特点有:① 非"全或无"现象:局部兴奋可随阈下刺激的增强而增大。② 衰减性:以电紧张的形式在膜上扩布,并随传播距离增大而幅度逐渐减小,最后消失。③ 总和现象:包括时间总和和空间总和两种叠加效应。总的结果,可使膜去极化达到阈电位,从而引发动作电位(图2-9)。因此,动作电位可以由一次阈刺激或阈上刺激引起,也可以由多个阈下刺激产生的局部兴奋经总和而引发。

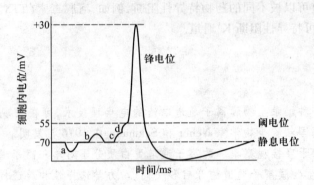

图 2-9　局部电位及其总和

a:超极化;b:局部兴奋;c、d:局部兴奋的时间总和

3. 动作电位传导原理　动作电位一旦在细胞膜的某一点产生,就会沿着细胞膜传遍整个细胞。动作电位在同一细胞上的扩布称为传导(conduction)。动作电位在神经纤维上的传导称为神经冲动(nerve impulse)。动作电位传导的原理可用局部电流学说来解释(图2-10)。

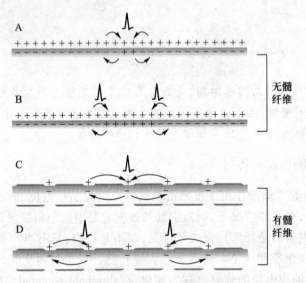

图 2-10　动作电位在神经纤维上的传导

A,B:动作电位在无髓神经纤维上依次传导,兴奋部位与邻近未兴奋部位之间形成局部电流;C,D:动作电位在有髓神经纤维上跳跃式传导,兴奋的郎飞结与它相邻的安静的郎飞结之间形成局部电流

在无髓神经纤维上(图2-10A),当细胞膜的某一点受刺激而兴奋时,兴奋点产生动作电位,出现内正外负的反极化状态,而与它邻近的未兴奋部位仍处于外正内负的极化状态。这样兴奋部位与邻近未兴奋部位之间便出现了电位差,由于细胞外液和内液均为导电液体,在电位

差的作用下,必然会产生由正到负的电荷移动,形成局部电流(local current)。局部电流的方向是:在膜外侧,电流由未兴奋部位流向兴奋部位;在膜内侧,电流从兴奋部位流向未兴奋部位,形成局部电流环路。这种局部电流使未兴奋部位的膜内电位升高和膜外电位降低,使相邻部位的膜产生局部去极化或称局部兴奋,当这种局部去极化达到阈电位时,该部位就爆发新的动作电位。这个新的兴奋部位,又与它相邻的未兴奋部位之间出现局部电流,如此沿膜连续移动就表现为动作电位的传导(图2-10B)。

在有髓神经纤维上(图2-10C、D),髓鞘具有绝缘作用,动作电位不能在髓鞘部位的神经细胞膜上发生。但是,郎飞结处的细胞膜是裸露的,此处膜上的Na^+通道密集,具有兴奋能力。因此,动作电位可以发生在郎飞结处。动作电位传导时,兴奋的郎飞结能够与它相邻的未兴奋的郎飞结之间形成局部电流,使相邻的郎飞结的细胞膜达到阈电位而发生动作电位。这样,动作电位就从一个郎飞结传给相邻的郎飞结,称为跳跃式传导。其结果是大大提高了动作电位的传导速度,同时也节省了能量消耗。

4. 动作电位传导特点 动作电位在同一细胞沿膜由近及远地扩布称为动作电位的传导。其传导特点有:① "全或无"(all or none)现象:动作电位要么不产生(无),一旦产生就是最大值(全),幅度不随刺激的强度增加而增大。② 不衰减性传导:动作电位传导时,电位幅度不会因传导距离的增加而减小,从而保证了远程信息传导的准确性。③ 双向性传导:如果刺激神经纤维的中段,产生的动作电位可从产生部位沿膜向两端传导。

第三节 肌细胞的收缩功能

学习导航

有机磷农药中毒时,患者出现猫喘样的骨骼肌自发性纤颤,为何如此? 学了本节内容你能了解临床上抢救有机磷农药中毒患者的特效药。

人体各种形式的运动,主要是靠肌细胞(肌纤维)的收缩活动来完成。由肌纤维构成的肌组织分为骨骼肌、心肌、平滑肌。它们在结构和功能上各有特点,但收缩的基本形式和原理是相似的,本节以骨骼肌为例讨论肌细胞的收缩功能。

一、神经肌肉接头处的兴奋传递

骨骼肌属于随意肌,受躯体运动神经的支配。只有当神经纤维上有传出神经冲动,并经神经肌肉接头(neuromuscular junction)把兴奋传递给骨骼肌时,才能引起骨骼肌的兴奋和收缩。

(一)神经肌肉接头的结构

运动神经末梢发出许多分支,在接近骨骼肌细胞处失去髓鞘,轴突末梢部位形成膨大并嵌入由肌膜形成的凹陷中,形成神经肌肉接头(图2-11)。神经肌肉接头由接头前膜、接头后膜和接头间隙三部分组成。接头前膜是嵌入肌细胞膜凹陷中的轴突末梢的细胞膜。轴突末梢中含有大量囊泡,称为突触小泡。一个突触小泡含有约 1 万个乙酰胆碱(acetylcholine,ACh)分子。接头后膜是与接头前膜相对应的凹陷的肌细胞膜,又称为运动终板或终板膜。接头后膜又进一步向细胞内凹陷,形成许多皱褶,扩大它与接头前膜的接触面积。接头后膜上具有可与 ACh 特异性结合的 ACh 门控通道(即 N_2 型 ACh 受体通道)和胆碱酯酶,胆碱酯酶可分解 ACh,使之失活,保证一次神经冲动仅引起肌细胞一次兴奋和收缩。接头前膜与接头后膜形成一个间隙,称为接头间隙,其间充满细胞外液。

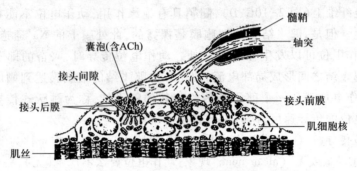

图 2-11　神经肌肉接头的结构及其传递过程

(二)神经肌肉接头处兴奋的传递过程

神经肌肉接头处兴奋的传递是将运动神经上的动作电位传给骨骼肌细胞,是兴奋在细胞间的传递过程,也是化学门控通道介导的信号转导的典型例子。

图 2-11 显示了神经肌肉接头处兴奋的传递过程。神经冲动沿神经纤维传到轴突末梢,使接头前膜发生去极化;去极化引起接头前膜上的电压门控 Ca^{2+} 通道开放,Ca^{2+} 从细胞外液顺电-化学梯度进入轴突末梢,使末梢轴质内 Ca^{2+} 浓度升高;升高的 Ca^{2+} 可以启动突触小泡 ACh 分子的出胞机制,使大量突触小泡向接头前膜方向移动、与接头前膜发生融合并进而破裂,将储存在囊泡中的 ACh 分子"倾囊"释放进入接头间隙。通过扩散至终板膜,ACh 与终板膜上的 ACh 门控通道结合,引起该通道构象改变,使通道开放,出现 Na^+ 内流和 K^+ 外流,但以 Na^+ 内流为主(静息电位时 Na^+ 电化学驱动力较大,而 K^+ 电化学驱动力很小),导致终板膜的去极化,产生终板电位(end-plate potential,EPP)。终板电位属于局部电位,可以总和,并可通过电紧张性扩布引起邻近的肌细胞膜去极化达到阈电位,爆发动作电位,并以局部电流的方式传遍整个肌膜,引起骨骼肌细胞的兴奋,完成神经肌肉接头处的兴奋传递。

神经肌肉接头处兴奋的传递是通过化学性的神经递质介导完成的,因此该过程可概括为电-化学-电过程。其中,神经递质 ACh 从接头前膜的释放属于出胞过程,是由 Ca^{2+} 内流触发的。Ca^{2+} 是兴奋-收缩耦联的重要因子。ACh 发挥作用后,很快被存在于终板膜上的胆碱酯酶分解为胆碱和乙酸而失去作用,保证一次神经冲动仅引起肌细胞一次兴奋和收缩。

神经肌肉接头处的兴奋传递与动作电位在神经纤维上的传导不同,它有以下特点:① 单向传递:即兴奋只能由接头前膜传向接头后膜,而不能作相反方向的传递。这是由神经肌肉接头处的功能性结构特点所决定的。② 时间延搁:经测定,兴奋通过神经肌肉接头需要 0.5~1.0 ms。③ 易受药物或内环境变化的影响。

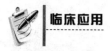

临床应用

神经肌肉接头是许多药物和病理因素作用的靶点。如：筒箭毒可特异性阻断终板膜上的
N 型 ACh 受体通道，使神经肌肉接头的传递功能丧失、肌肉松弛，临床上用来作为肌松剂；肉
毒杆菌中毒导致的肌无力则是由于毒素抑制了接头前膜 ACh 释放的结果；新斯的明等胆碱酯
酶抑制剂，可通过抑制胆碱酯酶增加 ACh 在接头间隙的浓度，能改善肌无力患者的症状；有机
磷农药中毒时，由于有机磷使胆碱酯酶磷酰化而丧失活性，造成 ACh 在接头间隙过多蓄积，可
引起骨骼肌出现自发性纤颤；药物碘解磷定能恢复胆碱酯酶的活性，故可用作有机磷中毒的特
效解毒剂。

二、骨骼肌细胞的微细结构

（一）肌原纤维与肌节

每个肌细胞内都含有上千条直径为 1~2 μm 的纤维状结构，称为肌原纤维。它们平行排
列，纵贯肌纤维全长，并呈现出有规律的明、暗交替，分别称为明带和暗带。明带的中央有一条
与肌原纤维垂直的横线称为 Z 线；暗带的中央有一段相对较亮的区域，称为 H 带，H 带中央有
一条横线，称为 M 线。两条相邻 Z 线之间的区域称为一个肌节（sarcomere），即由一个位于中
间部位的暗带和其两侧各 1/2 的明带所组成。肌节是肌肉收缩和舒张的基本单位（图 2-12）。
肌细胞的收缩或舒张，实际上就是肌节的缩短或伸长。肌节中的明带、暗带，包括暗带中间的
H 带实际上是由不同粗、细肌丝发生不同程度的重叠形成的。明带只有细肌丝，Z 线是连接许
多细肌丝的结构；暗带主要由粗肌丝组成，还含有来自两侧 Z 线的细肌丝，M 线是把许多粗肌
丝连接在一起的结构，暗带中比较透亮的 H 带只有粗肌丝，而 H 带两侧的暗带则是粗、细肌丝
重叠区。

（二）肌管系统

骨骼肌有两套独立的肌管系统，分别称为横管和纵管。横管（或称 T 管）是肌膜在 Z 线处
向细胞内凹陷形成，走行方向与肌原纤维垂直，并包绕在肌原纤维上。所以横管实质上是肌膜
的延续，管中的液体为细胞外液。当肌膜兴奋时，动作电位可沿横管传入肌细胞内部。纵管即
肌质网管道交织成网，包绕在肌原纤维周围，走行方向与肌原纤维平行。纵管在靠近横管附近
形成的膨大叫做终池，它是细胞内储存 Ca^{2+} 的场所，终池内 Ca^{2+} 的浓度比肌质高 1 000 倍以
上。终池膜上有 Ca^{2+} 通道，还有丰富的钙泵，分别起着顺浓度或逆浓度转运 Ca^{2+} 的作用。据统
计，大部分的横管两侧都有终池，三者共同构成一个三联管结构（图 2-12）。在三联管处，横管
膜与终池膜之间有一定的间隙，三联管的作用是把从横管传来的动作电位转换为终池 Ca^{2+} 的
释放，而终池释放的 Ca^{2+} 则是引起肌细胞收缩的直接动因。所以，三联管是实现骨骼肌兴奋-
收缩耦联的重要结构基础，而 Ca^{2+} 是兴奋-收缩耦联的耦联因子。

三、骨骼肌的收缩机制

目前公认的骨骼肌细胞的收缩机制是肌丝滑行学说。其要点是：肌细胞收缩时肌原纤维

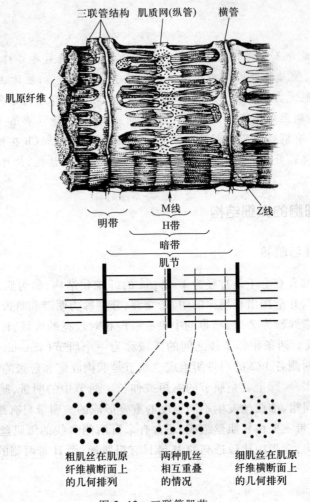

图 2-12 三联管肌节

的缩短,并不是肌细胞中肌丝本身长度的缩短或卷曲,而是由于细肌丝向粗肌丝中间滑行,使肌节长度缩短,从而出现肌纤维和肌肉的收缩。

细肌丝为什么能向粗肌丝之间滑行而引起肌肉收缩呢? 这与肌纤维中肌丝分子结构和作用有关。

(一) 肌丝的分子组成及作用

粗肌丝主要由肌球蛋白(myosin)(又称肌凝蛋白)组成。一个肌球蛋白分子分为头部和杆部(图 2-13A)。杆部朝向 M 线聚集成束,构成粗肌丝的主干;头部则有规律地伸出粗肌丝的表面,形成横桥(cross-bridge)(图 2-13B)。横桥的主要特性有:① 具有 ATP 酶的作用,在与肌动蛋白分子结合后,分解 ATP 提供肌丝滑行的能量。② 横桥能与细肌丝上的肌动蛋白分子进行可逆性结合,从而带动细肌丝向 M 线方向滑行。

细肌丝由肌动蛋白(actin)(或称肌纤蛋白)、原肌球蛋白(tropomyosin)(或原肌凝蛋白)和

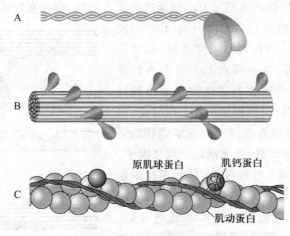

原肌球蛋白　肌钙蛋白

肌动蛋白

图 2-13　肌丝分子结构

肌钙蛋白(troponin)组成(图 2-13C)。其中肌球蛋白和肌动蛋白是直接参加肌细胞收缩的蛋白质,被称为收缩蛋白;原肌球蛋白和肌钙蛋白对肌丝滑行起调控作用,故称为调节蛋白。肌动蛋白分子的单体呈球形,许多肌动蛋白分子聚合在一起构成双螺旋状,成为细肌丝的主体。肌动蛋白上有与横桥结合的位点。原肌球蛋白分子呈长杆状,由两条肽链组成双螺旋。在细肌丝中,原肌球蛋白分子首尾相接,缠绕在肌动蛋白构成的双螺旋沟壁上,遮盖了与横桥结合的位点,阻止横桥与肌动蛋白的结合。这种作用也称为原肌球蛋白的"位阻效应"。肌钙蛋白是一个球形分子,由三个亚单位组成,分别是 T 亚单位、I 亚单位和 C 亚单位。T 亚单位与原肌球蛋白结合,将肌钙蛋白分子和原肌球蛋白连在一起;I 亚单位可与肌动蛋白结合,从而使原肌球蛋白能够保持在肌动蛋白的双螺旋沟壁上,发挥其"位阻效应";C 亚单位是结合 Ca^{2+} 的亚单位,结合 Ca^{2+} 后其构象改变可以触发肌肉收缩即肌丝滑行过程。

(二)肌丝的滑动过程

引起肌丝滑行的始动步骤是肌质中 Ca^{2+} 浓度升高到一定程度时,Ca^{2+} 与肌钙蛋白结合,引起肌钙蛋白分子构象发生改变,使原肌球蛋白发生位移,暴露出肌动蛋白上被掩盖的作用位点,于是解除位阻效应,横桥与肌动蛋白的位点结合,激活 ATP 酶,分解 ATP,释放能量,横桥发生摆动,拖动细肌丝不断向 M 线移动,结果两 Z 线相互靠拢,肌节缩短,出现肌肉收缩。当肌质中 Ca^{2+} 浓度下降时,Ca^{2+} 与肌钙蛋白分离,肌钙蛋白恢复安静时的构象,原肌球蛋白复位,位阻效应重新出现,横桥与肌动蛋白脱离,细肌丝滑出,肌节恢复原长度,出现肌肉舒张(图 2-14)。

(三)兴奋-收缩耦联

将肌细胞的电兴奋与肌细胞的机械收缩连接起来的中介过程称为兴奋-收缩耦联(excitation-contraction coupling)。上述肌肉收缩过程表明,细胞质内 Ca^{2+} 浓度的升高或/和降低是引起肌肉收缩和舒张的关键,而细胞质内 Ca^{2+} 浓度的变化是一个涉及许多 Ca^{2+} 转运蛋白活动的复杂过程。

在整体内,骨骼肌收缩是受运动神经支配。当神经冲动传播至肌肉组织,肌细胞膜动作电位沿膜迅速传到三联管,使终池膜对 Ca^{2+} 的通透性大大增加,储存在终池内的大量 Ca^{2+} 顺浓度差向肌质内扩散,肌质内的 Ca^{2+} 浓度升高,Ca^{2+} 与肌钙蛋白结合,肌肉收缩。当神经冲动停止时,肌细胞膜及横管的膜电位复原,终池膜对 Ca^{2+} 的通透性降低,肌质内的 Ca^{2+} 又被终池膜上钙泵重新摄回到终池内,肌质中 Ca^{2+} 浓度降低,肌钙蛋白和 Ca^{2+} 分离,出现肌肉舒张。从上述过程看出,兴奋-收缩耦联的结构基础是三联管;Ca^{2+} 是兴奋-收缩耦联的耦联因子。

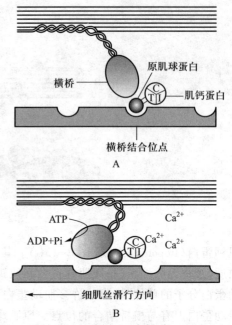

图 2-14　肌丝分子结构
A. 肌肉舒张;B. 肌肉收缩

兴奋-收缩耦联的基本过程包括:① 骨骼肌细胞膜的动作电位沿肌膜和横管膜扩布至三联管处。② 三联管的电变化使终池膜上的 Ca^{2+} 通道开放,Ca^{2+} 由终池大量释放进入肌质,肌质 Ca^{2+} 浓度增加约 100 倍,进而触发肌丝滑行。③ 当神经冲动停止时,肌膜及肌质网的膜电位恢复,终池膜对 Ca^{2+} 的通透性降低。已扩散入肌质中的 Ca^{2+} 由钙泵转运回终池,肌质 Ca^{2+} 浓度降至兴奋前的水平,Ca^{2+} 与肌钙蛋白解离,导致肌肉舒张。

四、骨骼肌的收缩形式

骨骼肌的收缩表现为长度的缩短和张力的增加。肌肉缩短的幅度、速度以及张力增加的幅度和速度取决于肌肉承受的负荷。负荷的存在使肌肉收缩呈现不同的形式,即等长收缩和等张收缩。

(一) 等长收缩与等张收缩

等长收缩(isometric contraction)是指肌肉收缩时,只有张力的增加而长度保持不变;**等张收缩**(isotonic contraction)是指肌肉收缩时只有长度缩短而张力保持不变。人体骨骼肌的收缩大多数情况下表现为既有张力增加,又有长度缩短的混合收缩形式,而且总是张力增加在前,长度缩短在后。当肌肉开始收缩时,一般只有肌张力的增加,当肌张力等于或超过阻力负荷时,肌肉才会出现缩短。有些肌肉主要表现为等长收缩,例如人体抗重力肌的收缩就是以产生张力为主,用来持续性抵抗重力,维持一定的姿势;有些肌肉则表现出明显的等张收缩,例如四肢的骨骼肌常常表现有明显的缩短,用于改变肢体的位置,完成某个动作。

(二) 单收缩与强直收缩

当骨骼肌受到一次短促的有效刺激、发生一次动作电位时,仅出现一次短暂的收缩和舒张,称为单收缩(single twitch)。其整个过程可分为收缩期和舒张期。如果给骨骼肌以连续的短促刺激,随着刺激频率的不同,肌肉收缩会出现不同的形式。当刺激频率较低时,骨骼肌出现的连续收缩仍然是一个个分离的单收缩;当骨骼肌受到频率较高连续刺激时,一个刺激引起的收缩还未结束,下一个刺激就已经到来,这就使新的收缩与上次尚未结束的收缩发生总和

（summation），这种给肌肉连续刺激出现单收缩的复合称为**强直收缩**（tetanus）。由于刺激频率不同,强直收缩的程度也不同。当刺激频率相对较低,后一个刺激落在前一个收缩过程中的舒张期,形成不完全强直收缩（incomplete tetanus）；若刺激频率再增加,每一个后续的刺激落在前一个收缩过程中的收缩期,各次收缩的张力变化和长度缩短完全融合或叠加起来,就形成完全强直收缩（complete tetanus）（图 2-15）。

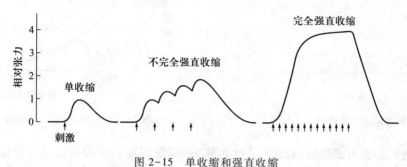

图 2-15　单收缩和强直收缩

五、影响骨骼肌收缩的主要因素

（一）前负荷

肌肉在收缩前承受的负荷,称为**前负荷**（preload）。在前负荷作用下,肌肉具有的长度称为肌肉的初长度。在其他条件不变的情况下,逐渐增加前负荷使初长度增加,肌张力增大,即肌肉的初长度在一定范围内与肌张力呈正比关系,超过这一限度则呈反比关系（图 2-16）。肌肉产生最大张力时的初长度称为最适初长度,产生最大张力的前负荷称为最适前负荷。若再继续增加前负荷,肌肉初长度进一步增加,但肌张力不但不增加,反而会减小。

（二）后负荷

肌肉开始收缩后所遇到的负荷或阻力称为**后负荷**（afterload）。后负荷是肌肉收缩的阻力或做功对象,它影响肌肉收缩产生的张力和缩短速度。而且,肌肉在有后负荷作用的情况下收缩,总是先有张力的增加以克服后负荷的阻力,然后才有长度的缩短。因此,后负荷亦可用肌张力表示。通过测定不同后负荷状态下肌肉收缩的张力和缩短速度,可得到张力-速度曲线。如（图 2-17）所示,随着后负荷的增加,收缩张力增加而缩短速度减小。当后负荷为零时,肌肉可产生最大的缩短速度（V_{max}）；当后负荷大于一定限度（P_0）时,则肌肉缩短速度为零。后负荷在零与 P_0 之间,则它与肌肉缩短速度呈反比关系。显然,后负荷过小或过大都会降低肌肉做功的效率。因为后负荷过小,虽然肌肉的缩短速度可以很快,但是它的肌张力会同时下降；反之,后负荷过大,在肌张力增加的同时,肌肉缩短速度会减慢。所以,适度的后负荷才能获得肌肉做功的最佳效率。

（三）肌肉收缩能力

肌肉收缩能力（contractility）是指与前、后负荷无关的决定肌肉收缩效能的肌肉本身内在

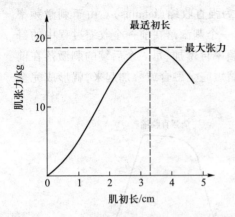

图 2-16　肌肉长度与肌张力关系

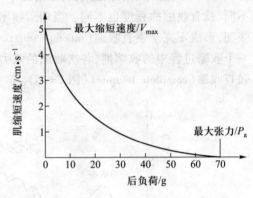

图 2-17　骨骼肌的张力-速度关系曲线

特性。当肌肉收缩能力提高后,收缩时产生的张力、缩短程度和缩短的速度都会提高,使肌肉做功效率增加。肌肉收缩能力属于肌肉的内在特性,主要是由兴奋-收缩耦联过程中肌浆内 Ca^{2+} 水平和横桥的 ATP 酶活性所决定的。体内许多神经递质、体液因子、病理因素和药物可以通过上述途径来调节和影响收缩能力。

讨论角

患者,男性,16 岁,近来运动后感到极度无力,尤其是在进食大量淀粉类食物后加重。门诊检查血清钾正常(4.5 mmol/L),但运动后血清钾明显降低(2.2 mmol/L),经补钾治疗后症状缓解。

问题:为什么低血钾会引起极度肌肉无力?

（房纯正　林佩璜）

第三章 血 液

学习目标

1. 说出血量、血液的基本组成和主要功能,说出红细胞、白细胞、血小板的正常值,列举红细胞、白细胞、血小板的生理功能,说出血液凝固的基本过程;解释血浆、血清和血细胞比容的概念;叙述红细胞的生成条件,运用红细胞的生成条件解释临床常见的贫血类型、主要原因,应用 ABO 血型的分型依据解释临床输血原则。

2. 说出血浆渗透压的形成及其生理意义;叙述红细胞的生成调节;运用血液凝固知识列举临床上抗凝和促凝的常用方法。

3. 简述血液的一般理化特性;红细胞、血小板的生理特性;红细胞、白细胞的破坏;纤维蛋白的溶解过程;Rh 血型的特点及临床意义。

血液(blood)是一种流动于心血管系统内的液体组织,在心脏的推动下,沿血管在体内循环流动,起着沟通人体内各部分体液及内外环境的作用。血液中的血浆是内环境中最活跃的部分。血液具有运输 O_2、CO_2、营养物质、代谢产物、激素等功能,通过运输功能维持机体正常代谢;血液具有调节功能,通过血液中的多种缓冲物质,调节酸碱平衡,血液参与散热活动,调节体温的相对稳定;血液还具有防御和保护功能,如血液中的白细胞、抗体等能抵御细菌、病毒等对机体的侵害,血液中的血小板、多种凝血因子以及抗凝因子在机体生理性止血、凝血、抗凝中均具有重要的保护作用。当血液总量或组织、器官的血流量不足时,均可造成代谢障碍、组织损伤,严重时甚至危及生命。因此,血液对于维持机体正常生命活动极为重要,血液检验在临床医学诊断上也具有重要的意义。

第一节 血液的组成及理化特性

> **学习导航**
>
> 众所周知,血液对生命至关重要。离开了血液,人就无法存活。那么血液中是哪些成分对生命至关重要? 各成分起何作用? 为什么离开了血液,人就无法存活? 血细胞是如何保持其正常形态和功能的? 血管里血液量的多少取决于什么因素?

一、血液的组成

血液由血浆(blood plasma)和悬浮于其中的血细胞(blood cells)组成。将新采集的血液经抗凝处理后置于比容管中,以每分钟 3 000 转的速度离心30 min后,血浆与血细胞分离。上层淡黄色透明的液体为血浆,下层为深红色不透明的红细胞,上、下层之间有一薄层灰白色不透明的白细胞和血小板(图 3-1)。

(一)血细胞

血细胞分为红细胞(red blood cell,RBC)、白细胞(white blood cell,WBC)和血小板(platelet)三类,其中,红细胞数量最多,约占血细胞总数的 99%,白细胞最少。血细胞在全血中所占的容积百分比,称为血细胞比容(hematocrit)。正常成年男性为 40%~50%,成年女性为 37%~48%,新生儿为 55%。血细胞比容反映了全血中血细胞(主要是红细胞)的相对数量,如严重脱水的患者,由于血浆量减少,血细胞比容升高;贫血患者的红细胞数量减少,则血细胞比容降低。

(二)血浆

血浆是含有多种溶质的水溶液,其中水占 91%~92%,溶质占 8%~9%。

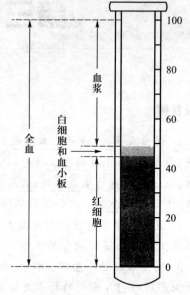

图 3-1 血液离心后的分层状况

1. 水 水作为溶剂参与各种化学反应,是细胞新陈代谢正常进行的必要成分;水能维持机体的循环血量和渗透压平衡;此外,水还参与体温调节。

2. 溶质 血浆中的溶质主要包括多种电解质、血浆蛋白、非蛋白有机物和 O_2、CO_2 等。

(1)电解质 血浆中的电解质绝大部分以离子形式存在,其中正离子主要为 Na^+,还有少量 K^+、Ca^{2+}、Mg^{2+} 等;负离子主要为 Cl^-,还有少量 HCO_3^-、HPO_4^- 等。电解质具有参与形成血浆晶体渗透压、调节酸碱平衡、维持神经与肌肉的兴奋性等重要功能。

(2)血浆蛋白 血浆蛋白(plasma protein)是血浆中清蛋白(albumin)、球蛋白(globulin)和纤维蛋白原(fibrinogen)的总称。正常成人血浆蛋白为 60~80 g/L,其中清蛋白为 40~50 g/L,球蛋白为 20~30 g/L,纤维蛋白原为 2~4 g/L,清蛋白与球蛋白比值(A/G)为(1.5~2.5)∶1。清蛋白和大多数球蛋白主要在肝合成,因此临床上通过测定 A/G 比值可检查肝功能是否正常。肝功能异常时,A/G 比值下降,甚至倒置。

血浆蛋白的主要功能是形成血浆胶体渗透压,作为载体运输激素、脂质、离子、维生素等物质,参与血液凝固、抗凝和纤维蛋白溶解等生理过程,抵御病原微生物的入侵及营养功能等。

(3)非蛋白有机物 非蛋白有机物包括含氮的和不含氮的两类。

血浆中除蛋白质以外的含氮化合物总称为非蛋白含氮化合物,主要有尿素、尿酸、肌酸、肌酐、多肽、氨基酸等,临床上把这些物质中所含的氮总称为非蛋白氮(non-protein nitrogen,NPN),正常成人为 0.2~0.4 g/L,其中主要为尿素氮(blood urea nitrogen,BUN)。非蛋白含氮化合物是蛋白质和核酸的代谢产物,主要通过肾排出体外。因此,临床上测定血液中 NPN 或 BUN 的含量可了解蛋白质代谢状况和肾的排泄功能。

血浆中不含氮的有机物主要有葡萄糖、脂质、酮体、乳酸等。

此外,血液中还含有一些微量物质和气体,如酶、激素、维生素、O_2、CO_2 等。

血液的组成概括如图 3-2。

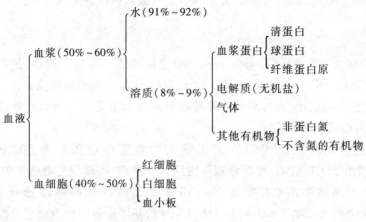

图 3-2 血液的组成

二、血液的理化特性

(一)血液的颜色

血液的颜色主要取决于红细胞内血红蛋白的颜色。动脉血液中红细胞含氧合血红蛋白较多,呈鲜红色;静脉血液中红细胞含去氧血红蛋白较多,呈暗红色;血浆中因含有微量的胆红素,故呈淡黄色。空腹血浆清澈透明,进餐后,尤其摄入较多的脂类食物后,会形成较多的脂蛋白微滴而使血浆变得混浊。因此,临床上作某些血液化学成分检测时,要求空腹采血,以避免食物对检测结果产生影响。

(二)血液的比重

正常人全血比重为 1.050~1.060,其高低主要取决于红细胞的数量,血液中红细胞越多,全血的比重越大。血浆的比重为 1.025~1.030,主要取决于血浆蛋白的含量,血液中血浆蛋白越多,血浆的比重越大。

(三)血液的黏滞性

血液的黏滞性(viscosity)为水的 4~5 倍,主要来自液体内部分子或颗粒之间的摩擦力,其大小主要取决于红细胞的数量及血浆蛋白的含量。大面积烧伤的患者,由于水分大量丢失,血液的黏滞性增高;严重贫血的患者,由于红细胞数量减少,血液黏滞性降低。

(四)血浆的酸碱度

正常人的血浆呈弱碱性,pH 为 7.35~7.45。血液 pH<7.35 时即为酸中毒;pH>7.45 则为碱中毒,如果血浆 pH<6.9 或>7.8,将危及生命。血浆 pH 的相对稳定主要取决于血液中的缓冲对,如血浆中的 $NaHCO_3/H_2CO_3$、蛋白质钠盐/蛋白质和 Na_2HPO_4/NaH_2PO_4;红细胞中的血红蛋白钾盐/血红蛋白、氧合血红蛋白钾盐/氧合血红蛋白、K_2HPO_4/KH_2PO_4、$KHCO_3/H_2CO_3$

等,其中 $NaHCO_3/H_2CO_3$ 是最重要的缓冲对。当机体代谢产生过多的酸或碱时,通过缓冲作用来维持酸碱平衡。此外,肺和肾在排出体内多余的酸和碱中也起着重要作用。

(五)渗透压

1. 渗透压的概念　渗透压(osmotic pressure)是溶液的一种基本特性,是指溶液中溶质颗粒具有的吸引和保留水分子的能力,渗透压越大,表示该溶液吸水力越强。渗透压的高低与溶液中溶质的颗粒数目成正比,而与溶质的种类和颗粒的大小无关。通常用毫渗/升(mOsm/L)或千帕(kPa)作为渗透压的单位。

2. 血浆渗透压的组成及正常值　正常人的血浆渗透压约为 300 mOsm/L(280~320 mOsm/L),相当于 770 kPa。血浆渗透压由两部分组成:一部分是由血浆中的无机盐、葡萄糖、尿素等小分子晶体物质(主要是 Na^+、Cl^-)形成的血浆晶体渗透压(crystal osmotic pressure),其正常值约为 298.7 mOsm/L(766.7 kPa),晶体渗透压约占血浆总渗透压的 99%以上。另一部分是由血浆蛋白(主要是清蛋白)等大分子胶体物质形成的血浆胶体渗透压(colloid osmotic pressure),其数值很小,仅 1.3 mOsm/L(3.3 kPa)。

在临床上,将与血浆渗透压相等的溶液称为等渗溶液(isoosmotic solution)。常用的等渗溶液有 0.9%NaCl 溶液(又称生理盐水)和 5%葡萄糖溶液等。渗透压高于血浆渗透压的溶液称为高渗溶液,如 50%葡萄糖溶液;而渗透压低于血浆渗透压的溶液,则称为低渗溶液。

3. 血浆渗透压的生理作用

(1)血浆晶体渗透压的作用　细胞膜允许水分子自由通过,不允许蛋白质通过,血浆中大部分的晶体物质也不易通过。正常情况下,红细胞内外的渗透压相等,进出细胞的水量保持平衡。若改变一侧溶液的渗透压,膜内外就会出现渗透压梯度而使水分往渗透压高的一侧转移,如血浆晶体渗透压下降时,进入红细胞的水分增加,导致红细胞膨胀甚至破裂,血红蛋白逸出,称为溶血;当血浆晶体渗透压升高时,则红细胞内的水分被大量吸出,导致红细胞脱水、皱缩。溶血或皱缩的红细胞都难以发挥正常功能。故临床上给病人输液时,一般应输入等渗溶液。特殊情况需要输入高渗或低渗溶液时,量不应过多,以免影响红细胞的形态和功能。因此,血浆晶体渗透压对调节红细胞内外水的平衡,以及保持红细胞的正常形态和功能具有重要作用(图 3-3)。

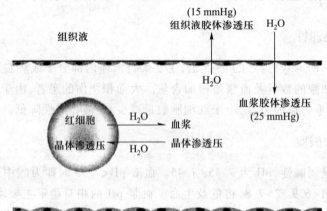

图 3-3　血浆晶体渗透压与血浆胶体渗透压的作用

（2）血浆胶体渗透压的作用 毛细血管壁的通透性比细胞膜大，水和晶体物质均能自由通过，故毛细血管内外的晶体渗透压基本相等。而蛋白质分子较大，难以通过毛细血管壁，正常情况下血浆中蛋白质的含量远高于组织液，所以血浆胶体渗透压（25 mmHg）高于组织液胶体渗透压（15 mmHg），可吸引组织液中的水分进入毛细血管，以维持血容量。当肝、肾疾病等引起机体血浆蛋白（主要是清蛋白）减少时，血浆胶体渗透压降低，将使液体滞留于血管外，导致组织水肿。因此，血浆胶体渗透压对调节毛细血管内外水分的交换、维持正常血浆容量具有重要作用（图 3-3）。

第二节 血 细 胞

学习导航

临床上贫血的种类有哪些？各自的治疗方案是否相同？为什么？

血液检查能了解到什么信息？为何中性粒细胞总数增多可作为临床使用抗生素的指标？为何有的人很容易出现皮下出血？

血细胞包括红细胞、白细胞和血小板，它们均起源于骨髓中的造血干细胞。在个体发育的过程中，造血中心不断迁移，逐渐由胚胎早期的卵黄囊转移到肝、脾，并过渡到骨髓造血。出生后血细胞几乎全部在骨髓生成，但在造血需要增加时，骨髓外造血组织仍具有一定的代偿作用。到 18 岁左右，只有椎骨、髂骨、胸骨、肋骨、颅骨和长骨近端骨骺处才有造血骨髓，但足以满足正常需要。成年人若出现骨髓外造血，则是造血功能紊乱的表现。

一、红细胞

（一）红细胞的形态、数量和功能

1. 形态 正常红细胞呈双凹圆碟形，无核，直径为 7~8 μm，中央较薄，周边较厚。

2. 数量 我国成年男性红细胞的数量为（4.0~5.5）×10^{12}/L，平均为 5.0×10^{12}/L，女性为（3.5~5.0）×10^{12}/L，平均为 4.2×10^{12}/L，新生儿在 6.0×10^{12}/L 以上。红细胞内的蛋白质主要是血红蛋白（hemoglobin，Hb）。我国成年男性血红蛋白的含量为 120~160 g/L，成年女性为 110~150 g/L，新生儿可达 170~200 g/L。

生理情况下，红细胞数量和血红蛋白含量随性别、年龄、体质条件、生活环境不同而有一定差异，如高原地区居民的红细胞数量与血红蛋白含量均高于平原地区居民；孕妇妊娠后期因血浆量增多而使红细胞数量和血红蛋白含量相对减少。在末梢血液中，单位容积内的红细胞数量或血红蛋白含量低于正常值，称为贫血。

3. 功能 红细胞的主要功能是运输 O_2 和 CO_2，并能缓冲血液的酸碱变化。这些功能主要由血红蛋白完成。一旦红细胞破裂溶血，血红蛋白逸出，其功能也随之丧失。

（二）红细胞的生理特性

1. 悬浮稳定性 红细胞能够较稳定地悬浮于血浆中而不易下沉的特性，称为红细胞的悬浮稳定性(suspension stability)。红细胞的悬浮稳定性可用测定其沉降率的方法测得。**红细胞沉降率**(erythrocyte sedimentation rate,ESR)简称血沉,是将新采集的静脉血经抗凝处理后,置于有刻度的血沉管中垂直静置,用第一小时末红细胞下沉的距离表示。用魏氏法(Westergren)测定,正常成年男性为 0~15 mm/h,女性为 0~20 mm/h。某些疾病,如活动性肺结核、风湿热、肿瘤等,红细胞悬浮稳定性降低,使血沉加快;妇女在月经期、妊娠期血沉也可加快。血沉加快主要是由于红细胞彼此以双凹面相贴聚集在一起,形成红细胞叠连,使其与血浆的摩擦力减小。红细胞悬浮稳定性的高低主要在于血浆成分的变化,而不在于红细胞本身。血浆中球蛋白、纤维蛋白原及胆固醇增高时,血沉加快;而清蛋白、磷脂增多时,血沉减慢。

2. 可塑变形性 正常红细胞具有很强的变形能力,这种特性称为可塑变形性。当红细胞在通过直径比它小得多的毛细血管和血窦孔隙时(图3-4),红细胞将发生变形,通过之后又恢复原状。衰老、受损的红细胞变形能力常降低。

3. 渗透脆性 红细胞只有在等渗溶液(如0.9%NaCl 溶液)中才能维持其正常形态和大小。若将红细胞置于 0.6%~0.8%NaCl 溶液中,红细胞会膨胀变形;在 0.42%~0.46%NaCl 溶液中,有部分红细胞破裂溶血;在 0.32%~0.34%NaCl 溶液中,红细胞全部破裂溶血。这说明红

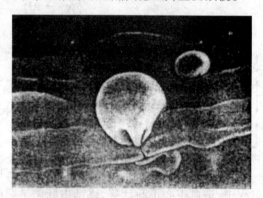

图 3-4 红细胞挤过脾窦的内皮细胞

细胞膜对低渗溶液有一定的抵抗力,这种抵抗力的大小通常用渗透脆性(osmotic flagility)来表示。红细胞的渗透脆性是指红细胞在低渗盐溶液中发生膨胀、破裂和溶血的特性。渗透脆性越大,表示其对低渗溶液的抵抗力越小,越容易发生破裂溶血。通常新生的红细胞渗透脆性小,衰老的红细胞渗透脆性大。

(三)红细胞的生成与破坏

1. 红细胞的生成

(1)生成的部位 成年人红骨髓是制造红细胞的唯一场所。红细胞的生成是一个连续而又分阶段的过程,即由骨髓造血干细胞分化为红系祖细胞,再经原红细胞、早幼红细胞、中幼红细胞、晚幼红细胞、网织红细胞,最后成为成熟的红细胞。当骨髓受到某些理化因素,如放射性物质、抗癌药物等影响时,其造血功能受到抑制,出现全血细胞减少,这种由于骨髓造血功能障碍引起的贫血称为再生障碍性贫血。

(2)生成的原料 红细胞内的主要成分是血红蛋白,合成血红蛋白的基本原料是铁和蛋白质。成人每天需要 20~30 mg 铁,铁的来源有两部分:一部分是体内红细胞破坏后释放出来的"内源性铁"的再利用,每天约 25 mg,绝大部分以铁蛋白形式储存于肝、骨髓和巨噬细胞系统,可重复应用,很少丢失;另一部分是从食物中摄取的"外源性铁",它们多为 Fe^{3+},需经胃酸作用,转变为 Fe^{2+} 才能被吸收。内源性铁丢失增多,外源性铁摄入不足或吸收障碍,或机体对铁的需要量增加,如慢性失血性疾病、孕妇、哺乳期妇女及胃酸缺乏或食物中缺铁等,均可造成缺铁性贫血。此类贫血的特征是血红蛋白含量减少,红细胞体积较小,故又称小细胞低色素性

贫血。

（3）成熟因子 红细胞在发育和成熟过程中，存在于细胞核内的 DNA 起着重要的作用。叶酸是合成 DNA 必需的辅酶。如叶酸缺乏，红细胞核内 DNA 的合成减少，致使红细胞的分裂和成熟障碍，使红细胞的生长停止在初始状态而不能成熟，红细胞数量减少而体积增大，称为巨幼细胞贫血。维生素 B_{12} 的作用是增加叶酸的利用率，从而间接促进 DNA 的合成，因而维生素 B_{12} 缺乏同样可以引起巨幼细胞贫血。维生素 B_{12} 需要与胃黏膜壁细胞分泌的内因子结合成复合物才可被吸收入血。因此，胃次全切除或患萎缩性胃炎、胃癌等疾病的患者，可因内因子缺乏，导致维生素 B_{12} 吸收障碍而发生巨幼细胞贫血。

（4）红细胞生成的调节 正常情况下，人体内红细胞的数量保持相对恒定。当人体所处的环境或功能状态发生变化时，红细胞生成的数量和速度会发生相应的调整。红细胞的生成主要受促红细胞生成素和雄激素的调节。

1）促红细胞生成素（erythropoietin，EPO）是一种主要由肾合成的糖蛋白，它的主要作用是促进红系祖细胞增殖、分化及骨髓释放网织红细胞。组织缺氧是刺激促红细胞生成素合成释放增多的主要原因。当组织缺氧或耗氧量增加时，促红细胞生成素的合成释放增加，使红细胞生成增多，提高血液的运氧能力，以满足组织对氧的需要。严重肾疾患时，肾合成的促红细胞生成素减少，患者易伴发肾性贫血。

2）雄激素主要通过刺激肾合成促红细胞生成素而促进红细胞生成。此外，雄激素也可直接刺激红骨髓，使红细胞生成增多。这是成年男性红细胞数量多于女性的重要原因。

此外，甲状腺激素、生长激素、糖皮质激素对红细胞的生成也有一定的促进作用。

2. 红细胞的破坏 红细胞的平均寿命约为 120 d。衰老的红细胞可塑变形性减弱而脆性增加，容易滞留于小血管和血窦孔隙内，或在血流湍急处因机械冲撞而破损。衰老破损的红细胞在肝、脾处被巨噬细胞吞噬处理，脾是破坏红细胞的主要场所。正常情况下红细胞的生成与破坏保持动态平衡，若破坏大于生成（如脾功能亢进），可使红细胞破坏增加，引起脾性贫血。

二、白细胞

（一）白细胞的形态、分类和数量

正常白细胞无色、有核，在血液中一般呈球形，在组织中则有不同程度的变形。依据白细胞胞质中有无嗜色颗粒，将其分为粒细胞和无粒细胞两大类。粒细胞又分为中性粒细胞、嗜酸性粒细胞和嗜碱性粒细胞，无粒细胞又分为单核细胞和淋巴细胞。正常成年人血液中白细胞总数为 $(4.0 \sim 10.0) \times 10^9/L$，其中中性粒细胞最多，占 $50\% \sim 70\%$。

正常人血液中的白细胞总数和分类随年龄和机体功能状态的不同而有变化：新生儿白细胞总数高于成年人，为 $(12.0 \sim 20.0) \times 10^9/L$，其中中性粒细胞约占总数的 65%，以后淋巴细胞逐渐增多，可占 70%，$3 \sim 4$ 岁后淋巴细胞逐渐减少，至青春期时与成年人基本相同；有昼夜波动，下午较清晨稍高；进食、疼痛、剧烈运动、情绪激动等均可使白细胞总数升高；女性在妊娠及分娩期白细胞数量亦有增加。

（二）白细胞的功能

白细胞的主要功能是通过吞噬及免疫反应，实现对机体的保护和防御。白细胞具有变形、游走、趋化和吞噬等特性,是执行防御功能的基础。白细胞中的中性粒细胞和单核细胞主要参与机体的非特异性免疫功能,而淋巴细胞主要参与特异性免疫功能。

1. 中性粒细胞　中性粒细胞是血液中主要的吞噬细胞,其变形游走能力和吞噬能力都很强,在非特异性免疫中起着十分重要的作用,它处于机体抵御病原微生物,尤其是化脓性细菌入侵的第一线。细菌入侵时,中性粒细胞在炎症区域产生的趋化物质作用下,可以渗出血管并游走集中到病变部位吞噬细菌。中性粒细胞内含有大量溶酶体酶,能水解消化吞噬侵入细胞内的细菌,使入侵的细菌被包围在组织局部,防止其在体内扩散。当中性粒细胞吞噬数十个细菌后,其本身即解体,释放的各种溶酶体酶又可溶解周围组织而形成脓液。所以,当体内有细菌感染时,血液中的中性粒细胞数增多,而血液中的中性粒细胞数减少至 $1×10^9/L$ 时,机体的抵抗力就会明显降低,容易发生感染。

2. 嗜酸性粒细胞　嗜酸性粒细胞内含有溶酶体和颗粒,但因缺乏溶菌酶,故仅有吞噬作用而无杀菌能力,在抗细菌感染中不起主要作用。嗜酸性粒细胞可限制肥大细胞和嗜碱性粒细胞引起的过敏反应,还参与对蠕虫的免疫反应。当机体发生过敏反应或寄生虫感染时,常伴有嗜酸性粒细胞数增多。

3. 嗜碱性粒细胞　嗜碱性粒细胞的颗粒内含有肝素(heparin)、组胺(histamine)、过敏性慢反应物质和嗜酸性粒细胞趋化因子 A 等多种活性因子。肝素具有很强的抗凝血作用;组胺和过敏性慢反应物质能使毛细血管壁通透性增加,局部充血、水肿,细支气管平滑肌收缩,引起哮喘、荨麻疹等过敏反应症状;嗜酸性粒细胞趋化因子 A 的作用是吸引嗜酸性粒细胞,使之聚集于局部,以限制嗜碱性粒细胞在过敏反应中的作用。

4. 单核细胞　单核细胞体积较大,与其他血细胞相比,含有较多的非特异性酯酶,可以消化某些细菌的脂膜。单核细胞在血液中停留 2~3 d 后穿过毛细血管壁进入组织,体积增大,转变成巨噬细胞(macrophage),其吞噬能力大大增强,具有比中性粒细胞更强的吞噬能力,能吞噬和消灭细菌、病毒、原虫等更多、更大的致病物、颗粒,以及衰老和损伤的红细胞、血小板等。此外,巨噬细胞还参与激活淋巴细胞的特异性免疫功能,并能识别和杀伤肿瘤细胞,激活的单核-巨噬细胞能合成和释放多种细胞因子,如集落刺激因子、白细胞介素、肿瘤坏死因子、干扰素等,参与机体的防御反应。

5. 淋巴细胞　淋巴细胞在免疫应答过程中起核心作用。淋巴细胞包括多种形态相似、功能不同的细胞群,主要有两大类:一类是由骨髓生成的淋巴干细胞,在胸腺激素的作用下发育成熟为 T 淋巴细胞,占血液中淋巴细胞总数的 70%~80%,主要与机体的细胞免疫有关;另一类是在骨髓或肠道淋巴组织中发育成熟的 B 淋巴细胞,在抗原刺激下,B 淋巴细胞转化为浆细胞,浆细胞能产生抗体,主要执行体液免疫功能。

(三) 白细胞的生成与破坏

白细胞由骨髓造血干细胞分化而来,白细胞的增殖与分化受一系列造血生长因子的调节。

由于白细胞主要在组织中发挥作用,故其寿命较难准确判断。中性粒细胞一般在循环血液中停留 8 h 左右即进入组织,4~5 d 后即衰老死亡,或经消化道排出。如有细菌入侵,粒细胞在吞噬细菌后发生"自我溶解",与被破坏的细菌和组织碎片等共同构成脓液。

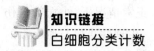

知识链接

白细胞分类计数

用白细胞计数稀释液将血液稀释一定倍数，并破坏红细胞后，在显微镜下，分别计数各种白细胞的百分比，称为白细胞分类计数。白细胞分类计数具有重要的临床意义。白细胞计数增多常见于急性感染、尿毒症、急性出血、严重烧伤、组织损伤、白血病等；白细胞计数减少常见于伤寒及副伤寒、再生障碍性贫血、脾功能亢进、急性粒细胞缺乏症、疟疾、使用某些抗癌药物或长期接触放射线等。

三、血小板

（一）血小板的形态和数量

血小板是巨核细胞的胞质脱落形成的具有代谢能力的细胞，体积小，无细胞核，呈双面微凸的圆盘状，直径为 $2\sim3\ \mu m$。

正常成年人血液中的血小板数量为 $(100\sim300)\times10^9/L$。妇女月经期血小板减少，妊娠、进食、运动及缺氧可使血小板增多。血小板数量超过 $1\ 000\times10^9/L$，称血小板过多，易发生血栓；血小板数量低于 $50\times10^9/L$，称血小板过少，可表现出血倾向。

（二）血小板的生理特性

血小板具有黏附、聚集、释放、吸附、收缩等多种生理学特性。

1. 黏附　血小板可附着在损伤血管内膜下暴露的胶原组织上，称为血小板黏附。血小板黏附是生理性止血过程中十分重要的起始步骤。

2. 聚集　血小板彼此集合的现象称为血小板聚集，这一过程可分为两个时相：第一时相发生迅速，为可逆性聚集，由受损组织释放的腺苷二磷酸（ADP）引起；第二时相发生缓慢，为不可逆性聚集，由受损组织的血小板自身释放的 ADP 引起。血小板聚集是形成血小板栓子的基础。

3. 释放　血小板受刺激后，将其颗粒中的物质排出的过程称为释放。释放的物质主要有 ADP、ATP、5-羟色胺、儿茶酚胺等。5-羟色胺、儿茶酚胺可使小动脉收缩，加速止血和凝血过程。

4. 收缩　血小板含有收缩蛋白，收缩蛋白活化时，血小板收缩，血凝块缩小硬化，有利于止血。

5. 吸附　血小板表面可吸附血浆中多种凝血因子。当血管破损时，血小板黏附、聚集于破损部位，可吸附大量凝血因子，使局部凝血因子的浓度增高，加快凝血过程。

（三）血小板的功能

1. 维持血管内皮的完整性　血小板能填补血管内皮细胞脱落留下的空隙，及时修补血管壁，从而维持毛细血管壁的正常通透性。临床上，当血小板减少到 $50\times10^9/L$ 以下时，毛细血管壁的脆性增加，导致皮肤、黏膜出血，称为血小板减少性紫癜。

2. 参与生理性止血　生理性止血是机体重要的保护机制之一。正常情况下,小血管损伤后引起的出血,在数分钟内就会自行停止,这种现象称为生理性止血。生理性止血与血小板的功能和数量有密切关系。临床上用针刺破耳垂或指尖,使血液自然流出,测定出血延续的时间,称为出血时间(bleeding time)。正常为 1~3 min。若血小板数量减少或功能障碍,出血时间将延长。

在生理性止血过程中,血小板发挥的作用是:① 释放缩血管物质(如 5-羟色胺),使受损血管收缩,伤口缩小。② 黏着、聚集形成较松软的血小板栓,暂时堵塞小的出血口。③ 修复小血管受损的内皮细胞。④ 释放凝血因子,同时激活血液凝固系统,参与血液凝固,形成凝血块,继而血小板收缩,血块回缩,松软的止血栓变成坚实的止血栓,从而达到有效止血的目的。

3. 促进血液凝固　血小板可释放血小板因子,如纤维蛋白原激活因子(PF_2)、血小板磷脂表面因子(PF_3)、抗肝素因子(PF_4)、抗纤溶因子(PF_6)等,这些因子具有较强的促进血液凝固的作用。另外,血小板还可以吸附多种凝血因子,从而大大加速凝血过程。

第三节　血液凝固与纤维蛋白溶解

学习导航

当血管破裂出血时,为何能自动止血? 血液又是如何凝固的? 纱布为何能止血? 医院里放置血液的器皿为何都为光滑的? 为何血库必须是低温?

一、血液凝固

血液由流动的液体变成不能流动的胶冻状血凝块的过程称为**血液凝固**(blood coagulation),简称凝血。血液凝固后析出的淡黄色的液体称为血清。血清与血浆的区别在于,血清中缺少纤维蛋白原和凝血发生时消耗掉的一些凝血因子,但增添了少量在凝血时由血管内皮细胞和血小板释放的化学物质。

(一)凝血因子

血浆与组织中直接参与凝血过程的物质称为**凝血因子**(blood coagulation factor)。目前已知的凝血因子主要有 14 种,其中按国际命名法依发现的先后顺序用罗马数字编号的有 12 种(表 3-1),此外还有前激肽释放酶、高分子激肽原、血小板磷脂等。

这些凝血因子中,除因子Ⅳ是 Ca^{2+} 外,其余都是蛋白质,且大部分以无活性的酶原形式存在,须被激活才具有活性,活化的凝血因子在右下角用字母"a"(activated)标记,如因子Ⅸa、Ⅹa等;因子Ⅲ是组织释放的,其他因子都在新鲜血浆中;因子Ⅵ被证实是因子Ⅴ的活化形式而废除。此外,多数凝血因子在肝内合成,其中因子Ⅱ、Ⅶ、Ⅸ、Ⅹ的合成还需要维生素 K 参与,因此有出血倾向的病人术前常注射维生素 K。

表 3-1 按国际命名法编号的凝血因子

编号	中文名称	编号	中文名称
因子 I	纤维蛋白原	因子 VIII	抗血友病因子
因子 II	凝血酶原	因子 IX	血浆凝血激酶
因子 III	组织因子	因子 X	斯图亚特因子
因子 IV	Ca^{2+}	因子 XI	血浆凝血激酶前质
因子 V	前加速素	因子 XII	接触因子
因子 VII	前转变素	因子 XIII	纤维蛋白稳定因子

（二）凝血的过程

血液凝固是一系列凝血因子相继激活的过程,大致可分为三个基本步骤(图 3-5)。

1. 凝血酶原激活物形成 凝血酶原激活物为 Xa、V、Ca^{2+} 和 PF_3 复合物,它的形成首先需要因子 X 的激活。根据 Xa 形成的始动条件与参与因子的不同,可将凝血分为内源性凝血和外源性凝血两条途径(图 3-6)。

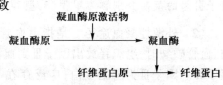

图 3-5 血液凝固的基本步骤

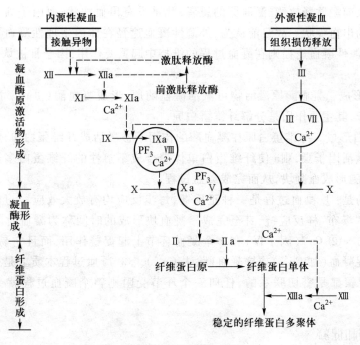

图 3-6 血液凝固过程

——▶ 变化方向；-----▶ 催化方向

（1）内源性凝血途径　是指参与的凝血因子全部来自血液,由因子Ⅻ启动。当血液与异物(特别是血管内膜下的胶原纤维)接触时,因子Ⅻ被激活,Ⅻa可激活前激肽释放酶使之成为激肽释放酶,后者反过来又能促进因子Ⅻ的激活,通过这一正反馈过程形成大量Ⅻa。血液Ⅻa可将因子Ⅺ激活成因子Ⅺa。因子Ⅺa在 Ca^{2+} 的参与下,将因子Ⅸ转变成Ⅸa,Ⅸa与因子Ⅷ在 PF_3 存在的情况下形成因子Ⅷ复合物,该复合物能将因子Ⅹ激活为Ⅹa。因子Ⅷ属于辅助因子,可加速因子Ⅹ的激活。临床上的血友病就是一组遗传性凝血因子Ⅷ、Ⅸ、Ⅺ缺乏导致的出血性疾病。

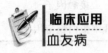

临床应用

血友病

血友病是一种遗传性血液疾病,患者主要表现为凝血过程缓慢,微小创伤常可引起出血不止。血友病的发病原因是其血液中先天性缺乏凝血因子Ⅷ、Ⅸ、Ⅺ,临床上将缺乏这几种凝血因子引起的疾病分别称为甲型、乙型和丙型血友病,其中甲型最为多见。

（2）外源性凝血途径　是指由血管外的因子Ⅲ进入血液而启动的凝血过程。当组织损伤、血管破裂时,组织释放出因子Ⅲ到血液中,与血浆中的 Ca^{2+} 、因子Ⅶ形成复合物,共同激活因子Ⅹ。因子Ⅲ为磷脂蛋白,广泛存在于血管外组织中,尤其是在脑、肺和胎盘组织中特别丰富。

在生理性止血过程中,既有内源性凝血途径的激活,也有外源性凝血途径的激活。内源性凝血途径速度慢,外源性凝血途径速度快,近年来的研究和临床观察表明,缺乏内源性凝血途径启动因子Ⅻ及前激肽释放酶、激肽原的患者,几乎没有出血症状;而因子Ⅶ严重缺乏的患者却会产生明显的出血症状。故目前认为,外源性凝血途径在体内生理性凝血反应的启动中起关键作用,而内源性凝血途径则在凝血过程的维持中起重要作用,因子Ⅲ被认为是凝血过程的启动因子。

2. **凝血酶形成**　凝血酶原激活物可激活凝血酶原,形成凝血酶(Ⅱa)。凝血酶是一种多功能的凝血因子,其主要作用是分解纤维蛋白原。

3. **纤维蛋白形成**　纤维蛋白原在凝血酶的作用下被激活成纤维蛋白单体。同时,凝血酶在 Ca^{2+} 帮助下激活因子ⅩⅢ,ⅩⅢa使纤维蛋白单体聚合成不溶性的纤维蛋白多聚体。后者交织成网,网罗红细胞形成血凝块,从而完成凝血过程。

应当强调的是:① 凝血过程是一种正反馈,每步反应均有放大效应,一旦触发,就会迅速连续进行,形成"瀑布"样反应链,直至完成。凝血块形成的时间称为凝血时间,正常人为 5~15 min(试管法)。② Ca^{2+} (因子Ⅳ)在多个凝血环节上起促凝作用,而且它易于处理,因此在临床上可用于促凝血(加 Ca^{2+})或抗凝血(除去 Ca^{2+})。③ 凝血过程本质上是一系列连锁的酶促反应,每一步骤都是密切联系的,任何一个环节受阻则整个凝血过程就会受到影响甚至停止。

（三）抗凝和促凝

正常情况下,血管内的血液能保持流体状态而不发生凝固,除与血管内膜完整光滑、血液循环不息、血流速度较快有关外,还与血液中存在的抗凝血物质密切相关。抗凝和促凝可从阻止血液凝固（抗凝）和促进与延缓血液凝固的因素考虑。

1. 抗凝血物质　可分为生理性抗凝物质和体外抗凝剂。生理性抗凝物质主要包括抗凝血酶Ⅲ、蛋白质 C 系统、组织因子途径抑制物和肝素。

（1）抗凝血酶Ⅲ　是肝细胞和血管内皮细胞分泌的一种丝氨酸蛋白酶抑制物，能与凝血酶结合形成复合物而使其失活，还能封闭因子Ⅶa、Ⅸa、Ⅹa、Ⅺa、Ⅻa 的活性中心，使这些因子失活，达到抗凝作用。在正常情况下，抗凝血酶Ⅲ的直接抗凝作用弱而慢，但它与肝素结合后，其抗凝作用可显著增强。

（2）蛋白质 C 系统　主要包括蛋白质 C、蛋白质 S、血栓调节蛋白和活化蛋白质 C 抑制物；蛋白质 C 是由肝细胞合成的维生素 K 依赖因子，以酶原形式存在于血浆中。激活后的蛋白质 C 能够灭活因子Ⅴa 和Ⅷa，削弱因子Ⅹa 的作用，促进纤维蛋白溶解，因而具有抗凝作用。

（3）组织因子途径抑制物　主要来自小血管内皮细胞。它的作用是直接抑制因子Ⅹa 的活性，在 Ca^{2+} 的存在下，灭活因子Ⅶ与组织因子的复合物，从而发挥抑制外源性凝血途径的作用。

（4）肝素　是一种酸性黏多糖，存在于组织中，尤以肝、肺组织中为最多，主要由肥大细胞和嗜碱性粒细胞产生。它主要与抗凝血酶Ⅲ结合，使其与凝血酶的亲和力增强，并使两者的亲和力更稳定，从而促使凝血酶失活。肝素还能抑制凝血酶原的激活过程，阻止血小板的黏附、聚集与释放反应，促使血管内皮细胞释放凝血抑制物和纤溶酶原激活物。所以肝素是一种很强的抗凝物质，在体内、体外均能立即发挥抗凝作用，已广泛应用于临床防治血栓形成。

在体外，草酸盐和枸橼酸盐由于可以去除游离 Ca^{2+}，故可阻断凝血过程，以达到抗凝目的，常作为体外抗凝剂。

2. 促进和延缓血液凝固的方法　临床工作中常常需要采取各种措施保持血液不发生凝固或促进血液凝固。在一定范围内升高温度，酶的活性增强，可以加速酶促反应速度，从而促进血液凝固；而温度降低，参加凝血过程的酶活性降低，反应减慢，可以延缓血液凝固。此外，由于粗糙的表面可以加速血小板解体，也可促进血液凝固。临床手术中采用温热生理盐水纱布等进行压迫止血，一方面可提高手术野的温度，另一方面，可提供粗糙的表面激活凝血因子Ⅻ，以促进血液凝固过程。

二、纤维蛋白溶解

纤维蛋白在纤溶酶的作用下被分解液化的过程，称为**纤维蛋白溶解**（fibrinolysis），简称纤溶。纤溶的作用是使在生理止血过程中所产生的局部凝血块随时溶解，从而防止血栓形成，保证血流畅通。人体内的纤溶系统由四种成分组成：纤溶酶原、纤溶酶、纤溶酶原激活物和纤溶抑制物。纤溶的基本过程包括纤溶酶原的激活和纤维蛋白的降解两个阶段（图 3-7）。

（一）纤溶酶原

纤溶酶原是一种主要由肝脏合成的糖蛋白。

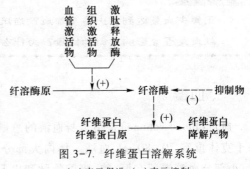

图 3-7　纤维蛋白溶解系统

（+）表示促进；（-）表示抑制

当血液凝固时,纤溶酶原大量吸附在纤维蛋白网上,在纤溶酶原激活物作用下,被激活成为纤溶酶。纤溶酶有很强的蛋白水解作用,能将纤维蛋白分解成很多可溶性的小分子肽。

(二)纤溶酶原激活物

纤溶酶原激活物根据来源不同分为三类:第一类为血管激活物,由小血管内皮细胞合成和释放。当血管中出现血凝块时,可刺激血管内皮细胞大量释放这类激活物,并吸附于血凝块上;第二类为组织激活物,存在于很多组织中,尤以子宫、前列腺、肺、甲状腺等处较多,故这些器官术后易渗血,这亦是月经血不发生凝固的原因。肾合成和释放的尿激酶是一种活性很强的组织激活物,已广泛应用于临床治疗血栓病;第三类为依赖因子Ⅻ的激活物,如被因子Ⅻa激活的激肽释放酶就可激活纤溶酶原。

(三)纤维蛋白的降解

纤溶酶是一种活性很强的蛋白水解酶,作用于纤维蛋白或纤维蛋白原分子肽链上,能将其分割成很多可溶的小肽,总称为纤维蛋白降解产物,它们通常不能再凝固,且其中有一部分具有抗凝作用。

(四)纤溶抑制物

血液中能抑制纤溶的物质主要有两类:一类是抗纤溶酶,能与纤溶酶结合成复合物,并使其失活;另一类是抗活化素,可以抑制纤溶酶原的激活。

凝血与纤溶是两个既对立又统一的功能系统,正常情况下,两者之间保持着动态平衡,使人体在出血时既能有效地止血,又能防止血块堵塞血管,从而维持血流的畅通。在血管内,如果凝血作用大于纤溶,就将发生血栓,反之则会造成出血倾向。凝血和纤溶两个系统的功能,均可由因子Ⅻa启动,因子Ⅻa还能激活前激肽释放酶和补体系统。因此,因子Ⅻa能将凝血、纤溶、激肽及补体等系统有效地联系起来,使生理止血功能与免疫功能协调一致,有效地保护机体,减轻创伤带来的危害。

第四节 血量、血型与输血

学习导航

正常失血量达到多少需要输血? 临床上输血必须遵循什么原则?

献血是否会影响我们的健康? 为什么随意输血会导致病人死亡?

一、血量

血量(blood volume)是指全身血液的总量。正常成年人的血量占体重的 7%~8%,相当于每千克体重有 70~80 mL 血液。体内大部分血液在心血管系统中快速循环流动,称为循环血量;小部分血液滞留在肝、脾、腹腔静脉和皮下静脉丛内,流动很慢,称为储存血量。剧烈运动、情绪紧张或大出血等情况下,储存血量可被释放出来,以补充循环血量的不足。

正常人体内的血量是保持相对恒定的。足够的血量是维持正常血压和各组织、器官正常血液供应的必要条件。血量不足将导致血压下降、血流减慢、组织缺血,最终引起机体代谢障碍。少量失血(不超过全身血量的 10%)时,由于心脏活动增强、血管收缩和储存血量释放等代偿作用,血管充盈度变化不明显,可无明显症状。丢失的水、电解质可在 1~2 h 内恢复,血浆蛋白由肝迅速合成,红细胞由于骨髓造血功能加强,在 1 个月内可得到补充恢复。故正常人一次献血 200~300 mL,对其身体并不会带来损害。中等失血(达全身血量的 20%)时,机体将难以代偿,会出现血压下降、脉搏加快、四肢冰冷、口渴、乏力、眩晕,甚至昏倒。严重失血(达全身血量的 30%以上)时,如不及时抢救,将危及生命。

二、血型

血型(blood group)通常是指血细胞膜上特异性凝集原(agglutinogen)的类型。目前已发现人类有许多血型系统,如红细胞血型系统、白细胞血型系统和血小板血型系统。其中红细胞血型系统中的 ABO 和 Rh 血型系统是医学上较重要的血型系统,与临床关系最为密切。血型鉴定除输血时需要外,对器官移植、法医学及人类学等多个领域的研究也具有重要的价值。

(一)ABO 血型系统

1. ABO 血型的分型　ABO 血型的分型是依据红细胞膜上所含特异性凝集原的有无与类型进行分型的。ABO 血型系统中有 A、B 两种凝集原,根据红细胞膜上特异性凝集原的种类和有无,可分为四种:即 A 型、B 型、AB 型和 O 型。红细胞膜上只含有 A 凝集原者称 A 型血,只含 B 凝集原者称 B 型血,同时含 A、B 两种凝集原者称 AB 型血,无 A、B 凝集原者称 O 型血。在人类血清中含有与上述凝集原相对应的天然凝集素(agglutinin),即抗体。凝集素也有两种,分别称为抗 A 凝集素和抗 B 凝集素。ABO 血型系统中各血型凝集原和凝集素分布情况见表 3-2。当凝集原与其所对应的凝集素相遇时将发生红细胞凝集反应(agglutination)。所谓凝集反应,是指某一血型红细胞膜上凝集原和与其对应的凝集素相遇,例如 A 凝集原与抗 A 凝集素相遇或 B 凝集原与抗 B 凝集素相遇时,红细胞彼此聚集在一起,成为一簇簇不规则的细胞团现象。一旦发生凝集反应,在补体的参与下,凝集的红细胞可发生溶血。与血液凝固不同,红细胞凝集反应的本质是抗原-抗体反应,是免疫反应的一种形式;而血液凝固的本质是酶促反应,是不溶性纤维蛋白网罗血细胞形成血凝块的过程。

表 3-2　ABO 血型系统中的凝集原和凝集素

血型	红细胞膜上的凝集原	血清中的凝集素
A	A	抗 B
B	B	抗 A
AB	A 和 B	无
O	无	抗 A 和抗 B

临床上 ABO 血型的鉴定方法,是用已知的抗 A 凝集素和抗 B 凝集素,分别与被鉴定人的

红细胞混悬液相混合,依其发生凝集反应的结果,判定被鉴定人红细胞膜上所含的凝集原的种类,再根据所含凝集原的种类和有无来确定血型。

目前已发现,人类 ABO 血型系统中有多个亚型。其中与临床关系最密切的主要是 A 型中的 A_1 和 A_2 两个亚型。A_1 亚型红细胞膜上含 A 和 A_1 凝集原,血清中只含抗 B 凝集素;而 A_2 亚型红细胞膜上只含 A 凝集原,但血清中含抗 A_1 和抗 B 凝集素。同时抗 A_1 凝集素是 B 型血和 O 型血血清中的正常成分,即在这两种血清中除有抗 A 凝集素外,还有抗 A_1 凝集素。同样,AB 型血型中也有 A_1B 和 A_2B 两个亚型。虽然在我国汉族人中,A_2 亚型和 A_2B 亚型者分别只占 A 型和 AB 人群的 1% 以下,但由于 A_1 型红细胞可与 A_2 血清中的抗 A_1 抗体发生凝集反应,而且 A_2 型和 A_2B 型红细胞的抗原性比 A_1 型和 A_1B 型弱得多,在用抗 A 抗体作血型鉴定时,易将 A_2 型和 A_2B 型血误定为 O 型和 B 型,因此在输血时仍应注意 A_2 和 A_2B 亚型的存在。

2. ABO 血型的遗传　人类 ABO 血型系统的遗传是由 9 号染色体(9q34.1-34.2)上的 A、B、O 三个等位基因控制的。在一对染色体上只可能出现上述三个基因中的两个,分别由父母双方各遗传一个给子代。三个基因可组成六组基因型(genotype)(表 3-3)。由于 A 和 B 基因为显性基因,O 基因为隐性基因,故血型的表现型(phenotype)仅有四种。血型相同的人其遗传基因不一定相同。例如,表现型为 A 型的人,其基因型可为 AA 或 AO。但表现型为 O 型者,其基因型只能是 OO。由于表现型为 A 型或 B 型者可能分别来自 AO 和 BO 基因型,故 A 型或 B 型血型的父母完全有可能生下 O 型表现型的子女。利用血型的遗传规律,可以推知子女可能有的血型和不可能有的血型,因此也就可能从子女的血型表现型来推断亲子关系。但必须注意的是,法医学上依据血型来判断亲子关系时,只能做出否定的判断,而不能做出肯定的判断。

表 3-3　ABO 血型的基因型和表现型

基因型	表现型
OO	O
AA,AO	A
BB,BO	B
AB	AB

3. ABO 血型的抗体　血型抗体有天然抗体和免疫抗体两种。ABO 血型系统存在天然抗体。新生儿出生后 2~8 个月,才开始出现 ABO 血型系统的抗体,8~10 岁达到高峰。天然抗体多为 IgM,分子量大,不能通过胎盘。免疫抗体是机体接受了自身不具有的红细胞抗原刺激后产生的,属于 IgG,分子量小,能通过胎盘进入胎儿体内。因此,若母亲过去因输血或妊娠接受过与自身抗原不同的外源性抗原,则通过免疫反应产生免疫性抗体。如果孕妇与胎儿血型不合,可因母亲体内的免疫性抗体进入胎儿体内而引起胎儿红细胞凝集破坏,胎儿出生后出现黄疸、贫血等表现,称新生儿溶血病。

(二) Rh 血型系统

1. Rh 血型的分型与分布　Rh 凝集原是人类红细胞膜上存在的另一类凝集原。最先发现于恒河猴(rhesus monkey)的红细胞,取其学名前两个字母,命名为 Rh 凝集原。现已知 Rh 血型系统有 40 多种凝集原,与临床关系密切的是 C、c、D、E、e 5 种凝集原。其中以 D 凝集原的抗原性最强,所以凡红细胞膜上有 D 凝集原者称为 Rh 阳性,没有 D 凝集原者称为 Rh 阴性。我国汉族人口中有 99% 的人是 Rh 阳性。有些少数民族,Rh 阴性者比例较大,如塔塔尔族约 15.8%,苗族约 12.3%,布依族和乌孜别克族约 8.7%。

2. Rh 血型的特点与临床意义 与 ABO 血型系统不同,Rh 血型系统没有天然的凝集素,但 Rh 阴性者经 Rh 凝集原刺激后可通过体液免疫产生抗 Rh 凝集素。

Rh 血型系统在临床上对两种情况具有重要意义:其一,Rh 阴性的人第一次接受 Rh 阳性人的血液,由于其体内没有天然的抗 Rh 凝集素,因而不会发生凝集反应,但是输血后他们体内将产生原来不存在的抗 Rh 凝集素,当他们再次接受 Rh 阳性输血时,就会发生凝集反应而引起严重的后果。因此,Rh 阴性患者只能接受一次 Rh 阳性血液。另外,在临床上给患者重复输血时,即便是同一供血者的血液,也要做交叉配血试验,以避免因 Rh 血型不合引起的输血反应。其二,Rh 阴性妇女怀孕后,如果胎儿是 Rh 阳性,则胎儿的 Rh 凝集原有可能进入母体,引起免疫反应,使母体产生抗 Rh 凝集素;或 Rh 阴性的母体曾接受过 Rh 阳性的血液,体内已经产生了抗 Rh 凝集素,当这种凝集素透过胎盘进入胎儿血液时,可使胎儿的红细胞发生溶血,严重时会导致流产或死胎。因此,在临床工作中,对 Rh 阴性妇女的妊娠,应予以高度重视。

三、输血原则

输血(blood transfusion)是治疗某些疾病、抢救大失血和确保一些手术顺利进行的重要手段。临床上常会因输血不当而给患者带来严重的损害,甚至会导致患者死亡。为确保输血安全,防止发生输血反应,必须遵守以下原则。

(一)同型输血

在准备输血前,首先必须鉴定血型,坚持同型输血。

(二)异型输血

在缺乏同型血液而又必须输血的紧急情况下,可适当输入异型血(即 O 型血输给其他血型受血者或 AB 型受血者接受其他血型的血液),异型输血的原则是保证供血者的红细胞膜上凝集原不被受血者的血浆凝集素凝集,且输血量要少(<300 mL),速度要慢。这是因为虽然供血者红细胞膜上的凝集原不与受血者血浆中的凝集素发生凝集反应,但受血者红细胞膜上的凝集原会与供血者血浆中的凝集素发生反应。如果输血太多太快,则会因输入的供血者血浆凝集素过多或不能很快被稀释,使凝集素的效价过高,从而与受血者红细胞膜上的凝集原发生凝集反应。因此,以往曾把 O 型血的人称为"万能供血者",把 AB 型血的人称为"万能受血者",这两种说法都是不可取的。ABO 血型之间输血关系见图 3-8。

(三)交叉配血试验

为了避免因亚型或其他类型的血型系统不同引起的输血反应,即使是同型输血或重复输

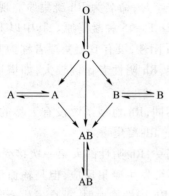

图 3-8　ABO 血型之间输血关系

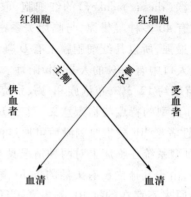

图 3-9　交叉配血试验

血,输血前也必须做交叉配血试验(cross-match test)。交叉配血试验的方法如图 3-9 所示:将供血者的红细胞和受血者的血清相混合称为主侧;受血者的红细胞和供血者的血清相混合称为次侧。分别观察结果,以两侧都没有发生凝集反应者为最理想,称为配血相合,可以输血;如果主侧发生凝集反应,不管次侧结果如何,均为配血不合,绝对不能输血;如果主侧不发生凝集反应而次侧发生凝集,称为配血基本相合,则遵循异型输血的原则,只能在紧急情况下进行少量、缓慢输血,并在输血过程中密切观察受血者的情况,如发生输血反应,必须立即停止输注。

知识链接

成分输血和自体输血

随着科学技术的进步和医学的发展,输血疗法已经从原先的全血输注发展为成分输血和自体输血。成分输血是将全血中各种有效成分,如红细胞、白细胞、血小板和血浆等用物理方法分离成高纯度、高浓度的制品,根据病人的具体情况选择输用。成分输血的优点是一血多用,节约血源,制品浓度与纯度高,疗效好,混入其他成分少,能最大限度地降低输血反应和疾病的传播。自体输血是采集病人自身的血液或血液成分,以满足本人在紧急情况或手术时需要的一种输血疗法。自体输血可以避免血液传播性疾病和免疫抑制,对一时无法获得同型血的病人也是唯一的血源,同时可以避免同种异体输血可能发生的差错事故。

讨论角

1. 临床上给患者进行静脉大量输液时,为什么一定要输注等渗溶液?

2. 结合理论知识,举例临床上常见的贫血类型并分析其产生原因。

(竺瑞芳　何志忠)

第四章 血液循环

学习目标

1. 说出心率、心律、心动周期的概念；找出心室肌细胞与窦房结细胞生物电活动及其形成机制的区别，认知心肌的生理特性，心脏泵血过程和心输出量的调节，说出动脉血压的形成及其影响因素，解释心血管活动的调节反射，比较肾上腺素、去甲肾上腺素对心血管活动的调节。

2. 说出期前收缩与代偿间歇的产生原理，正常心电图的波形及其意义，第一心音和第二心音，影响静脉回心血量的因素，解释组织液的生成与回流及其影响因素，中心静脉压的概念及临床意义，比较微循环的血流通路及其功能意义。

3. 知道影响心肌生理特性的因素，微循环血流量的调节，淋巴液的生成及淋巴循环的生理意义，冠状动脉循环、肺循环和脑循环的特点及调节。

血液循环（blood circulation）是指血液在心脏和血管中按一定方向周而复始地循环流动的过程。循环系统由心脏和血管组成，其中，心脏是血液循环的动力器官，动脉血管将血液分配到全身各组织器官，毛细血管实现组织细胞同血液之间的物质交换，淋巴管中的淋巴液汇入静脉，静脉血管将血液收集回心。血液循环的主要功能是物质运输，它不断地将氧、营养物质和激素等运送到全身各组织器官，并将各组织器官所产生的二氧化碳及其他代谢产物带到排泄器官排出体外，从而维持机体内环境的稳态。

心血管系统还具有重要的内分泌功能，如心肌细胞能合成心房钠尿肽，血管内皮细胞可分泌内皮素、内皮舒张因子等，这些激素和生物活性物质参与心血管、呼吸、泌尿功能以及水盐代谢和血液凝固等的调节。

第一节 心脏生理

学习导航

你想知道心脏节律搏动的"奥秘"吗？心脏搏动频率是不是越快越好？用听诊器听心音能知道什么？

一、心肌的泵血功能

心脏是由心肌构成并具有瓣膜结构的空腔器官。在整个生命活动过程中，心脏不停地收缩与舒张，心脏收缩时把心腔内的血液射入压力较高的动脉内；心脏舒张时能把压力低的静脉血液抽吸回心脏，在心内瓣膜的配合下推动血液沿着单一的方向流动。心脏这种把血液由低压区引向高压区的作用和水泵相似,故称为心泵(或血泵)。

(一)心动周期

心房或心室每收缩和舒张一次称为一个心动周期(cardiac cycle),即一次心搏。每分钟心搏的次数称为心率(heart rate)。正常成人安静时,心率为60~100 次/min,平均约 75 次/min,故一个心动周期的时程为 0.8 s。在一个心动周期中,首先是两心房同时收缩,称为心房收缩期;然后心房开始舒张而两心室同时收缩,称为心室收缩期;最后心房、心室共同舒张,称为全心舒张期。如以成人平均心率 75 次/min 计算,则其中心房收缩期为 0.1 s,舒张期为 0.7 s,心室收缩期为 0.3 s,舒张期为 0.5 s。全心舒张期约 0.4 s(图 4-1)。

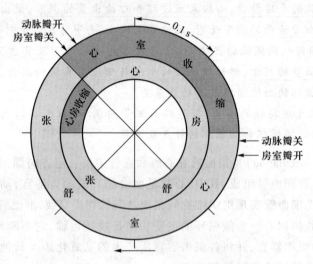

图 4-1　心动周期中心房和心室的活动

由图 4-1 可见,在一个心动周期中,心房收缩在前、心室收缩在后;心房和心室的舒张期均比收缩期长;心房舒张期长,有利于静脉血液回流到心房,心室舒张期长,有利于心房和大静脉的血液充分回流到心室,从而保证心脏既能充分休息,又能有效射血。心动周期的长短取决于心率的快慢。心率加快时,心动周期缩短,收缩期和舒张期均相应缩短,但以舒张期缩短更为明显,这时心肌舒张期缩短,不利于心室血液充盈,收缩期相对延长,不利于心脏的持久活动。

(二)心脏泵血过程与机制

心房和心室的节律性舒缩,造成心腔内的压力发生周期性变化,导致心瓣膜有规律地开启和关闭,使心脏完成周期性泵血功能,心腔容积发生相应周期性变化。在一个心动周期中,左、右两侧心室的活动是同步的,故通常以左心室为例,来阐述心动周期中心泵血过程和泵血机制(图 4-2)。

1. 心室收缩期　根据心室内压力和容积等变化,心室收缩期可分为等容收缩期、快速射血期、减慢射血期。

(1)等容收缩期　心室收缩前,室内压低于主动脉压和心房内压,此时动脉瓣关闭而房室瓣开放,血液不断流入心室。心室收缩开始后,室内压迅速升高,在室内压超过房内压时,心室内血液推动房室瓣使其关闭,防止血液反流入心房。但在心室内压力未超过主动脉压之前,动

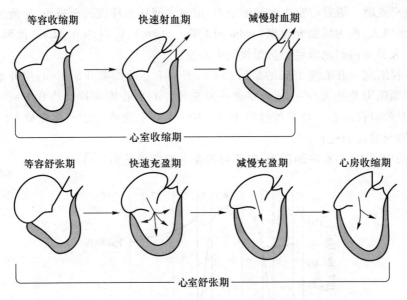

图 4-2　心室泵血过程

脉瓣仍处于关闭状态,心室暂时成为一个封闭的腔。因此,从房室瓣关闭到主动脉瓣开放的这段时间,心室容积不变,称为等容收缩期(isovolumic contraction phase),持续约 0.05 s。

（2）快速射血期　随着心室肌的继续收缩,心室内压继续上升,一旦心室内压超过主动脉压,心室的血液将动脉瓣冲开,迅速射入动脉,心室容积随之减小,但由于心室肌强烈收缩,室内压可继续上升达最高值。此期血液射入动脉速度快,血量多,称为**快速射血期**(rapid ejection phase),历时约 0.1 s,射血量占搏出量的 70%。

（3）减慢射血期　快速射血期后,因大量血液射入动脉,动脉内压力上升,心室内由于血液减少,心室收缩强度减弱,导致射血速度逐渐变慢,称为**减慢射血期**(reduced ejection phase),历时约 0.15 s,此期射血量占搏出量的 30%。在减慢射血期内,室内压已略低于大动脉压,但血液仍具有较大的动能,靠惯性作用,继续流入动脉,射血速度减慢,射血量减少。减慢射血期末,心室容积缩至最小。

2. 心室舒张期　心室舒张期按心室内压力和容积的变化可分为等容舒张期和充盈期,充盈期又可分为快速充盈期、减慢充盈期和心房收缩期 3 个时期。

（1）等容舒张期　心室舒张开始,室内压下降,在心室内压低于主动脉压时,动脉内血液顺压力梯度反流,使动脉瓣关闭,防止血液反流入心室。此时心室内压仍高于心房内压,房室瓣仍处于关闭状态,心室再次形成封闭的腔,无血液进出心室,心室容积不变。此期从动脉瓣关闭到房室瓣开启为止,称为**等容舒张期**(isovolumic relaxation phase),历时 0.06~0.08 s。

（2）充盈期

1）快速充盈期　随着心室继续舒张,室内压继续下降,直至心室内压低于房内压时,心房内的血液顺压力差推开房室瓣快速流入心室,心室容积急剧增大,称为**快速充盈期**(rapid filling phase),历时约 0.11 s。此期中心房内的血液向心室内快速流动,主要是由于心室舒张时,室内压下降形成的"抽吸"作用。此期进入心室的血液量约占心室总充盈量的 2/3。

2）减慢充盈期　随着心室内血量的增多，房室之间压力梯度逐渐减小，血流速度减慢，心室容积进一步增大，称为减慢充盈期（reduced filling phase），历时约 0.22 s。此期房室瓣仍处于开放状态，大静脉内的血液经心房缓慢流入心室。

3）心房收缩期　在心室舒张的最后 0.1 s，下一个心动周期开始了，心房开始收缩，房内压升高，血液顺压力差进入心室，使心室进一步充盈。心房收缩期持续约 0.1 s。由心房收缩增加的心室充盈量仅占心室总充盈量的 10% ~ 30%。心室充盈过程至此完成，并立即开始下一次心室收缩与射血的过程。

一个心动周期中，心室内的压力、容积和瓣膜等的变化见图 4-3。

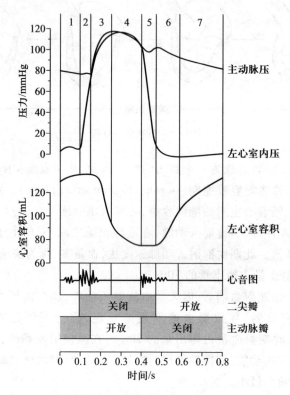

图 4-3　心动周期中左心室内压力、容积和瓣膜等的变化

1. 心房收缩期；2. 等容收缩期；3. 快速射血期；4. 减慢射血期；
5. 等容舒张期；6. 快速充盈期；7. 减慢充盈期

综上所述，在一个心动周期中，心室的收缩与舒张引起心室内压力变化是造成室内压与房内压、室内压与动脉压之间压力差变化的主要原因，而压力差又是引起瓣膜开闭的直接动力，瓣膜的开闭是血液呈单向流动的关键，即从心房流向心室，再从心室流向动脉。

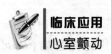

临床应用
心室颤动

心室颤动，简称室颤，是指心室发生无序的激动，致使心室有节律的舒缩功能消失。发作时严重影响心室的射血功能，导致心室无射血，心音和脉搏消失，血压测不出，心、脑等脏器和

外周组织血液灌注停止,将严重危及病人生命。

左、右心室泵血活动的过程基本相同,但因肺动脉压较低,仅为主动脉压的 1/6,故右心室所做的功比左心室的要小得多。

(三)心脏泵血功能的评价

心脏的主要功能是泵血,因而单位时间内从心脏射出的血液量和心脏做的功是衡量心脏功能的基本指标。对心脏泵血功能进行正确的评价,具有重要的生理学意义和临床实用价值。

1. 每搏输出量和射血分数　一侧心室每收缩一次所射出的血量,称为**每搏输出量**,简称**搏出量**(stroke volume)。正常成年人在安静状态下的心室舒张末期容积约为 125 mL,每搏输出量为 60~80 mL,因而心室射血后,心室腔内仍有剩余血液。搏出量占心室舒张末期容积的百分比称为**射血分数**(ejection fraction, EF)。正常成年人在安静状态下射血分数为 55%~65%。心室肌收缩力增强时,射血分数增大。当心室出现病理性扩大,心功能减退时,由于心室舒张期末充盈量增加,搏出量与正常人差异不大,而射血分数却有明显下降,所以用射血分数作为评价心功能的指标更为全面。

2. 每分输出量和心指数　每分钟由一侧心室射出的血量,称为每分输出量,简称**心输出量**(cardiac output),等于搏出量乘以心率。如心率按 75 次/min 计算,搏出量为 60~80 mL,心输出量为 4.5~6.0 L/min,平均约为 5 L/min。左、右心室的心输出量基本相等。成年女性比同体重男性心输出量约低 10%,青年人的心输出量大于老年人。重体力劳动或剧烈运动时,心输出量可比安静时提高 5~7 倍,情绪激动时心输出量可增加 50%~100%。

心输出量是以个体为单位计算的。不同身高和体重的个体,其单位时间内的能量代谢不同,对心输出量的需求也不同。研究表明,心输出量与体表面积成正比,为比较不同个体间的心脏泵血功能,以每平方米体表面积计算的心输出量,称为**心指数**(cardiac index)。我国中等身材的成年人体表面积为 1.6~1.7 m^2,安静和空腹时心输出量为 4.5~6 L/min,故心指数为 3.0~3.5 L/(min·m^{-2}),称为**静息心指数**(resting cardiac index)。心指数可以因不同生理条件而异,一般 10 岁左右的儿童,静息心指数最大,可达 4 L/(min·m^{-2})以上。以后随年龄增长逐渐下降,到 80 岁时,静息心指数降到接近于 2 L/(min·m^{-2})。运动、妊娠、情绪激动、进食等情况下,心指数均增大。

3. 心脏做功量　心活动时所做的功推动血液流动,故心室所做的功是衡量心功能的主要指标之一。心室收缩一次所做的功,称为每搏功。心室每分钟所做的功,称为每分功。左心室每搏功可以用下式表示:每搏功=搏出量×(平均主动脉压−平均左心房压)。由此可见,心脏做功不仅与心输出量有关,还与血压有关。因此,心做功量作为评价心泵血功能的指标要比心输出量更为全面,更有意义。

正常情况下左、右心室搏出量基本相等,但肺动脉平均压仅为主动脉平均压的 1/6,所以右心室做功量只有左心室做功的 1/6。

4. 心力储备　心输出量能随机体代谢的需要而增加的能力,称为心力储备。健康成年人安静时心输出量约为 5 L/min。强体力劳动时,心输出量可增加到 25~30 L/min,表明健康人的心脏具有相当大的储备力量。心力储备来自每搏输出量和心率变化两个方面。

(1)搏出量储备　搏出量是心室舒张末期容积与收缩末期容积之差。搏出量储备包括收缩期储备和舒张期储备。静息状态下,心室舒张末期容积约为 125 mL,由于心肌的伸展性较小,加之心包的限制,心室不能过分扩大,一般只能达到 140 mL 左右,因此舒张期储备只有 15 mL。而当心肌作最大收缩时,心室剩余血量可不足 20 mL,使搏出量增加 35~40 mL。

(2) 心率储备　加快心率是增加心输出量的有效途径。剧烈运动时,心率可由安静时的 75 次/min 增加到 160~180 次/min,心输出量可增加 2~2.5 倍。但心率大于 180 次/min 时,心动周期明显缩短,搏出量明显减少,心输出量反而降低。

交感神经兴奋或去甲肾上腺素可加快心率、增强心肌收缩和舒张的能力,故可同时通过增加心率储备、收缩期储备与舒张期储备而使心输出量增加。经常进行体育锻炼可使心肌发达,收缩力增强,搏出量储备和心率储备都得到提高。

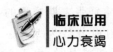

临床应用
心力衰竭

心力衰竭是各种心脏结构或功能性疾病导致心室充盈和(或)射血能力受损,不能满足人体组织代谢需要的一种综合征。根据临床症状可分为左心、右心和全心衰竭。临床上左侧心力衰竭较常见。早期心力衰竭表现并不典型,患者会在活动较为剧烈时出现胸闷、气短、疲乏、无力、头晕等。后期会出现程度不同的呼吸困难,活动时加重,咳嗽、咯血、端坐呼吸、严重水肿等。

(四) 影响心输出量的因素

心输出量等于搏出量与心率乘积,凡能影响搏出量和心率的因素均可影响心输出量。搏出量又受心肌的前负荷、后负荷和心肌收缩能力的影响。

1. 搏出量

(1) 前负荷　心室收缩前所承受的负荷称为前负荷,通常是指心室舒张末期容积,相当于静脉回心血量与心室射血后剩余血量之和。在正常情况下,静脉回心血量和心输出量之间保持着动态平衡。搏出量在一定程度上取决于静脉回心血量。当静脉回心血量增多时,心室舒张末期容积也增多,心肌前负荷增大,使心室肌"初长度"(即收缩前的长度)增长,心肌收缩力增强,搏出量增多;相反,静脉回心血量减少时,搏出量也减少。这种通过改变心肌初长度来调节搏出量的方式,称为**异长自身调节**。异长自身调节有一定范围,如果静脉血回心速度过快,量过多,可造成前负荷过大,心肌的初长度过长,超过最适限度,则心肌收缩力反而减弱,使搏出量减少。故临床输液或输血时,应控制其速度和量,以防发生急性心力衰竭。

(2) 后负荷　后负荷是指心室肌开始收缩时遇到的负荷,即动脉血压。心室收缩时,必须克服动脉血压才能将血液射入动脉。当其他因素不变时,动脉血压增高,心肌后负荷增大,使动脉瓣开放推迟,等容收缩期延长,射血期缩短,搏出量减少。动脉血压长期持续性增高,心室肌长期加强收缩,将会导致心室肌肥厚和心肌供血不足等病理性变化,甚至可引起心力衰竭。

(3) 心肌收缩能力　心肌收缩能力是指心室肌细胞不依赖于外部负荷而改变其力学活动的内在特性。它是一种与心肌初长度无关,通过心肌本身收缩强度和速度的改变来影响心肌收缩力的因素。凡能影响兴奋-收缩耦联过程中各个环节的因素都可以影响心肌收缩力,如细胞内 Ca^{2+} 的浓度和 ATP 酶的活性等。正常情况下,心肌收缩力受神经和体液因素的影响。

交感神经兴奋、血液中肾上腺素增多或使用强心药物(如洋地黄)时,心肌收缩能力增强,搏出量增加;迷走神经兴奋、乙酰胆碱增多时,心肌收缩能力减弱,搏出量减少。

2. 心率 在一定范围内,心率加快则心输出量增多。但如果心率过快,超过180次/min,使心动周期缩短,尤其是心舒期大大缩短,则会导致心室充盈量不足,搏出量和心输出量相应减少。如果心率过慢,低于40次/min,心输出量同样会减少。这是因为心室舒张期过长,当心室充盈接近最大限度,心舒期延长已不能进一步增加充盈量和搏出量,故心输出量也将减少。因此,心率只有在最适宜时,其心输出量最大。

(五)心音

心音(heart sound)是指在心动周期中产生的声音,它是由心脏舒缩、瓣膜开闭、血液对心血管壁的冲击引起机械振动等产生的。用听诊器在胸壁上一般可听到清晰的两个心音,即第一心音和第二心音。

1. 第一心音 发生在心缩期,是心室收缩开始的标志。第一心音主要是心室收缩时,房室瓣关闭、心室内血液冲击房室瓣,以及心室射出的血液冲击动脉壁引起振动而产生的。其特点是,音调低钝,持续时间较长,在心尖区听得最清楚。它的强弱可反映心室肌收缩强弱,它的性质可反映房室瓣的功能状态。

2. 第二心音 发生在心舒期,是心室舒张开始的标志。第二心音是由于心室舒张时,动脉瓣关闭及血液冲击主动脉根部及心室内壁引起振动而产生的。其特点是,音调较高,持续时间较短,在心底部听得最清楚。第二心音的性质可反映动脉瓣的功能状态。

由于心音可反映心脏舒缩和心瓣膜的开闭情况,因而在心肌发生病变或心瓣膜开闭发生障碍时,心音便出现异常,称为心脏杂音。临床听诊时,可以根据杂音产生的时间、性质和强度,判断瓣膜功能受损伤的情况和程度。

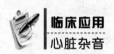

临床应用
心脏杂音

心脏杂音是指在心音与额外心音之外,在心脏收缩或舒张时,血液在心脏或血管内产生湍流所致的室壁、瓣膜或血管振动的异常声音。心脏杂音可以根据出现时间分为收缩期杂音(如房室瓣关闭不全或动脉瓣狭窄引起的杂音)、舒张期杂音(如动脉瓣关闭不全或房室瓣狭窄引起的杂音)及连续性杂音(如动脉导管未闭、主动脉瘤引起的杂音)。

二、心肌细胞的生物电现象

心脏的主要功能是泵血,心脏不断有节律地收缩与舒张,将血液从静脉吸入心脏,并射入动脉,以实现其泵血功能。心脏这种节律性收缩和舒张产生的泵血活动是在心肌生理特性的基础上产生的,而心肌的各种生理特性又与心肌细胞的电生理学特点密切相关。因此,掌握心肌细胞的生物电现象对于了解心肌的生理特性和心脏的泵血功能具有十分重要的意义。

(一)心肌细胞分类

根据组织学特点、电生理学特性及功能特征,可将心肌细胞分为两类:工作细胞和自律细胞。

1. 工作细胞　构成心房和心室壁的普通心肌细胞,细胞内有丰富的肌原纤维,具有兴奋性、传导性和收缩性,主要执行收缩功能,称为工作细胞。这类心肌细胞不具有产生节律性兴奋的能力,又称非自律细胞。

2. 自律细胞　这一类是特殊分化了的心肌细胞,构成心脏特殊传导系统。主要包括窦房结、房室结(可分为房结区、结区和结希区)、房室束和浦肯野纤维。这类心肌细胞具有自律性、传导性和兴奋性,称为自律细胞。细胞中肌原纤维含量甚少,基本没有收缩功能。

(二)工作细胞的生物电现象

心房和心室壁的普通心肌细胞属于工作细胞,工作细胞的生物电活动也有与神经、骨骼肌相似的变化规律,包括安静时存在的静息电位和受刺激时产生的动作电位。现以心室肌细胞为例说明。

1. 心室肌细胞静息电位　心室肌细胞的静息电位为-90 mV。其产生的原理与神经纤维相似,主要是由于静息时细胞内高浓度的K^+顺浓度差由膜内向膜外扩散,形成的电–化学平衡电位。

2. 心室肌细胞动作电位　心室肌细胞受到有效刺激后,就会在静息电位的基础上产生动作电位。心室肌细胞的动作电位比神经纤维的动作电位复杂,历时也长,其去极化(除极)和复极化(复极)过程,可分为0、1、2、3、4五个时期。心室肌细胞动作电位与离子转运机制如图4-4。

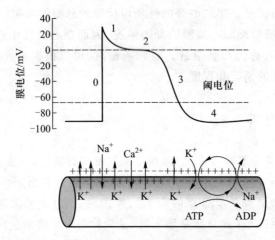

图4-4　心室肌细胞动作电位及形成机制

(1)去极化过程(0期)　此期与神经纤维的去极化过程相似。当心室肌细胞受到刺激,其膜上Na^+通道部分开放,使少量Na^+内流,当膜去极化达到阈电位(约为-70 mV)时,Na^+通道开放的数量迅速增多,于是膜对Na^+的通透性急骤升高,膜外Na^+顺浓度梯度和电位梯度迅速内流,使膜内电位迅速上升到约$+30$ mV(总电位上升达120 mV),此过程称为去极化期。本期膜内电位上升幅度大而时间短(仅$1\sim2$ ms),构成动作电位的上升支。Na^+通道激活快,失活也快,称为快通道。

(2)复极化过程　心室肌细胞复极化过程历时较长($200\sim300$ ms),分为1、2、3、4期。

1期(快速复极初期):心室肌复极化开始,膜内电位由去极化顶峰 +30 mV 快速下降到 0 mV 左右,形成快速复极初期。此期历时约 10 ms,形成机制是由于 Na^+ 通道失活关闭,K^+ 通道被激活,K^+ 迅速外流造成的。去极化 0 期与复极化 1 期构成锋电位。

2期(缓慢复极期或平台期):此期膜电位持续保持在 0 mV 左右,历时 100~150 ms。2 期的形成是由于膜上 Ca^{2+} 通道开放,Ca^{2+} 缓慢而持久地内流,同时有少量 K^+ 外流,两种离子流动方向相反,在电位上互相抵消,在下降支上形成坡度很小的平台,故常称为平台期(plateau)。2 期平台期是心室肌细胞动作电位的主要特征。

3期(快速复极末期):此期膜内电位从 0 mV 快速下降,期末降到静息电位(-90 mV)的水平,完成复极化过程。此期历时 100~150 ms。3 期的形成是由于 Ca^{2+} 通道已关闭,Ca^{2+} 内流停止,而膜对 K^+ 的通透性增高,K^+ 外流随时间递增所造成的。

4期(静息期):此期膜内电位稳定在静息电位水平,故称为静息期。但由于在形成动作电位过程中有一定量的 Na^+、Ca^{2+} 内流和 K^+ 外流,以致细胞内外的原有离子浓度发生改变。因而 4 期开始后,激活了细胞膜上的 Na^+-K^+ 泵和 Na^+-Ca^{2+} 交换体,将内流的 Na^+、Ca^{2+} 泵出,并泵入外流的 K^+,使细胞内外的离子分布逐渐恢复到兴奋前的状态。

(三)自律细胞的生物电现象

窦房结细胞和浦肯野细胞都是自律细胞。自律细胞有一个共同特点,即 4 期膜内电位不稳定。自律细胞在动作电位复极化达到最大值,即最大复极电位时,可自动缓慢地去极化,称为 4 期自动去极化。如达到阈电位水平,可爆发新的动作电位。自律细胞的 4 期自动去极化是自律细胞与非自律细胞生物电现象的主要区别,也是形成自律性的电生理基础。不同类型的自律细胞,4 期自动去极化的速度和离子基础各不相同。根据 4 期去极化的速度和幅度的不同,窦房结自律细胞和浦肯野自律细胞的生物电又各有特点。

1. 窦房结 P 细胞 窦房结 P 细胞属于慢反应自律细胞。其动作电位分为 0、3、4 期。与其他心肌细胞相比,窦房结的跨膜电位具有以下特点:① 动作电位 0 期去极化速度慢,幅度小,膜内电位仅上升到 0 mV 左右;② 无明显的 1 期和 2 期;③ 3 期复极化时,最大复极电位为 -70 mV 左右;④ 4 期膜电位不稳定,由最大复极电位开始自动去极化,当去极化达到阈电位水平(-40 mV)时,爆发一次动作电位;⑤ 4 期自动去极化的速度较快。

窦房结 P 细胞的动作电位 0 期是由于当 4 期自动去极化达到阈电位(-40 mV)时,膜上 Ca^{2+} 通道被激活,Ca^{2+} 缓慢内流所造成的。0 期之后,Ca^{2+} 通道失活,Ca^{2+} 内流逐渐停止,而 K^+ 通道被激活,K^+ 外流渐增,使膜复极化而形成动作电位的 3 期。当达到最大复极电位 -70 mV 左右时,K^+ 通道逐渐失活,K^+ 外流逐渐减少,而 Na^+ 内流逐渐增强,导致膜内电位缓慢上升,因而出现 4 期自动去极化(图 4-5)。

2. 浦肯野细胞 浦肯野细胞的最大复极电位为 -90 mV,其动作电位的形态和产生机制与心室肌细胞相似,不同之处在于它的 4 期缓慢自动去极化。浦肯野细胞 4 期自动去极化是由于膜外向 K^+ 电流的进行性衰减,而内向 Na^+ 电流的逐渐增强,导致自动去极化。其自动去极化的速度比窦房结细胞慢,故其自律性也较窦房结细胞低。

三、心肌的生理特性

心肌的生理特性包括自动节律性、传导性、兴奋性和收缩性,前三者是在心肌细胞生物电

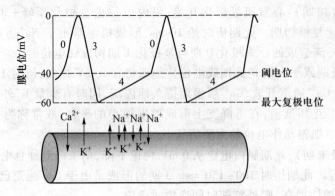

图 4-5 窦房结细胞的动作电位及形成机制

活动的基础上形成的,属于心肌细胞的电生理学特性;收缩性是以肌细胞收缩蛋白的功能活动为基础,属于心肌细胞的机械特性。

(一)自动节律性

1. 心脏起搏点 心肌组织在没有外来刺激的情况下,具有自动产生节律性兴奋的能力或特性,称为**自动节律性**,简称自律性(autorhythmicity)。心脏的自律性源于心肌自律细胞 4 期自动去极化。由于心脏特殊传导系统各部分的自律细胞 4 期去极化速度快慢不一,因而各部分的自律性高低也不同。自律性的高低用单位时间(每分钟)内能自动发生兴奋的次数,即兴奋的频率来衡量。窦房结的自律性最高,约为 100 次/min,房室结次之,约为 50 次/min,房室束约 40 次/min,浦肯野细胞的自律性最低,约 25 次/min。正常心脏的节律活动是受自律性最高的窦房结所控制,因而窦房结是心脏产生兴奋和收缩的正常起搏点(normal pacemaker)。其他自律组织,其自律性不能表现出来,称为**潜在起搏点**(latent pacemaker)。异常情况下,潜在起搏点可控制部分或整个心脏的活动,称为**异位起搏点**(ectopic pacemaker)。以窦房结为起搏点的心脏节律称为**窦性心律**(sinus rhythm),由异位起搏点引起的心脏活动节律称为**异位心律**(ectopic rhythm)。

2. 影响自律性的因素

(1)4 期自动去极化的速度 在其他条件不变的情况下,如果 4 期自动去极化的速度加快,膜内电位上升到阈电位所需要的时间缩短,则单位时间内爆发的兴奋次数就会增多,即自律性增高;反之,则自律性降低(图 4-6A)。

(2)最大复极电位与阈电位之间的差值 最大复极电位的下移(绝对值变大)或阈电位上移(绝对值变小),两者之间的差值增大,到达阈电位所需时间延长,自律性降低;反之,自律性增高(图 4-6B、C)。

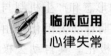

临床应用
心律失常

心律失常是指心律起源部位、心搏频率或兴奋传导等发生异常。常见的有心律不齐、心动过缓、心动过速、期前收缩、心房颤动和房室传导阻滞等。心律失常确诊主要靠心电图,了解患者发作时心率变化、节律是否规则、有无漏搏感、发作起止与持续时间、发作时有无低血压、昏厥、心绞痛等,以及既往发作和治疗的经过,均有助于辅助诊断。

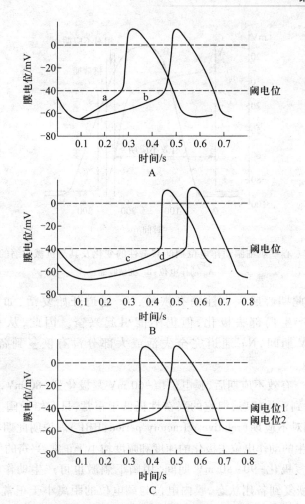

图 4-6 影响自律性的因素

A. 自动去极化速度(a、b)对自律性的影响;B. 最大复极化电位(c、d)对自律性的影响;
C. 阈电位水平(1、2)对自律性的影响

(二)兴奋性

兴奋性是指细胞在受到刺激时产生兴奋的能力。常用刺激阈值作为判断心肌兴奋性高低的指标。

1. 心肌细胞兴奋性的周期性变化　心肌细胞发生一次兴奋时,其兴奋性会发生周期性变化,即经过有效不应期、相对不应期和超常期,而后恢复到原来状态(图 4-7)。

(1)绝对不应期和有效不应期　从去极化 0 期开始到复极化 3 期膜电位约-60 mV 的期间,心肌细胞不能产生动作电位,称为有效不应期(effective refractory period,ERP)。它包括绝对不应期和局部反应期两部分。绝对不应期是指从去极化 0 期开始到复极化 3 期膜电位约-55 mV 的期间,无论给予多么强大的刺激,都不能引起反应,表示此期兴奋性已降低到零。这是由于此期 Na+ 通道处于完全失活状态,膜的兴奋性完全丧失。局部反应期是指从复极化 3 期膜内电位-60～-55 mV 期间,受到足够强的刺激,可引起局部去极化(局

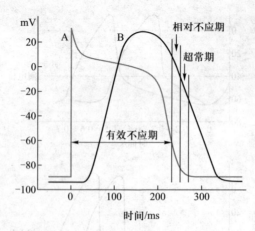

图 4-7　心室肌细胞动作电位期间兴奋性的变化及其与机械收缩的关系
A. 动作电位；B. 机械收缩

部兴奋）。这是因为此期心肌兴奋性稍有恢复，Na⁺通道开始复活，如给予强刺激可引起少量 Na⁺通道开放，产生局部去极化，但仍不能引起兴奋。因此，从 0 期去极化开始到3 期复极化至-60 mV 期间，Na⁺通道完全失活或大部分没有恢复到备用状态，任何刺激均不能引起动作电位。

（2）相对不应期　有效不应期后，膜电位由-60 mV 复极化到-80 mV，Na⁺通道活性逐渐恢复，但开放能力尚未达到正常状态，细胞的兴奋性仍低于正常，只有给予阈上刺激才能引起细胞兴奋，这段时间称为相对不应期（relative refractory period，RRP）。说明此期心肌兴奋性已逐渐恢复，但仍低于正常。产生的动作电位去极化的速度和幅度均小于正常，兴奋的传导速度也比较慢。

（3）超常期　从复极化-90~80 mV 期间，用阈下刺激也可产生动作电位，这是由于在此期间 Na⁺通道已基本恢复到备用状态，膜内电位与阈电位的距离小于正常，引起兴奋所需的阈值较低，即兴奋性超出正常，故称为超常期（supranormal period，SNP）。超常期之后，膜电位恢复到静息电位水平，兴奋性也就恢复正常。

2. 影响心肌兴奋性的因素

（1）静息电位和阈电位之间的差距　静息电位绝对值减小或阈电位水平下移时，两者之间的差距减小，引起兴奋所需的刺激阈值减小，兴奋性增高。反之，静息电位与阈电位之间的差距增大时，则兴奋性降低。

（2）Na⁺通道的状态　心肌细胞兴奋是以离子通道能够被激活为前提的。Na⁺通道和Ca²⁺通道均有备用（能被激活）、激活和失活三种不同状态，通道蛋白处于何种状态取决于当时的膜电位和有关的时间进程。

3. 兴奋性周期性变化的意义　心肌兴奋性变化的特点是有效不应期特别长，相当于整个收缩期和舒张早期，因而在此期内，任何强度的刺激都不能使心肌产生动作电位和收缩。这一特点使心肌只产生单收缩，不会产生强直收缩，从而保证心肌以收缩和舒张交替的形式进行活动，这对心的泵血功能具有重要意义。

正常情况下，心肌按窦房结传来的冲动进行节律性活动，但是在某些情况下，如在心房或心室有效不应期之后，下一次窦房结的兴奋到达之前，受到人工刺激或异位起搏点传来的刺激,可提前产生一次兴奋和收缩,称为**期前收缩**(premature systole)。期前收缩也有自己的有效不应期,来自窦房结的下一次兴奋正好落在期前收缩的有效不应期中,便不能引起心室兴奋,即出现一次兴奋"脱失",必须等到窦房结再一次传来兴奋,才能发生反应。在期前收缩之后常出现一个较长的心室舒张期,称为**代偿间歇**(compensatory pause)(图 4-8)。

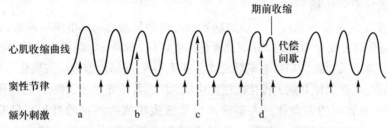

图 4-8 期前收缩与代偿间歇

刺激 a、b、c 落在有效不应期内不引起反应

刺激 d 落在相对不应期内,引起期前收缩与代偿间歇

(三)传导性

心肌细胞具有传导兴奋的能力,称为传导性。但心内兴奋主要靠特殊传导系统传布整个心脏。

1. **心脏内兴奋传导的途径** 正常心内兴奋由窦房结发出后,通过心房肌传布到整个右心房和左心房,引起两心房收缩,同时沿着心房内的"优势传导通路"迅速传到房室交界,再经房室束及左右束支、浦肯野纤维网至心室肌。

心肌细胞之间兴奋的传播是以心肌细胞间的缝隙连接为基础的。心肌细胞闰盘上有较多的缝隙连接构成细胞间的通道,兴奋以局部电流的形式通过这些低电阻通道直接传给相邻的细胞,实现心肌细胞的同步性活动。

2. **心脏内兴奋传导的特点** 兴奋在心脏内传导的速度不同,一般心房肌的传导速度约为 0.4 m/s,优势传导通路的传导速度较快,约为 1 m/s,心室内浦肯野纤维网的传导速度最快,可达 4 m/s,只要兴奋传到浦肯野纤维,几乎立刻传到左、右心室肌,引起两心室同步兴奋和收缩。房室结是正常兴奋由心房传入心室的唯一通路,但其传导速度缓慢,尤以结区最慢,因而占时较长,约需 0.1 s,这种现象称为**房室延搁**(atrioventricular delay)。房室延搁具有重要的生理意义,它使心房与心室的收缩不在同一时间进行,只有当心房兴奋和收缩完毕后才引起心室的兴奋和收缩,使心室得以充分充盈,有利于射血。

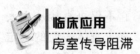

临床应用

房室传导阻滞

传导系统任何部位发生功能障碍,起源于窦房结的兴奋就不能正常向全心传播,可能在某一部位发生停滞,称为传导阻滞。传导阻滞可发生在房室结、希氏束及束支等不同部位。最常见的阻滞部位是房室交界区,称为房室传导阻滞,可致心律失常。根据阻滞程度的不同,可分为一度、二度和三度房室传导阻滞。

3. **影响传导性的因素** 心肌的传导性取决于心肌细胞的结构特点和电生理特性。

(1)结构因素 细胞直径与细胞内的电阻呈反比关系,直径小的细胞,细胞内的电阻大,因此产生的局部电流小,兴奋的传导速度就慢。如窦房结细胞的直径就较小,结区细胞直径更小,传导速度更慢。浦肯野细胞的直径最大,传导速度最快。

(2)电生理因素 心肌细胞的电生理特性是影响心肌传导性的主要因素。心肌细胞兴奋的传播是通过形成局部电流而实现的,因此,凡能影响局部电流形成和邻近细胞膜兴奋性的因素都会影响心肌兴奋的传播。

1)0期去极化的速度和幅度 心肌细胞兴奋的传播是通过局部电流实现的,而局部电流是兴奋部位细胞膜0期去极化引起的。0期去极化速度愈快,则局部电流形成愈快;0期去极化幅度愈大,则形成的局部电流愈强。局部电流形成越快越强,使邻近部位细胞膜去极化达到阈电位所需的时间越短。因此,兴奋部位0期去极化的速度快、幅度大时,传导速度就快,反之传导速度就慢。

2)邻近部位细胞膜的兴奋性 兴奋的传导是细胞膜依次兴奋的过程。只有邻近部位膜的兴奋性正常时,才能正常传导。如果因某种原因造成邻近部位细胞膜静息电位与阈电位之间的差距增大、兴奋性降低,则传导速度减慢。

(四)收缩性

心肌细胞与骨骼肌细胞的收缩原理相似,都是肌细胞膜先发生兴奋,后经兴奋-收缩耦联导致肌丝滑行而引起收缩,但是心肌收缩有其自身特点。

1. 不发生强直收缩 心肌细胞兴奋性变化的主要特点是有效不应期特别长,相当于心肌的整个收缩期和舒张早期。在此期间无论多大刺激均不能引起新的兴奋和收缩,故心肌不会发生强直收缩,而表现为收缩与舒张交替进行的节律性活动,从而保证心脏有序的充盈与射血。

2. 对细胞外液 Ca^{2+} 的依赖性大 兴奋-收缩耦联的耦联因子是 Ca^{2+},心肌细胞的肌质网不发达,终池储存 Ca^{2+} 量少;但心肌细胞的横管系统发达,膜上有大量的 Ca^{2+} 通道,因此,心肌的收缩对细胞外液的 Ca^{2+} 浓度有明显的依赖性。在一定范围内,细胞外液的 Ca^{2+} 浓度升高,细胞兴奋时内流的 Ca^{2+} 增多,心肌收缩力增强;反之则心肌收缩力减弱。当细胞外液 Ca^{2+} 浓度显著降低到一定程度时,心肌虽仍然可以兴奋,但不发生收缩,称为"兴奋-收缩脱耦联"。

3. "全或无"式收缩 由于心肌细胞之间的闰盘电阻很小,兴奋容易通过,加之心房和心室内特殊传导系统的传导速度快,故心房或心室一旦兴奋,所有心房肌细胞或心室肌细胞几乎同时兴奋和收缩。因此,可以把心房和心室看做是两个功能合胞体,表现为同步收缩或"全或无"式收缩。这种方式的收缩力量大,有利于提高心泵血的效率。

四、正常体表心电图

心肌活动时产生的生物电变化是无数心肌细胞生物电变化的综合,它不仅可直接从心表面测量到,而且可通过周围的导电组织和体液传导到全身。用引导电极置于身体表面的一定部位记录出来的心电变化曲线,称为心电图(electrocardiogram,ECG)。心电图是反映整个心脏兴奋产生、传导和恢复过程中电位变化的综合波形(图4-9)。

标准第Ⅱ导联的波形较典型,下面以它为例说明心电图的波形组成。

1. P波 代表左、右两心房去极化过程。波形小而圆钝,占 0.08~0.11 s,幅度不超过 0.25 mV。

2. QRS波群 反映左、右心室去极化的电位变化。正常 QRS 波群时间占 0.06~0.1 s,波幅在不同导联中变化较大。

3. T 波 代表心室各部分复极化过程。正常 T 波方向与 R 波方向一致,波幅为 0.1 ~ 0.8 mV,历时 0.05 ~ 0.25 s。心肌缺血时,T 波可以出现低平甚至倒置。

4. P-R 间期(或 P-Q 间期) 指从 P 波起点到 QRS 波群起点之间的这段时间。它代表由窦房结产生的兴奋,经过心房、房室交界、房室束及其分支到心室肌开始去极化所需的时间。正常为 0.12 ~ 0.2 s。房室传导阻滞时,P-R 间期延长。

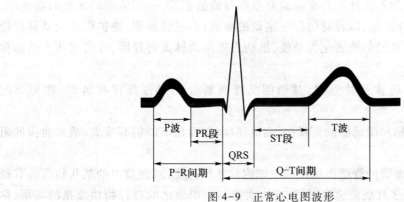

图 4-9 正常心电图波形

5. Q-T 间期 指从 QRS 波群的起点到 T 波终点之间这段时间。它表示心室肌去极化开始到复极化结束所需的时间。

6. ST 段 指从 QRS 波群终点到 T 波起点之间的线段。正常时和基线平齐,慢性心肌缺血时,可以出现 ST 段压低。

近几十年来,心电图技术获得长足的发展,并已广泛应用于临床诊断工作中,有关心电图各波段产生的机制、测量方法等方面的知识将在诊断学课程中学习。这里需要指出的是,心电图只能反映心内兴奋的产生、传导和恢复过程,与心脏机械收缩活动是两个不同的概念。心电图用于临床诊断时,必须结合其他检查结果综合分析判断,才能得出正确的结论。

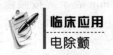
电除颤

心搏骤停的心电图表现有三种形式:心室颤动、心室停搏和电-机械分离,其中最常见的是心室颤动,治疗心室颤动最有效的方法是电除颤。电除颤是指应用足够的外加瞬间电流使所有心肌细胞在同一时间去极化,然后同时复极化,由于窦房结自律性最高,它首先发放冲动,重新控制心律,从而使心脏恢复正常的搏动。

第二节 血管生理

学习导航

众所周知,心脏搏动是有节律、间断的,而血管内的血液是来自心脏的,那么血管内血液的流动是间断的还是连续的?是什么力量推动血液不断往前流动?临床上静脉滴注速度和量为何要严密控制?临床上水肿的原因有哪些?肿和胖一样吗?

血管是血液运行的管道,人体的血管分为动脉、毛细血管和静脉三大类。血管的主要功能是将血液分配至全身组织器官、实现组织细胞与血液之间的物质交换和收集血液回心。

一、主要血管的结构和功能特征

1. 弹性储器血管　主动脉和肺动脉等大动脉血管的管壁厚,管壁内含有丰富的弹性纤维,在外力作用下有较大的扩张性。心室收缩射血所释放的能量,一部分推动血液向前流动,另一部分则使大动脉弹性扩张,以暂时储存一定量的血液;心室舒张期,被扩张的大动脉弹性回缩,将动脉管壁扩张储备的势能转化为动能,推动血液由动脉流向外周,故将这些大动脉称为弹性储器血管。

2. 分配血管　中等动脉及其分支,其功能是将血液分配到各器官和组织,称为分配血管。

3. 阻力血管　小动脉和微动脉的管径小,血流速度快,血压下降的幅度大,故对血流的阻力大,称为阻力血管。

4. 交换血管　毛细血管的管壁由单层内皮细胞和基膜构成,对血浆中的某些物质具有通透性,加之毛细血管数量多且血流速度缓慢,成为血液与组织液之间进行物质交换的场所,称为交换血管。

5. 容量血管　静脉血管的管径大且壁薄,在外力作用下易于扩张,安静时循环血量的60%~70%容纳在静脉内,称为容量血管。

二、血流量、血流阻力和血压

血液在心血管系统内流动的力学称为血流动力学。血流动力学研究的基本问题是血流量、血流阻力和血压以及它们之间的关系。

1. 血流量　单位时间内通过血管某一横截面的血量,称为血流量,也称容积速度。单位时间内流经某器官的血量,称为该器官血流量,其单位通常以 mL/min 或 L/min 表示。按照流体力学理论,液体在某段管道中的流量(Q)与该段管道两端的压力差(P_1-P_2,ΔP)成正比,与管道对液体的阻力(R)成反比。可以用以下公式表示。

$$Q=\frac{\Delta P}{R}$$

在封闭的管道系统中每一截面的流量是相等的。因此,血管中各个截面的血流量都应当相等,即等于心输出量。以体循环为例,上式中的 Q 就是心输出量,R 为血流阻力,ΔP 为主动脉压与右心房压之差。由于右心房压接近于零,ΔP 则接近于主动脉压(P_A),因此上式可写成 $Q=P_A/R$。对于某个器官来讲,其血流量则取决于灌注该器官的动、静脉压之差(ΔP)和该器官内的血流阻力(R)。正常情况下,静脉血压很低,所以器官血流量主要是该器官动脉血压和血流阻力起决定作用。实际上,灌注各器官的动脉血压相差并不大,故决定器官血流量的主要因素是器官内的血流阻力。

在血流量相同的情况下,血流速度与血管横截面积成反比。主动脉的横截面积最小,毛细血管的横截面积最大。因此前者的血流速度最快,后者的血流速度最慢。

2. 血流阻力　血液在血管中流动时所遇到的阻力,称为血流阻力。它来源于血液成分之间的及血液与管壁之间的摩擦力。血流阻力与血管长度(L)和血液黏滞度(η)成正比,与血管半径(r)的4次方成反比。三者关系可用下式表示。

$$R = 8\eta L/\pi r^4$$

在生理情况下,血管长度和血液黏滞性很少有变化,血流阻力主要取决于血管口径。小动脉和微动脉由于管径小,因而是血流阻力最大的部位。

3. 血压 流动在血管内的血液对单位面积血管壁的侧压力称为血压(blood pressure,BP)。血压的计量单位用毫米汞柱(mmHg)或千帕(kPa)来表示(1 mmHg = 0.133 kPa)。

在循环系统中,各类血管的血压均不相同。在体循环和肺循环中,血压具有如下几个特点:① 整个血管系统存在着压力差,即动脉血压>毛细血管血压>静脉血压,这个压力差是推动血液流动的基本动力。② 动脉血压在心动周期中呈周期性波动,心室收缩期血压上升,心室舒张期血压下降。③ 血液从大动脉流向心房的过程中,由于克服血流阻力而不断消耗能量,故血液在血管内流动时血压逐渐下降,其中流经小动脉和微动脉时的血压降落幅度最大,到腔静脉时血压已接近于零。

三、动脉血压与脉搏

(一)动脉血压的概念

动脉血液对单位面积动脉管壁的侧压力称为动脉血压(arterial blood pressure)。在每一心动周期中,心室收缩期动脉血压升高到最高值称为收缩压(systolic pressure),心室舒张期动脉血压下降到最低值称为舒张压(diastolic pressure)。收缩压与舒张压之差,称为脉搏压或脉压(pulse pressure)。脉压反映了一个心动周期中的血压波动。在整个心动周期中,动脉血压的平均值称为平均动脉压,约等于舒张压加1/3脉压。

(二)动脉血压的形成

心血管系统内足够的血液充盈是血压形成的前提。心室收缩射血提供的血流动力和血液流动时所遇到的外周阻力是形成动脉血压的两个基本因素。在心室收缩期,心室射出的血液由于外周阻力的作用,大约只有1/3流至外周,其余2/3暂时储存在主动脉和大动脉中,使大动脉管壁扩张,动脉血压升高。但由于大动脉管壁的弹性扩张可缓冲血压,故使收缩压不致过高。

心室舒张期心室射血停止,被扩张的大动脉发生弹性回缩,推动血液继续流向外周,使主动脉压在心室舒张期仍能维持在一定的高度,不至于过低。可见,由于主动脉和大动脉的弹性储器作用,可使每个心动周期中动脉血压的波动幅度得到缓冲;另一方面,可使左心室的间断射血变为动脉内的连续血流(图4-10)。

(三)动脉血压的正常值和维持动脉血压稳定的意义

1. 动脉血压的正常值 一般所说的血压是指体循环的主动脉血压。由于大动脉中血压降落甚微,肱动脉处所测得的血压数值,基本上可以代表主动脉血压,因此,通常测量血压是以肱动脉血压为标准。我国成年人在安静时收缩压为100~120 mmHg,舒张压为60~80 mmHg,

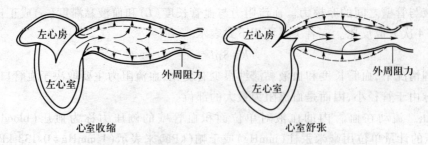

图 4-10 主动脉管壁弹性对血流和血压的作用

脉压为 30~40 mmHg,平均动脉压为 100 mmHg。临床上动脉血压的习惯记录方式是"收缩压/舒张压 mmHg"。成年人安静时的收缩压持续高于 140 mmHg,和(或)舒张压持续高于 90 mmHg,可视为高血压。如果收缩压持续低于 90 mmHg,舒张压持续低于 60 mmHg,则视为低血压。

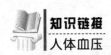

知识链接

人体血压

正常人的动脉血压存在年龄与性别差异,男性和女性的血压都随年龄增大而逐渐升高,收缩压比舒张压升高显著,男性比女性略高;新生儿的收缩压仅 40 mmHg 左右;出生后第 1 个月内,收缩压就可达到 80 mmHg;到 12 岁收缩压约 105 mmHg,17 岁时收缩压可达 120 mmHg;青春期后,收缩压随年龄缓慢升高;60 岁时收缩压可达到 140 mmHg。安静时动脉血压相对稳定,体力劳动或情绪激动时,血压可暂时升高。

2. 动脉血压相对稳定的意义 一定高度的平均动脉压是推动血液循环和保持各器官有足够血流量的必要条件。动脉血压过低,血液的供应不能满足各器官的需要,脑、心、肾等重要器官可因缺血、缺氧造成严重后果。动脉血压过高,心室肌的后负荷增大,久而久之可导致心室扩大,甚至心力衰竭。此外,血压过高血管壁容易损伤,如脑血管受损可造成脑出血。

(四)影响动脉血压的因素

凡能影响动脉血压形成的因素,均可影响动脉血压。

1. 搏出量 当心率和外周阻力不变,搏出量增加时,由于心室收缩期射入主动脉的血量增多,动脉管壁所承受的张力增大,故收缩期血压明显升高。同时由于动脉血压升高,血流速度快,流向外周的血量增多,到心室舒张末期,大动脉内存留的血量并无明显增多,所以舒张压升高较少,故脉压增大。反之,在搏出量减少时,收缩压降低比较明显,脉压减小。因此,收缩压的高低主要反映搏出量的多少。

2. 心率 其他因素不变,心率加快时,心室舒张期明显缩短,致使心室舒张期流向外周的血量减少,心室舒张期末存留在大动脉内的血量增多,使舒张压升高。舒张末主动脉内存留血量的增多使收缩期动脉内的血量增多,收缩压也相应升高,但由于血压升高使血流速度加快,在心室收缩期有较多的血液流向外周,因此收缩压升高不如舒张压升高明显,脉压相应减小。

如心率减慢,舒张压明显降低,则脉压增大。

3. 外周阻力 若其他因素不变,外周阻力增加时,收缩压和舒张压均升高,但舒张压升高的幅度比收缩压升高的幅度大,故脉压减小。这是因为外周阻力增大,流至外周的血液减少,使心室舒张期末存留在动脉中的血量增多,故舒张压升高幅度较大。在心室收缩期内由于动脉压升高,使血流速度加快,动脉内增多的血量相对较少,故收缩压的升高不如舒张压升高明显。外周阻力减小时,舒张压降低也较收缩压降低明显,脉压增大。因此,舒张压的高低主要反映外周阻力的大小。外周阻力过高是形成高血压的主要因素。临床上常见的原发性高血压多是由于小动脉和微动脉弹性降低、管腔变窄,使外周阻力增大引起的,故以舒张压的增高为主。

4. 循环血量与血管容积 正常机体的循环血量与血管容积相适应,使血管内血液保持一定的充盈度,是形成正常动脉血压的基本条件。如果大失血造成循环血量迅速减少,而血管容积未能相应减小,可导致动脉血压急剧下降,甚至危及生命,故对大失血患者的急救措施主要是补充血容量。若血管容积增大而血量不变,例如药物过敏或细菌毒素的作用,使全身小血管扩张,血管内血液充盈度降低,血压则急剧下降。对这种患者的急救措施主要是应用血管收缩药物,使小血管收缩,血管容积减小,血压回升。

5. 大动脉管壁的弹性储器作用 大动脉管壁弹性对动脉血压具有缓冲作用,使收缩压不致过高,舒张压不致过低。老年人因大动脉硬化,主动脉和大动脉的弹性储器作用减弱,缓冲能力下降,故使收缩压升高而舒张压降低,脉压明显增大。但由于老年人小动脉常同时硬化,导致外周阻力增大,因而舒张压也常常升高。

(五)动脉脉搏

动脉管壁的节律性搏动,称为动脉脉搏,简称脉搏。它是由于心室节律性收缩和舒张,引起动脉血压周期性波动,使动脉血管伴随着心动周期的扩张与回缩形成的。动脉脉搏起始于主动脉,可沿动脉管壁向外周传播。在一些浅表动脉(如桡动脉等)部位,用手指能摸到动脉搏动。也可用脉搏仪描记为脉搏图。脉搏在传播过程中消耗能量,振幅逐渐减小,一般传至微动脉消失。

脉搏的特征在一定程度上反映心血管的功能情况,脉搏的频率和节律能反映心率和心律;脉搏的强弱与血管内血液的充盈度和心肌的收缩力、血管的紧张度、动脉血压及管壁弹性有密切关系。

四、静脉血压和静脉血流

静脉的容量大,又易扩张,故有储存血液的作用。静脉的收缩与舒张,可有效地调节回心血量和心输出量。

(一)静脉血压和中心静脉压

当体循环血液通过毛细血管汇集到小静脉时,血压降低到 15~20 mmHg;流经下腔静脉时,静脉血压为 3~4 mmHg;到右心房时压力已接近 0(大气压)。

1. 中心静脉压 通常把胸腔内大静脉和右心房内的血压,称为中心静脉压(central venous

pressure,CVP),中心静脉压的正常变动范围为 4~12 cmH₂O。中心静脉压的高低与心脏射血能力和静脉回心血量有关。如心功能良好,能及时将回心血量射出,则中心静脉压较低,如心射血能力减弱,不能及时将回心血量射出,则中心静脉压升高。静脉回心血量过多,静脉回流速度加快,血容量增多,血管收缩等,中心静脉压都会升高,反之则降低。所以,测定中心静脉压有助于了解患者的心功能、血容量等功能状况,并可作为临床控制补液速度和补液量的观察指标。

2. 外周静脉压　各器官的静脉压称为外周静脉压(peripheral venous pressure)。通常以人体平卧时的肘静脉压为代表,正常值为 5~14 cmH₂O。当心功能减弱导致中心静脉压升高时,静脉血回流将减慢,血液会滞留于外周静脉内,出现外周静脉压增高的现象。因此外周静脉压也可作为判断心功能的参考指标。

（二）影响静脉血回心的因素

单位时间内由静脉回流入心脏的血量,称为静脉回心血量。促进静脉血回流的基本动力是外周静脉压与中心静脉压之间的压力差,凡能改变两者之间压力差的因素,都能影响静脉回心血量。由于静脉管壁薄、易扩张,静脉血流还易受到重力和体位的影响。

1. 循环系统平均充盈压　循环系统平均充盈压是反映血管系统充盈程度的重要指标,它取决于循环血量和血管容量之间的相对关系。当循环血量增加,或容量血管收缩时,循环系统平均充盈压升高,静脉回心血量即增多;反之,静脉回心血量则减少。

2. 心脏收缩力　心收缩力越强,搏出量越多,心舒期心室内压越低,对心房和大静脉血液的抽吸力量也越大,静脉回心血量越多;相反,当右心衰竭时,搏出量减少,血液淤积于右心房和腔静脉内,使静脉回心血量减少。此时,静脉系统淤血,患者可出现颈静脉怒张、肝大、下肢水肿等症状。若左侧心力衰竭,则可造成肺淤血和肺水肿。

3. 重力和体位　人在平卧时,全身静脉与心脏基本处于同一水平,血液重力对静脉回心血量影响不大。当由卧位变为直立时,由于重力影响,心脏水平以下部位的静脉扩张充血,可多容纳约 500 mL 血液,因而静脉回心血量减少。这种变化在健康人由于神经系统的迅速调节不易被察觉。长期卧床或久病体弱的人,静脉管壁的紧张性较低,更易扩张,加上肌肉无力,抗重力的挤压作用减弱,故由平卧位或蹲位突然站立时,血液淤积于下肢,静脉回心血量减少,心输出量减少,动脉血压骤降,引起眼前发黑(视网膜缺血),甚至晕厥(脑缺血)。

4. 骨骼肌的挤压作用　由于外周静脉内壁有向心方向的瓣膜,骨骼肌收缩时挤压静脉血管,促进静脉血液只能向心脏方向回流,不能倒流。骨骼肌舒张时,静脉不受挤压使静脉内血压降低,有利于毛细血管血液流入静脉。因此,骨骼肌和静脉瓣一起对静脉血回心起着"肌肉泵"作用。如长期直立,下肢静脉压和毛细血管压升高,易引起下肢静脉淤血,组织液生成增多而回流减少,可致下肢水肿,乃至形成下肢静脉曲张。

5. 呼吸运动　胸膜腔内压低于大气压,称为胸膜腔负压。吸气时胸膜腔内负压值增大,使胸腔内薄壁的心房和大静脉扩张,中心静脉压降低,加速静脉血液回心;呼气时相反,静脉回心血量减少。可见,呼吸运动有促进静脉血回流的作用。

五、微循环

微循环(microcirculation)是指微动脉与微静脉之间的血液循环。微循环基本功能是进行血液与组织之间的物质交换,控制组织血流量。

(一)微循环的组成和三条通路的功能

微循环的组成在不同的器官有所差异。典型的微循环由微动脉、后微动脉、毛细血管前括约肌、真毛细血管、通血毛细血管、动-静脉吻合支和微静脉七部分组成(图4-11)。

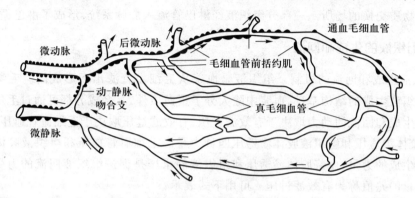

图 4-11 微循环模式

微循环有三条血流通路,它们具有相对不同的生理意义。

1. 迂回通路 血液经微动脉→后微动脉→毛细血管前括约肌→真毛细血管网→微静脉。由于真毛细血管交织成网,迂回曲折,穿行于细胞之间,血流缓慢,加之真毛细血管管壁薄,通透性大。因此,这条通路是血液和组织进行物质交换的主要场所,故又称为营养通路。

2. 直捷通路 血流经微动脉→后微动脉→通血毛细血管→微静脉。这条通路较直,称为直捷通路,血流速度较快。其作用是使一部分血液通过微循环快速返回心脏。

3. 动-静脉短路 血液经微动脉→动-静脉吻合支→微静脉。血液流经此通路时,流速快,加之动-静脉吻合支管壁较厚,此通路血液和组织不能进行物质交换,所以又称为非营养通路。皮肤中这类通路较多,在一般情况下,这一通路经常处于封闭状态,当人体需要大量散热时,皮肤内的动-静脉短路开放,使皮肤血流量增加,促进皮肤散热,有调节体温的作用。

(二)微循环的调节

1. 神经、体液因素的调节 交感缩血管神经支配微动脉和微静脉,以影响微动脉为主,引起前阻力增大,因此可导致器官血流量减少。后微动脉和毛细血管前括约肌的舒缩活动主要受体液因素控制,全身性体液物质如去甲肾上腺素、肾上腺素、血管紧张素等可使其收缩;局部代谢产物,如乳酸、CO_2、组胺等可使其舒张。

2. 局部代谢产物的调节 正常情况下,微循环血流量主要靠局部代谢产物的调节。安静状态下,组织代谢水平低,局部代谢产物积聚少,全身性缩血管物质作用占优势,使大部分毛细血管网处于关闭状态。这部分毛细血管关闭一段时间后,将因局部代谢产物的积聚而开放。

此后,随局部代谢产物的清除而转入关闭,如此反复就造成毛细血管网开放和关闭交替进行。当机体活动增强时,毛细血管网大量开放,以适应组织代谢的需要。

总之,微循环受神经、体液双重因素的调控,以局部体液调节为主,保证循环血流量始终与组织的代谢水平相适应。

六、组织液与淋巴液的生成和回流

存在于组织间隙的液体称为组织液。绝大部分组织液成胶冻状,不能流动,故不致因重力作用而流至身体的低垂部位,也难从组织间隙中抽吸出来。组织液是细胞生存的环境,是血液与组织进行物质交换的场所。一部分组织液经淋巴管流入静脉系统,形成了淋巴循环。

(一)组织液的生成和回流

1. 组织液生成和回流的机制　组织液是血浆从毛细血管滤出而形成的。毛细血管壁的通透性是组织液生成的结构基础,血浆中除大分子蛋白质外,其余成分都可通过毛细血管壁滤出。组织液生成和回流的动力取决于有效滤过压,有效滤过压取决于毛细血管血压、组织液静水压、血浆胶体渗透压和组织液胶体渗透压四种力量。毛细血管血压和组织液胶体渗透压是促进组织液生成的力量;血浆胶体渗透压和组织液静水压是促进组织液回流的力量。滤过力量与回流力量的差值称为有效滤过压。可用下式表示:

有效滤过压=(毛细血管血压+组织液胶体渗透压)-(血浆胶体渗透压+组织液静水压)

毛细血管动脉端的血压平均为 30 mmHg,组织液胶体渗透压约为 15 mmHg;血浆胶体渗透压约为 25 mmHg,组织液静水压约为 10 mmHg。按上式可算出,在毛细血管动脉端的有效滤过压为正值,约为 10 mmHg,促使血浆中的一部分液体滤出毛细血管壁而生成组织液。当血液由毛细血管的动脉端流到静脉端时,其中血压下降到 12 mmHg 左右,而其他三个因素变化不大,故静脉端有效滤过压为负值,约为-8 mmHg。这就促使大部分组织液又回流入血管,生成多于回流的另一小部分组织液进入组织间隙中的毛细淋巴管,形成淋巴液(图4-12)。

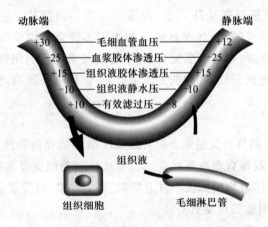

图4-12　组织液生成与回流
+使液体滤出毛细血管的力量;-使液体吸收回毛细血管的力量

2. 影响组织液生成和回流的因素 在正常情况下,组织液的生成与回流总是维持着动态平衡,以保证体液的正常分布。一旦滤过增多或回流减少,平衡受到破坏,可导致液体在组织间隙潴留,形成水肿。凡能影响有效滤过压和毛细血管壁通透性及淋巴循环的因素,都能影响组织液的生成与回流。

(1)毛细血管血压 毛细血管血压是促进组织液生成的主要因素。在其他因素不变的情况下,毛细血管血压增高,有效滤过压增大,组织液生成增多,回流减少。例如右心衰竭时,静脉回流障碍,毛细血管血压增高,可引起组织液生成增多,产生水肿。

(2)血浆胶体渗透压 血浆胶体渗透压主要由血浆蛋白质分子形成,是促进组织液回流的因素。在肝疾病或营养不良情况下,血浆蛋白含量减少,血浆胶体渗透压降低,导致有效滤过压增大,组织液生成增多而引起水肿。

(3)淋巴液回流 从毛细血管滤出的组织液约有10%经淋巴系统回流入血液。因此,当局部淋巴管病变、淋巴管被堵或被肿物压迫,使淋巴管受阻、淋巴循环障碍时,受阻部位远心端的组织液回流受阻,可出现局部水肿。如丝虫病、肿瘤压迫等可出现这种现象。

(4)毛细血管壁通透性 正常毛细血管壁不能滤过蛋白质。当毛细血管壁通透性异常增大时,如过敏、烧伤等情况,部分血浆蛋白质进入组织液,使病变部位组织液胶体渗透压升高,有效滤过压升高,组织液生成过多而发生局部水肿。

临床应用
肾病和营养不良导致水肿的原因

某些肾病会导致大量血浆蛋白随尿液流失,而营养不良者会因蛋白质(尤其是清蛋白)摄入或合成不足,使血浆胶体渗透压降低,从而导致毛细血管有效滤过压升高,组织液生成增加,最终出现水肿。

(二)淋巴循环

1. 淋巴液的生成与回流 从毛细血管动脉端滤出的组织液,10%进入毛细淋巴管生成淋巴液。淋巴液在淋巴系统内流动,称为淋巴循环,它是心血管系统的重要辅助系统。毛细淋巴管末端是一盲囊,起始于组织间隙,管壁仅由一层内皮细胞构成,相邻的内皮细胞边缘像瓦片样相互覆盖,形成只向淋巴管腔开放的单向活瓣。毛细淋巴管通透性较毛细血管大,组织液和其中的蛋白质、脂肪滴、红细胞、细菌等微粒,都可以通过这些活瓣进入毛细淋巴管生成淋巴液,而不能返回组织液。淋巴液由毛细淋巴管汇入淋巴管,最后经胸导管和右淋巴导管分别流入左、右静脉角而进入血液循环。

2. 淋巴循环的生理意义

(1)回收蛋白质 毛细淋巴管壁比毛细血管壁的通透性大,由毛细血管壁逸出的微量蛋白质可随组织液进入毛细淋巴管运回血液,每天可回收蛋白质75~200 g,使组织液的蛋白质始终保持较低水平,从而维持血管内外胶体渗透压及水的平衡。

(2)运输脂肪及其他营养物质 由小肠吸收的营养物质可经小肠绒毛的毛细淋巴管流入血液,尤其是脂肪,这一途径输送入血液的脂肪占小肠总吸收量的80%~90%,因此小肠淋巴液呈白色乳糜状。

（3）调节血浆和组织液之间的液体平衡　生成的组织液中约有10%是经由淋巴系统回流入血的。因此,淋巴循环对血浆和组织液之间的液体平衡起着调节作用。若淋巴回流受阻,可导致受阻部位局部水肿。

（4）防御屏障作用　淋巴液在回流过程中经过淋巴结时,具有吞噬功能的巨噬细胞可以将从组织间隙进入淋巴液的红细胞、细菌等异物清除。同时淋巴结所产生的淋巴细胞和浆细胞还参与免疫调节。因此,淋巴循环对人体具有防御屏障作用。

第三节　心血管活动的调节

学习导航

当人体处在紧张和应急状态时,机体的心搏和血压还能维持正常吗? 为什么? 怎么维持?

人体在不同的功能状况下,各器官的代谢水平不同,对于血流量的需求也不同。人体通过神经和体液调节,使心血管活动发生相应的改变,调整各器官的血流量,以适应机体在不同功能活动情况下的需要。

一、神经调节

心肌和血管平滑肌均接受自主神经支配。心血管活动的神经调节是通过各种心血管反射实现的。

（一）心脏的神经支配

支配心脏的传出神经为交感神经系统中的心交感神经和副交感神经系统中的心迷走神经。两者既对立又统一地调节心脏的功能活动。

1. 心迷走神经及其作用　心迷走神经的节前纤维起自延髓迷走神经背核和疑核,进入心脏后在心内神经节交换神经元,节后纤维支配窦房结、心房肌、房室交界区、房室束及其分支。心室肌也有少量迷走神经纤维支配。两侧迷走神经对心的支配有一定差异,右侧迷走神经对窦房结的影响占优势,主要影响心率;左侧迷走神经对房室交界区的作用较为明显。

心迷走神经兴奋时,其节后纤维末梢释放乙酰胆碱,与心肌细胞膜上 M 型胆碱能受体结合,使细胞膜对 K^+ 的通透性增大,促进 K^+ 外流,还能直接抑制 Ca^{2+} 通道,减少 Ca^{2+} 内流。导致心率减慢,房室传导减慢,心肌收缩力减弱,心输出量减少。

2. 心交感神经及其作用　心交感神经节前纤维起自第1~5胸段脊髓灰质外侧角神经元。在星状神经节或颈交感神经节交换神经元,节后神经纤维组成心上神经、心中神经、心下神经,进入心脏后支配窦房结、房室结、房室束、心房肌和心室肌。支配窦房结的交感神经纤维主要来自右侧心交感神经,支配房室结的交感神经纤维主要来自左侧心交感神经。

心交感神经兴奋时,其节后纤维末梢释放去甲肾上腺素,与心肌细胞膜的 β_1 肾上腺素能受体结合,使细胞膜对 Ca^{2+} 的通透性增高,对 K^+ 的通透性降低。导致心率加快、房室交界区兴奋传导加速,心肌收缩力加强,心输出量增多。

(二)血管的神经支配

支配血管平滑肌的神经纤维可分为缩血管神经纤维和舒血管神经纤维两大类。

1. 缩血管神经纤维 缩血管神经纤维属于交感神经,故一般称为交感缩血管神经纤维。其节前纤维起自胸腰段($T_1 \sim L_{2 \sim 3}$)脊髓灰质侧角,在椎旁或椎前神经节交换神经元。节后神经纤维末梢释放去甲肾上腺素,主要与血管平滑肌细胞膜的 α 受体结合,引起缩血管效应。体内绝大多数血管只接受交感缩血管神经纤维的支配。正常安静状态下,交感缩血管纤维持续发放低频的神经冲动,称为交感缩血管紧张,这种紧张性活动使血管平滑肌经常维持一定程度的收缩状态。当交感缩血管纤维紧张性增强时,血管平滑肌收缩增强,血管口径变小,血流阻力增大,血压增高;交感缩血管纤维紧张性减弱时,血管平滑肌的收缩程度减弱,血管口径变大,血流阻力减小。

2. 舒血管神经纤维 体内有少部分血管除接受缩血管神经纤维支配外,还接受舒血管神经纤维的支配。舒血管神经纤维主要有以下两种。

(1)交感舒血管神经纤维 这类神经纤维主要分布于骨骼肌血管,其节后神经纤维末梢释放的递质是乙酰胆碱,与血管平滑肌的 M 型胆碱能受体结合,使血管舒张。在安静状态下这类神经纤维无紧张性活动,只在激动或作剧烈运动时才发放冲动,使骨骼肌血管舒张,血流量增加。

(2)副交感舒血管神经纤维 这类神经纤维主要分布于脑、唾液腺、胃肠道外分泌腺和外生殖器等少数器官的血管平滑肌。其节后纤维末梢释放的递质是乙酰胆碱,与血管平滑肌细胞上的 M 型胆碱能受体结合,使血管舒张。其活动只对组织、器官的局部血流起调节作用,对循环系统总外周阻力的影响甚小。

(三)心血管中枢

中枢神经系统中与心血管活动有关的神经元相对集中的部位称为心血管中枢(cardiovascular center)。控制心血管活动的神经元广泛地分布在从脊髓至大脑皮质的各级水平。各级中枢对心血管活动调节具有不同的作用,它们互相联系,协调配合,使心血管系统的活动协调一致,以适应整个机体的需要。

1. 延髓心血管中枢 延髓是心血管活动的基本调节中枢。主要有心迷走中枢、心交感中枢和缩血管中枢。心迷走中枢位于延髓的迷走神经背核和疑核,心迷走神经的节前纤维即是从这里发出。在延髓腹外侧部存在心交感中枢和缩血管中枢,分别发出神经纤维控制脊髓心交感和交感缩血管神经的节前神经元。需要指出的是在整体情况下,各种心血管反射并不是由延髓心血管中枢独立完成,而是在延髓以上各有关中枢的参与下共同完成的。

2. 延髓以上的心血管中枢 在延髓以上的脑干、下丘脑、小脑和大脑中均存在有与心血管活动有关的神经元。它们对心血管活动的调节功能是使心血管活动与人体其他功能活动能彼此配合,相互协调。

3. 心血管中枢的紧张性活动 心迷走中枢、心交感中枢和缩血管中枢经常发放一定频率的冲动,通过各自的传出神经调节心脏和血管的活动,这种现象称为心血管中枢的紧张性活动。心迷走中枢和心交感中枢的紧张性活动对心脏的作用是相互拮抗的。人体在安静情况下心迷走中枢紧张性占优势,使窦房结的自律性受到一定抑制。交感缩血管中枢的紧张性活动,通过交感缩血管神经纤维传出冲动,使血管处于适当的收缩状态,维持一定的外周阻力。

(四)心血管反射

心血管反射活动时刻随人体的功能状态、活动水平、环境变化及心理状况的不同而及时、准确地调整心血管系统功能状态,其意义在于维持人体内环境的相对稳定并适应外环境的各种变化。

1. 颈动脉窦和主动脉弓压力感受性反射　颈动脉窦和主动脉弓血管壁外膜下的感觉神经末梢,对血管内搏动性压力变化所致的牵拉刺激敏感(图 4-13)。

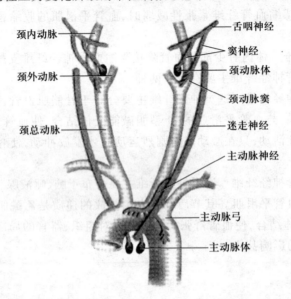

图 4-13　颈动脉窦区与主动脉弓区的压力感受器与化学感受器

颈动脉窦压力感受器的传入神经为窦神经,它并入舌咽神经进入延髓,人体主动脉弓压力感受器的传入神经并入迷走神经后进入延髓。压力感受性反射的传出神经为心迷走神经、心交感神经和交感缩血管神经,效应器为心脏和血管。颈动脉窦和主动脉弓压力感受器经常发放一定数量的传入冲动,经舌咽神经和迷走神经传入延髓心血管中枢。颈动脉窦和主动脉弓压力感受器兴奋时,心迷走中枢兴奋,心交感中枢和缩血管中枢抑制。当血压上升时,动脉管壁被牵张的程度增大,压力感受器发出传入冲动的频率增加,到达中枢后,使心迷走中枢的紧张性活动增强,心交感中枢和缩血管中枢的紧张性活动减弱。通过心迷走神经、心交感神经和交感缩血管神经传出到达心脏和血管,使心率减慢、心肌收缩力减弱,心输出量减少,血管舒张,外周阻力下降,总的结果是血压下降。因此,颈动脉窦和主动脉弓压力感受性反射又称为**减压反射**(depressor reflex)。相反,当血压下降时,从颈动脉窦和主动脉弓压力感受器发出传入冲动的频率减少,导致血压上升。

颈动脉窦、主动脉弓压力感受性反射的生理意义在于经常监控动脉血压的变动。在动脉血压突然发生变化时,进行快速、准确的调节,使动脉血压稳定在正常范围之内,不至于发生过大的波动。压力感受器感受血压变化的范围在 60～180 mmHg,其中在 100 mmHg 时压力感受器最敏感。当动脉血压超过此范围时,此反射便失去作用。压力感受器对动脉血压的突然变化比较敏感,而对缓慢、持续的血压变化不敏感,因此高血压患者不能通过该反射使血压降到正常水平。

2. 心肺感受器反射 在心房、心室壁和肺循环大血管壁内所存在的对机械牵拉和化学刺激敏感的感受器,称为心肺感受器。在生理状态下,心房壁的牵拉刺激主要是由血容量增多引起,故心房壁的牵拉感受器又称为容量感受器。大多数心肺感受器受到刺激时引起的效应是使交感神经的紧张性减弱,心迷走神经的紧张性加强,导致心率减慢、心输出量减少、总外周阻力减小,动脉血压下降。

3. 颈动脉体和主动脉体化学感受性反射 在颈总动脉分叉处和主动脉弓的下方有上皮细胞组成的小球,能感受血中某些化学成分变化的刺激,称为颈动脉体和主动脉体化学感受器。当血液氧分压降低、二氧化碳分压和 H^+ 浓度增高时,它们均可刺激化学感受器。

颈动脉体和主动脉体化学感受性反射主要对呼吸具有经常性调节作用,对维持血中氧和二氧化碳含量的相对稳定起着重要作用,正常情况下对心血管的调节作用不明显,只有在机体缺氧、窒息、失血、酸中毒等异常情况下,能提高缩血管中枢的紧张性,使血压升高,血量重新分配,以保证心、脑的血液供应。

二、体液调节

心血管活动的体液调节是指血液和组织液中一些化学物质对心肌和血管平滑肌活动的调节作用。这些化学物质有些通过血液运输,广泛作用于心血管系统,有些则主要作用于局部血管,调节局部血流量。

（一）肾上腺素和去甲肾上腺素

血液中的肾上腺素和去甲肾上腺素主要来自肾上腺髓质,其中肾上腺素约占 80%,去甲肾上腺素约占 20%。交感神经节后神经纤维释放的去甲肾上腺素一般均在局部发挥作用,只有极少量进入血液循环。肾上腺素和去甲肾上腺素对心和血管的作用相似,但不完全相同,主要是两种激素与受体的结合能力不同,不同受体被激活后产生的效应也不同。

肾上腺素受体分为 α 受体和 β 受体两种,β 受体又分 β_1 和 β_2 两个亚型。α 受体和 β_2 受体主要分布在血管平滑肌上,α 受体兴奋时使血管平滑肌收缩;β_2 受体兴奋时使血管平滑肌舒张;β_1 受体主要分布在心肌细胞膜上,兴奋时使心肌收缩力增强,心率加快。肾上腺素与这些受体结合的能力均较强,主要是使心搏加强、加快,心输出量增多,从而使血压升高,临床上常用它作为"强心"的急救药。肾上腺素可使腹腔和皮肤血管收缩,冠状血管和骨骼肌的血管舒张,因而对总的外周阻力影响不大。

去甲肾上腺素主要激活 α 受体和 β_1 受体,与 β_2 受体的结合力很弱,故对全身的血管平滑肌普遍具有收缩作用,使外周阻力增大,动脉血压升高。去甲肾上腺素对心脏的直接作用与肾上腺素作用相似,使心率加快。但在整体条件下,由于去甲肾上腺素使血管平滑肌强烈收缩,外周阻力增大,血压明显升高,引起压力感受性反射活动,导致心脏受抑制,掩盖了去甲肾上腺素对心脏的直接兴奋作用,故心率反而减慢。所以临床上常用去甲肾上腺素作为缩血管的升压药物。

(二) 肾素-血管紧张素系统

肾球旁细胞合成并分泌肾素,肾素进入血液循环后,使血浆中的血管紧张素原水解,形成血管紧张素 I,后者经肺循环时在转肽酶作用下水解生成八肽的血管紧张素 II(angiotensin II, Ang II),Ang II 在脱去一个氨基酸残基后形成血管紧张素 III,其中血管紧张素 II 对循环系统的作用最强。主要作用如下。

(1) 促进全身小动脉、微动脉收缩,外周阻力增高,使静脉收缩,回心血量增加。

(2) 作用于交感神经节后纤维,使其释放递质增多。

(3) 作用于第四脑室后缘区,促使交感缩血管神经元的紧张性加强。

(4) 与血管紧张素 III 一起促进肾上腺皮质释放醛固酮。醛固酮可促进肾小管对 Na^+、水的重吸收,使循环血量增加。因此,血管紧张素 II 总的作用是使血压升高。由于肾素、血管紧张素和醛固酮三者关系密切,故将它们联系起来称为肾素-血管紧张素-醛固酮系统,这一系统对动脉血压的长期调节有重要意义。

(三) 血管升压素

血管升压素(vasopressin,VP)由下丘脑的视上核和室旁核合成,经下丘脑-垂体束运输到神经垂体储存,需要时释放入血。生理剂量时,由于它的主要作用是促进肾远端小管和集合小管对水的重吸收,使尿量减少,故又称为抗利尿激素。当血管升压素浓度明显高于正常血浆浓度时,可引起全身血管平滑肌收缩,使血压升高。在正常生理情况下,血管升压素在血压调节过程中可能不起重要作用。但是在人体大量失血,严重失水等情况下,血管升压素大量释放,不仅对保留体内液体量具有重要意义,而且对维持动脉血压也具有重要作用。

(四) 心房钠尿肽

心房钠尿肽(atrial natriuretic peptide,ANP)又称心钠素或心房肽,是心房肌细胞合成和释放的多肽类激素。心房壁受牵拉可引起 ANP 释放,ANP 主要作用于肾,抑制 Na^+ 的重吸收,具有强大的利钠和利尿作用;ANP 可使血管舒张,外周阻力降低,还可使心率减慢,心输出量减少;此外,ANP 还能抑制肾素、血管紧张素、醛固酮、血管升压素的释放。这些作用都可导致体内细胞外液量减少,血压降低。

(五) 血管内皮细胞生成的血管活性物质

实验证明,血管内皮细胞能生成和释放多种血管活性物质,引起血管平滑肌的舒张或收缩。

血管内皮生成的舒血管物质主要有前列环素和内皮舒张因子。前列环素通过降低平滑肌细胞内 Ca^{2+} 浓度,使血管舒张。近年来认为内皮舒张因子可能就是一氧化氮,一氧化氮激活血管平滑肌细胞内的鸟苷酸环化酶,使 cGMP 浓度升高,游离 Ca^{2+} 浓度降低,故血管舒张。与此同时它还可减弱缩血管物质对血管平滑肌的收缩效应。

内皮细胞可以合成多种缩血管物质,研究比较深入的是内皮素。内皮素是目前已知血管活性物质中作用最强的缩血管物质。它与血管平滑肌上的特异受体结合后,促进肌质网释放 Ca^{2+},从而使血管平滑肌收缩加强。

(六)激肽

激肽是一类具有舒血管活性的多肽类物质,最常见的有血管舒张素和缓激肽,它们是目前已知最强的舒血管活性物质。

(七)前列腺素

前列腺素是一类活性强、种类多、功能复杂的脂肪酸衍生物,存在于全身各种组织中,不同类型的前列腺素对于血管平滑肌的作用不同。前列腺素 E_2 具有强烈的舒血管作用,前列腺素 $F_{2\alpha}$ 可使静脉收缩。

三、社会心理因素对心血管活动的影响

已经证实,许多心血管疾病的发生和发展与社会心理因素有着密切的关系。例如长期处于极度紧张的工作氛围,如果没有良好的生理和心理调节,会使原发性高血压的发病率明显增加。此外,在染有吸烟、酗酒等不良生活习惯的人群中,冠心病、高血压的发病率明显高于无此类不良习惯的人群。这说明社会心理因素对心血管系统的生理活动及心血管疾病的发生、发展有着不可忽视的影响,需要引起高度重视。

第四节 器官循环

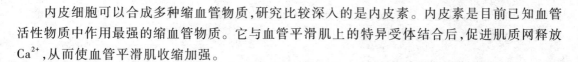

学习导航
为什么情绪激动、交感神经兴奋是冠心病心绞痛发作的诱因?

器官的血流量取决于该器官的动、静脉之间的压力差。由于各器官的结构和功能不同,其血管活动的调节也各具特点。本节仅讨论心、脑、肺三个重要器官的血液循环特点。

一、冠状动脉循环

(一)冠状动脉血管的解剖特点

冠状动脉的主干走行于心表面,其小分支常以垂直于心表面的方向穿入心肌。这种分支方式使血管在心肌收缩时容易受到压迫。分支最终形成毛细血管网分布于心肌纤维之间,并与之平行地走行。心肌毛细血管网分布极为丰富,通常毛细血管数和心肌纤维数的比例为1:1,使心肌和冠脉之间的物质交换能很快地进行。当心肌发生病理性肥厚时,心肌纤维直径增大,但毛细血管数量并无相应增加,所以肥厚的心肌容易发生血液供应不足。吻合冠状动脉之间的侧支细小,血流量少,当冠状动脉血管突然发生阻塞时,侧支循环往往需要经过相当长

的时间才能建立,因此极易导致心肌梗死。但如果阻塞是缓慢形成的,则侧支血管可逐渐扩张,形成有效的侧支循环,起到代偿作用。

(二)冠状动脉循环的血流特点

1. 途径短,血压高　冠状动脉直接开口于主动脉根部,且冠状动脉循环的途径短,故血压高,血流快,循环周期只需几秒钟即可完成。

2. 血流量大　心脏仅占人体重的 0.5% 左右,安静时冠状动脉血流量约为 225 mL/min,占心输出量的 4%~5%;平均每 100 g 心肌组织每分钟血流量为 60~80 mL。当强体力劳动或剧烈运动时,每 100 g 心肌每分钟血流量可增至 300~400 mL,为安静状态时的 4~5 倍。

3. 冠状动脉血流量受心肌收缩的影响　冠状动脉的分支垂直穿行于心肌组织之中,心室收缩时,心肌压迫小血管,使冠状动脉血流阻力增大,血流量减少;心室舒张时,血管受压减轻,血流阻力减小,血流量增多,而且心室舒张期较心室收缩期长,因而心室舒张期左冠状动脉血流量明显多于心室收缩期。由于右心室肌肉较薄弱,故右冠状动脉血流量在心室收缩期和心室舒张期差异不大。因此,影响冠状动脉血流量的重要因素是舒张期血压的高低和心室舒张期的长短。心室舒张期缩短或舒张压降低,均可导致冠状动脉血流量减少。

4. 心肌对缺血、缺氧敏感　冠状动脉粥样硬化性心脏病患者,可因心脏活动增加、血液黏滞性增大或冠状动脉痉挛等,使心肌血液供给不足,引发心绞痛。由于冠状动脉较大分支之间吻合支较少,如发生急性闭塞来不及建立足够的侧支循环,则可因急性供血不足而引起心肌梗死,严重者可危及生命。

(三)冠状动脉循环的调节

冠状动脉循环血流量受神经和体液因素的调节,但最主要的调节因素是心肌自身的代谢水平。

1. 心肌代谢水平的影响　实验证明,心肌收缩的能量来源几乎只依靠有氧代谢。冠状动脉血流量与心肌代谢水平成正比。当心肌代谢增强,耗氧量增多时,冠状动脉血流量可突然增多,最多时能增至原来血流量的 5 倍以上。目前认为,此时冠状血管扩张主要是心肌代谢产物(如 H^+、CO_2、乳酸、缓激肽、腺苷)的作用,其中腺苷最为重要。

2. 神经调节　冠状动脉血管接受交感神经和迷走神经支配。交感神经对冠状动脉血管的直接作用是使其收缩。但实际上交感神经兴奋时,使冠状动脉血管收缩的同时也使心肌活动增强,代谢产物增多,交感神经的缩血管作用很快即被代谢产物的舒血管作用所掩盖,因此表现为先收缩后舒张。迷走神经对冠状血管的直接作用是使其舒张。同样,迷走神经兴奋,其直接的舒血管作用会被心肌代谢水平降低所引起的继发性缩血管作用所抵消。最终结果是交感神经兴奋使冠状动脉血流量增加,迷走神经兴奋使冠状动脉血流量减少。

3. 体液调节　肾上腺素和去甲肾上腺素一方面直接作用于冠状动脉血管上的肾上腺素受体,引起冠状动脉血管的收缩或舒张。另一方面通过增强心肌代谢水平,加大心肌耗氧量使冠状动脉血流量增加。最终结果使冠状动脉血流量增加。血管紧张素 Ⅱ 和大剂量的血管升压素则可使冠状动脉血管收缩,血流量减少。甲状腺激素通过增强心肌代谢,可以使冠状动脉血管舒张,血流量增大。

二、肺循环

肺循环的功能是使血液在流经肺泡时与肺泡气之间进行气体交换。

（一）肺循环的特点

1. **血流阻力小、血压低**　肺动脉及其分支短而粗，管壁薄，易于扩张，总横截面积大，且肺血管全部被胸膜腔负压所包绕，故肺循环的血流阻力很小。右心室的收缩力远较左心室的弱，肺动脉血压为主动脉血压的 1/6~1/5，平均肺动脉压约为 13 mmHg。由于肺毛细血管血压平均仅为 7 mmHg，低于血浆胶体渗透压，故肺组织基本没有组织液。任何原因使肺血管阻力加大时，肺动脉压将升高。例如肺气肿患者，因慢性肺动脉血压过高增加右心室工作量，可导致右心肥大和右心衰竭。

2. **血容量变化大**　肺的血容量约为 450 mL，占全身血量的 9%；肺组织和肺血管的可扩张性大，肺血容量的变动范围较大。因此，肺是机体储血库之一。正常呼吸时，肺循环血量随呼吸周期发生周期性变化，并对左心室输出量和动脉血压产生影响。

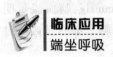

临床应用
端坐呼吸

由于血液的重力作用，人体坐、立位时的肺血容量比平卧位时要少，如左心衰竭导致肺淤血，肺水肿，严重时患者在休息时也有呼吸困难，甚至不能平卧，被迫采取坐位以减轻呼吸困难，称为"端坐呼吸"。

其机制：端坐时，血液由于重力作用，部分转移至下半身，使回心血量减少，从而减轻肺淤血；端坐时，膈肌位置相对下移，胸腔容积相对增大，肺活量增加，减轻呼吸困难；端坐呼吸减轻肺淤血。

（二）肺循环的调节

1. **肺泡气氧分压的调节**　肺泡通气不足对肺循环血流量的调节具有重要作用。当肺泡通气不足，局部氧含量降低时，肺泡周围的微动脉和毛细血管前括约肌即收缩，血流阻力增大，使该局部的血流量减少，更多的血液改道流经氧含量较高的肺泡进行气体交换。这使肺内气体交换得以充分进行，避免血液氧合不充分，影响体循环血液的氧含量。此外，血液 pH 降低，也可引起肺血管收缩，尤其是伴有肺泡内低氧时，作用更为明显。

2. **神经和体液调节**　肺循环血管接受交感神经和迷走神经支配。刺激交感神经使肺血管收缩，刺激迷走神经引起肺血管轻度的舒张。在体液调节因素中，肾上腺素、去甲肾上腺素、组胺、血管紧张素 II 等均能引起肺循环血管收缩，乙酰胆碱、前列腺素 E_2 使肺血管舒张。

三、脑循环

脑组织的代谢率高，血流量大，耗氧量也大。在正常体温条件下，停止脑部供血数秒钟，意识丧失，停止供血 5~6 min，大脑功能将出现难以恢复的损伤，因此保证脑的血液供给非常重要。

（一）脑循环的特点

1. 血流量大、耗氧量多　脑的重量仅占体重的 2%，其血流量可达 750 mL/min，相当于心输出量的 15% 左右。脑组织的耗氧量很大，占全身总耗氧的 20% 左右。因此，脑对缺氧、缺血的耐受性很低。

2. 脑血流量变化较小　由于颅腔容积固定，脑血管舒缩幅度受到一定限制，加之脑血管的自身调节作用，因而脑血流量保持相对稳定。

3. 存在血-脑屏障　在毛细血管血液和脑组织之间存在血-脑屏障。脂溶性物质（如 O_2、CO_2 等）、某些脂溶性麻醉药物容易通过血-脑屏障，但对水溶性物质来说，如葡萄糖、氨基酸等通透性大，而甘露醇、蔗糖和许多离子则通透性低，甚至不能通过。

（二）脑循环的调节

1. 脑血管的自身调节　脑血流量取决于脑平均动脉压和脑血管的血流阻力的大小，在正常情况下，脑血管存在良好的自身调节机制。当平均动脉压在 60～140 mmHg 范围内变动时，脑血管可通过其自身调节机制使脑血流量保持稳定。平均动脉压低于 60 mmHg，脑血流量明显减少，可引起脑功能障碍。若平均动脉压高于 140 mmHg，脑血流量增加，脑毛细血管血压过高可导致脑水肿。

2. 神经调节　脑血管接受交感缩血管纤维和副交感舒血管纤维的支配，但神经活动在脑血管调节中所起作用甚小。

3. 局部体液调节　脑血管的舒缩活动主要受血液中化学因素，如 CO_2、O_2 和 H^+ 等的影响，其中 CO_2 起着主导作用。脑动脉血液中 CO_2 含量增高可使脑血管舒张。局部脑组织中的 CO_2 含量增加，也对局部血管有舒张作用。因此，在脑力劳动时，脑代谢增强，CO_2 增多，使整个脑血流量增大，活动最多的脑局部组织得到更多的血液供给。反之，过度通气使 CO_2 呼出过多时，脑血流量减少，可引起头晕。此外，脑动脉血液中 O_2 含量降低也可使脑血管舒张，血流量增大。但 O_2 含量必须有较大幅度的变化时才能引起脑血流量的改变。

讨论角

　　两青年男性患者，每搏输出量均为 75 mL，心率均为 90 次/min，左心室舒张末容积均为 160 mL，其中甲患者身高 1.5 m，体重 50 kg，体表面积 1.4 m^2；乙患者身高 1.6 m，体重 68 kg，体表面积 1.7 m^2，请问如何判断两患者的心功能？

（徐　丽　林佩璜）

第五章 呼 吸

学习目标

1. 说出呼吸的概念、呼吸全过程的三个环节,肺通气动力,胸内负压的形成及生理意义。解释潮气量、肺活量、时间肺活量、每分通气量和肺泡通气量的概念。理解气体交换的过程,分析影响肺换气的因素。运用 CO_2、$[H^+]$、低 O_2 对呼吸运动调节的相关知识,解释 CO_2、$[H^+]$、低 O_2 对呼吸的影响。叙述延髓呼吸中枢、脑桥呼吸中枢的功能。

2. 识别呼吸的类型,解释呼吸运动时肺内压的变化,了解补吸气量和深吸气量,补呼气量、残气量和功能残气量的概念,运用肺泡表面活性物质的相关知识解释新生儿呼吸窘迫综合征的发病机制。列出 O_2 和 CO_2 的运输形式,氧解离曲线及其影响因素,呼吸节律的形成。

3. 分析肺通气气道阻力的主要影响因素及其与临床哮喘的联系,肺顺应性概念;气体交换的原理;明确肺牵张反射反射弧及其意义。

人体不断地从外界环境中摄取氧气,同时排出二氧化碳。机体与外界环境之间进行的气体交换过程称为呼吸(respiration)。呼吸全过程由三个环节组成。① 外呼吸,即肺毛细血管血液与外界环境之间的气体交换过程,包括肺通气和肺换气两个过程。**肺通气**(pulmonary ventilation)指肺与外界环境之间的气体交换过程,肺换气指肺泡与肺毛细血管血液之间的气体交换过程。② 气体在血液中的运输。③ 内呼吸:毛细血管血液与组织、细胞之间的气体交换过程。内呼吸又称为组织换气(图5-1)。通常所称的呼吸,一般是指外呼吸。

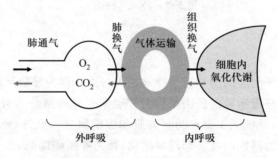

图 5-1 呼吸全过程

呼吸的生理意义主要是维持机体内环境中氧和二氧化碳含量的相对稳定,以保证生命活动的正常进行。呼吸过程中的任何一个环节发生障碍,均可导致组织细胞缺氧和二氧化碳蓄积,使内环境稳态遭到破坏,从而影响新陈代谢的正常进行,严重时将危及生命。

第一节 肺 通 气

学习导航

　　新生儿的第一声啼哭,标志着呼吸的开始。生命不息,呼吸不止。呼吸运动是如何进行的? 新生儿出生后不会呼吸,如果你是法医如何判断此新生儿死于分娩前或分娩后?

　　实现肺通气的结构是呼吸道、肺、胸廓、呼吸肌和胸膜腔等。呼吸道是气体进出肺泡的通道,同时对吸入的气体具有加温、加湿、滤过、清洁作用和引起防御性呼吸反射等保护功能;肺泡是肺泡气与血液气体进行交换的场所。气体能否进出肺取决于两种因素的相互作用:一是推动气体流动的动力,二是阻止其流动的阻力,动力必须克服阻力才能实现肺通气。

一、肺通气的动力

　　肺通气的直接动力是大气压与肺泡气之间的压力差,这种压力差源于呼吸运动。因此,呼吸运动是肺通气的原动力(图 5-2)。

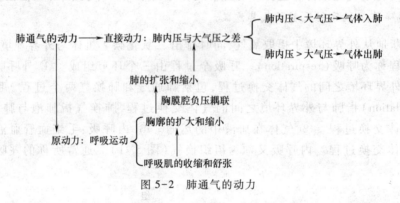

图 5-2　肺通气的动力

(一)呼吸运动

　　呼吸肌的收缩和舒张引起的胸廓有节律地扩大与缩小称为呼吸运动。呼吸运动包括吸气动作和呼气动作。参与呼吸运动的肌肉统称为呼吸肌。呼吸肌分为吸气肌和呼气肌,吸气肌主要有膈肌和肋间外肌;呼气肌主要有肋间内肌和腹壁肌群。此外,还有一些肌肉如斜角肌、胸锁乳突肌等只是在用力呼吸时才参与呼吸运动,称为呼吸辅助肌。

　　呼吸的类型　　根据参与呼吸运动的呼吸肌活动主次、呼吸时的外部表现及呼吸深度不同,将呼吸运动分为不同的类型。

　　1. 平静呼吸和用力呼吸　　人体在安静时,平稳而均匀的自然呼吸,称为平静呼吸。每分钟呼吸运动的次数称为呼吸频率,正常为 12~18 次/min。在平静呼吸时,吸气的产生是由于膈肌和肋间外肌的收缩。肌肉收缩需要做功,因此吸气是主动过程。而呼气的产生则是由膈肌和肋间外肌舒张所致,肌肉不需要做功,所以呼气是被动过程。当机体活动增强,如劳动或运动时,呼吸运动将加深加快,称为用力呼吸或深呼吸。用力吸气时,除膈肌与肋间外肌收缩加强外,胸锁乳突肌、斜角肌等呼吸辅助肌也参与收缩,使胸腔容积与肺容积进一步扩大,肺内压比平静吸气时更低,与大气压之间差值更大,吸入气体更多。用力呼气时,除吸气肌群舒张外,肋间内肌和腹壁肌等呼气肌群也参与收缩,使胸腔容积和肺容积进一步缩小,肺内压比平静呼气时更高,呼出气体更多。由此可见,用力呼吸时,除吸气肌群收缩加强外,呼气肌和呼吸辅助肌都参与了呼吸活动,所以吸气和呼气都是主动的过程,消耗的能量也更多。在某些病理情况下,即使用力呼吸,仍不能满足人体需要,患者出现鼻翼扇动等现象,同时主观上有喘不过气的感觉,临床上称为呼吸困难。

2. 腹式呼吸和胸式呼吸 以膈肌舒缩为主引起的呼吸运动,主要表现为腹壁明显的起伏,称为腹式呼吸,如婴儿因胸廓尚不发达,肋骨与脊柱较为垂直且不易上提,常以腹式呼吸为主。当胸部有病变时,如胸膜炎、肋骨骨折等,因胸廓运动受限,也常呈腹式呼吸。以肋间外肌舒缩引起胸骨和肋骨运动(胸廓运动)为主的呼吸运动,主要表现为胸壁起伏明显,称为胸式呼吸,如妊娠晚期的妇女,因膈肌上升且运动受限,常以胸式呼吸为主;当腹腔有巨大肿块或严重腹水时,也多呈胸式呼吸。正常成年人呼吸大多是胸式呼吸和腹式呼吸同时存在,称为混合式呼吸。

(二)呼吸时肺内压和胸膜腔内压的变化

1. 肺内压 肺泡内的压力称为肺内压(intrapulmonary pressure)。在呼吸运动过程中,肺内压随胸腔容积的变化而发生周期性变化。在呼吸暂停、声带开放、呼吸道通畅的情况下,肺内压与大气压相等。平静吸气初,肺容积随着胸廓逐渐扩大而相应增加,肺内压逐渐下降,低于大气压 $1 \sim 2$ mmHg,外界空气经呼吸道进入肺泡。随着肺内气体的逐渐增多,肺内压逐渐升高,至吸气末,肺内压等于大气压,气体在肺与大气之间停止流动;平静呼气初,肺容积随着胸廓的逐渐缩小而相应减小,肺内压逐渐升高,高于大气压 $1 \sim 2$ mmHg,肺泡内气体经呼吸道排出体外。随着肺泡内气体逐渐减少,肺内压逐渐降低,至呼气末,肺内压与大气压又相等,气体在肺与大气之间又停止流动。可见,在呼吸运动过程中,肺内压的周期性变化,造成肺内压与大气压之间的压力差是肺通气的直接动力。

呼吸过程中,肺内压变化的幅度与呼吸运动的深浅、缓急和呼吸道通畅程度有关。若呼吸浅而快,呼吸道通畅,则肺内压变化幅度较小;反之,呼吸深而慢,或呼吸道不够通畅,则肺内压变化幅度增大。用力呼吸时,肺内压的升降幅度会有所增加。

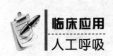
临床应用
人工呼吸

抢救呼吸骤停的患者常采用人工呼吸,其原理就是用人为的方法建立肺内压与大气压之间的压力差,以维持肺通气过程。人工呼吸的方法多种多样,如用呼吸机进行正压通气、简便易行的口对口人工呼吸、节律地举臂压背或挤压胸廓等。在实施人工呼吸时,首先要清除呼吸道的异物和痰液等,以保证患者的呼吸道通畅。

2. 胸膜腔内压 正常呼吸运动过程中肺为什么能随胸廓的运动而扩张和回缩呢?除因

肺具有弹性外,还与胸膜腔的结构特点和胸膜腔内压的作用有关。

（1）胸膜腔　是由壁胸膜和脏胸膜所围成的密闭潜在的腔隙。正常胸膜腔内没有气体,仅有少量浆液,浆液有两方面的作用:① 起润滑作用,减轻呼吸运动时两层胸膜的摩擦。② 浆液分子的内聚力使脏胸膜与壁胸膜紧密相贴,不易分开,从而保证肺可随胸廓的运动而张缩。

（2）胸膜腔内压(intrapleural pressure)　胸膜腔内的压力称为胸膜腔内压,简称胸内压。胸内压可用直接测定法或间接测定法测定。直接测定法是将连接检压计的针头刺入胸膜腔内直接测定(图5-3),间接测定法用测定食管内压来间接了解胸膜腔内压力的变化。测量结果表明,一般情况下,无论吸气还是呼气,胸膜腔内压均低于大气压,称为胸内负压。

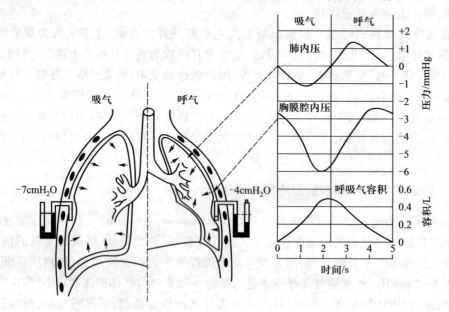

图5-3　呼吸时肺内压、胸膜腔内压及呼吸气量的变化

胸膜腔负压是人在出生后形成的,并随着胸廓和肺的生长发育而逐渐增大。在人体的生长发育过程中,胸廓的发育较肺快,胸廓的容积大于肺的容积。由于两层胸膜紧贴在一起,因此肺总是受到胸廓的被动牵拉而处于扩张状态,只是在呼气时被扩张的程度较吸气时小些而已。另一方面,肺是弹性组织,当它被扩张时,总存在回缩倾向。所以正常情况下,胸膜腔实际上通过脏胸膜受到两种方向相反的力的影响,即促使肺泡扩张的肺内压与促使肺泡缩小的肺回缩力,因此胸膜腔内承受的实际压力应为:

$$胸膜腔内压 = 肺内压 - 肺回缩力$$

在吸气末或呼气末,气流停止,此时肺内压等于大气压,因而:

$$胸膜腔内压 = 大气压 - 肺回缩力$$

若将大气压视为零,则:

$$胸膜腔内压 = -肺回缩力$$

可见胸膜腔负压实际上是由肺回缩力所决定的,故其值也随呼吸过程的变化而变化。吸气时,肺扩张,肺的回缩力增大,胸膜腔负压增大;呼气时,肺缩小,肺的回缩力减小,胸膜腔负压也减小。呼吸越强,胸膜腔负压的变化也越大。通常在平静呼吸时,吸气末胸膜腔内压为

−10~−5 mmHg;呼气末胸膜腔内压为−5～−3 mmHg。最深吸气时,胸膜腔内压可达−30 mmHg,最大呼气时,胸膜腔内压可减小到−1 mmHg。所以正常情况下,胸内压为负值。当声门紧闭用力吸气时,胸膜腔内压可降至−90 mmHg;而声门紧闭用力呼气时,胸膜腔内压可高于大气压,达到110 mmHg。

胸膜腔负压的存在有重要的生理意义。① 维持肺泡的扩张状态,并使肺随胸廓同步运动。② 胸膜腔负压可使胸腔内壁薄且扩张性大的腔静脉、胸导管扩张,压力下降,有利于静脉血和淋巴液的回流。胸膜腔的密闭性是胸膜腔负压形成的前提,因此,如果胸膜受损(如胸壁贯通伤或肺损伤累及脏胸膜时),气体将顺压力差进入胸膜腔而造成气胸。气胸时胸膜腔负压减小,甚至消失,肺将因其本身的回缩力而塌陷(肺不张),静脉血和淋巴液回流受阻,导致呼吸和循环功能障碍,甚至危及生命。

综上所述,肺内压与大气压之间的压力差是推动气体进出肺的直接动力,而呼吸肌的舒缩是实现肺通气的原动力。胸膜腔负压的存在,则保证肺处于扩张状态并随胸廓的运动而张缩,是肺通气原动力转化为直接动力的关键。

二、肺通气的阻力

气体在进出肺的过程中遇到的阻力,称为肺通气阻力。肺通气的动力必须克服通气的阻力,才能实现肺通气。临床上通气功能障碍的患者,多数是由于通气阻力增大所致。肺通气的阻力包括弹性阻力和非弹性阻力两种。归纳如图5-4。

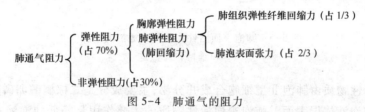

图 5-4　肺通气的阻力

(一)弹性阻力

弹性物体在外力作用下变形时所产生对抗变形的力称为弹性阻力。胸廓和肺都是弹性体,因此,当呼吸运动改变其容积时都会产生弹性阻力。肺弹性阻力与胸廓弹性阻力之和,即为呼吸的总弹性阻力。

1.肺弹性阻力　肺弹性阻力来自两个方面:一是肺泡内表面液体层与肺泡气之间的液-气界面所形成的表面张力,约占肺弹性阻力的2/3;二是肺弹性纤维的弹性回缩力,约占肺弹性阻力的1/3。

(1)肺泡表面张力　在肺泡的内表面覆盖着薄层液体,与肺泡内气体形成液-气界面,因此有表面张力存在。因为肺泡是半球状囊泡,肺泡表面液体层形成的表面张力沿曲面切线方向拉紧液面,合力构成指向肺泡中央的回缩力,所以,肺泡液体层的表面张力,是使肺泡趋向于缩小的力,即为肺泡扩张的阻力。肺泡表面张力的存在对呼吸带来以下负面影响:① 阻碍肺泡的扩张,增加吸气的阻力。② 使相通的大小肺泡内压不稳定。正常人的肺由约3亿个大小不等的肺泡构成,肺内的大小肺泡又是彼此连通的。根据Laplace定律,肺泡回缩压(P)与表面张力(T)成正比,而与肺泡半径(r)成反比,即 $P = 2T/r$。若按此定律推导,小肺泡的回缩压大于大肺泡,气体将从小肺泡不断流入大肺泡,结果使大肺泡膨胀,甚至破裂,与此同时小肺泡萎缩(图 5-5A、B)。③ 促进肺部组织液生成,使肺泡内液体积聚。因为肺泡表面张力合力是指向肺泡腔内,可对肺泡间质产生"抽吸"作用,使肺泡间质静水压降低,组织液生成增加,因而可能导致肺水肿,但这些情况正常时并不会发生,因为肺泡内存在着肺泡表面活性物质。

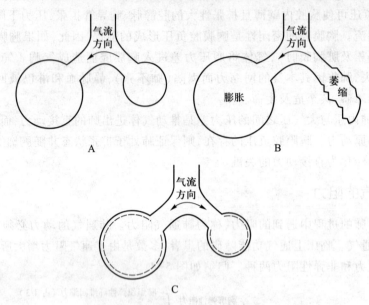

图 5-5　肺泡表面活性物质使连通的大小肺泡
容积维持相对稳定

　　肺泡表面活性物质由肺泡Ⅱ型细胞合成并分泌,主要成分是二棕榈酰卵磷脂,以单分子层的形式排列在肺泡液体层表面。肺泡表面活性物质的主要作用是降低肺泡液-气界面的表面张力,减小肺泡的回缩力。其生理意义:① 减小吸气阻力,有利于肺的扩张。② 调节大、小肺泡内压,维持大、小肺泡容积稳定。这是因为大、小肺泡表面活性物质的分子密度不同,大肺泡的表面活性物质分子密度较小,分布稀疏,降低肺泡表面张力的作用较弱;而小肺泡的表面活性物质密度较大,分布密集,降低肺泡表面张力的作用较强,这样就使大、小肺泡内的压力趋于稳定,防止大肺泡过度膨胀,小肺泡塌陷(图 5-5C)。③ 减少肺部组织液的生成,防止肺泡内液体积聚,有利于肺处气体交换。

　　正常情况下,表面活性物质不断产生也不断灭活。若肺组织缺血缺氧,损害了Ⅱ型细胞的功能,则使表面活性物质分泌减少,肺泡表面张力因而增大,致使吸气阻力增大,导致呼吸困难,甚至发生肺不张和肺水肿。

临床应用
新生儿肺透明膜病

　　胎儿肺泡Ⅱ型细胞在妊娠 6~7 个月开始分泌表面活性物质,到分娩前达高峰。有些早产儿常因肺泡Ⅱ型细胞尚未成熟,缺乏肺泡表面活性物质,导致肺泡表面张力增大,缺 O_2 使肺毛细血管通透性增大,血浆中蛋白质和液体透出毛细血管,在肺泡表面沉淀,形成透明样物质,发生新生儿肺透明膜病(又称新生儿呼吸窘迫综合征),甚至导致死亡。由于肺泡液与羊水相通,故可通过检测羊水中肺泡表面活性物质的含量和成分,预测新生儿发生这种疾病的可能性,从而采取预防措施。若发现肺泡表面活性物质缺乏,可通过延长妊娠时间、用药物(糖皮质激素)促进其合成或出生后即刻给予外源性肺泡表面活性物质进行替代治疗。

(2)肺的弹性回缩力 肺组织含弹性纤维,肺扩张时弹性纤维会产生回缩力。在一定范围内,肺被扩张得越大,肺弹性回缩力也越大,即弹性阻力越大,这也是构成肺弹性阻力的重要因素之一。肺气肿时,弹性纤维被破坏,弹性回缩力降低,弹性阻力减小,致使呼气末肺内存留的气量增大,导致肺通气效率降低,严重时可出现呼吸困难。

总之,肺充血、肺水肿、肺组织纤维化或肺泡表面活性物质缺乏时,肺的弹性阻力增大,肺顺应性降低,患者表现吸气困难;而在肺气肿时,肺弹性纤维大量破坏,弹性阻力减小,顺应性增大,患者则表现呼气困难,这些情况都不利于肺通气。

2. 胸廓弹性阻力 胸廓是一个双向弹性体,其弹性回位力的方向视胸廓所处的位置而改变。当胸廓处于自然位置(平静吸气末,肺容量约为肺总量的67%)时,胸廓回位力等于零(图5-6A);当胸廓小于自然位置(平静呼气末,肺容量小于肺总量的67%)时,胸廓回位力向外,是吸气的动力,呼气的阻力(图5-6B);当胸廓大于自然位置(深吸气状态,肺容量大于肺总量的67%)时,其回位力向内,与肺回缩力方向相同,构成吸气的阻力,呼气的动力(图5-6C)。可见胸廓的弹性阻力与肺的弹性阻力不同,肺的弹性阻力永远是吸气的阻力,对呼气则是动力的来源之一,而胸廓的弹性阻力只是当肺容量大于肺总量的67%时,才构成吸气的阻力。尽管胸廓顺应性可因肥胖、胸廓畸形、胸膜增厚和腹内占位病变等而降低,但在临床上因胸廓弹性阻力增大而使肺通气发生障碍的情况较少见,因此,临床意义相对较小。

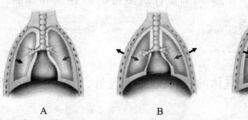

图 5-6 不同情况下肺与胸廓弹性阻力关系
A. 平静吸气末;B. 平静呼气末;C. 深吸气时

3. 肺和胸廓的顺应性 由于肺和胸廓的弹性阻力不易测定,因此,通常用顺应性来表示肺和胸廓弹性阻力的大小。顺应性是指在外力作用下,弹性体扩张的难易程度。容易扩张即顺应性大,不容易扩张则顺应性小。肺和胸廓弹性阻力大时,顺应性小,不易扩张;弹性阻力小时,则顺应性大,肺和胸廓容易扩张。可见,顺应性与弹性阻力成反比,即:

$$顺应性 = 1/弹性阻力$$

肺和胸廓的顺应性,通常又用单位压力变化所引起的容积变化来衡量,即:

$$顺应性 = 容积变化(\Delta V)/压力变化(\Delta P)$$

据测定,正常人肺顺应性约为 0.2 L/cmH_2O,胸廓的顺应性也约为 0.2 L/cmH_2O。肺和胸廓是两个串联的弹性体,它们的总顺应性应是两者倒数之和,因此,肺和胸廓的总顺应性约为

$0.1\ L/cmH_2O$。

（二）非弹性阻力

非弹性阻力包括惯性阻力、黏滞阻力和呼吸道阻力，其中呼吸道阻力占非弹性阻力的80%~90%。呼吸道阻力是指气体通过呼吸道时气体分子间及气体分子与气道管壁之间的摩擦力，也称为气道阻力。一般情况下，气道阻力虽然仅占呼吸总阻力的1/3左右，但是，气道阻力增加却是临床上通气障碍最常见的病因。

影响气道阻力的因素，主要有呼吸道口径、气流速度和气流形式。因为气道阻力与气道半径4次方成反比，故当呼吸道口径减小时，气道阻力显著增大，可出现呼吸困难。气道阻力与气体流速呈正变关系，如其他条件不变，气流速度越快，阻力越大；气流速度越慢，则阻力越小。气流形式有层流和涡流。层流阻力小，涡流阻力大。在气流太快或呼吸道管腔不规则时易发生涡流，使气道阻力增大。如当气管内有异物、黏液或渗出物时，可用排痰、清除异物或者减轻黏膜肿胀等方法减少湍流，降低呼吸道阻力。

呼吸道管壁平滑肌接受自主神经支配。迷走神经兴奋，平滑肌收缩，气道口径缩小，气道阻力增大；交感神经兴奋则引起平滑肌舒张，气道口径扩大，气道阻力减小。除神经因素外，一些体液因素也影响气道平滑肌的舒缩，如儿茶酚胺使平滑肌舒张，气道阻力减小；组胺、5-羟色胺（5-HT）、缓激肽等，则可引起呼吸道平滑肌强烈收缩，使气道阻力增加。支气管哮喘患者哮喘发作时，因支气管平滑肌痉挛，气道阻力明显增大，表现为呼吸困难，临床上可用支气管解痉药物缓解呼吸困难。

三、肺通气功能的评价

肺通气是呼吸的一个重要环节，采用肺量计所测得的肺容量和肺通气量可作为衡量肺通气及呼吸功能的基本指标。

（一）肺容积和肺容量

1. 肺容积　肺容积是指肺内气体的容积，包括潮气量、补吸气量、补呼气量和残气量四种互不重叠的基本肺容积。

（1）潮气量　每次呼吸时吸入或呼出的气量称为潮气量。潮气量可随呼吸强弱而变，正常成年人平静呼吸时为0.4~0.6 L，平均约为0.5 L。用力呼吸时，潮气量增大。

（2）补吸气量　平静吸气末再尽力吸气所能增加的吸入气量，称为补吸气量或吸气储备量，正常成年人为1.5~2.0 L。补吸气量反映吸气储备能力。

（3）补呼气量　平静呼气末再尽力呼气所能增加的呼出气量，称补呼气量或呼气储备量，正常成年人为0.9~1.2 L。补呼气量可反映呼气储备量。

（4）残气量　最大呼气末肺内残余的气体量，称为残气量，正常成年人为1.0~1.5 L。残气量过大，表示肺通气功能不良。老年人肺弹性减弱，呼吸肌力量衰退，故残气量比青壮年大。

2. 肺容量　肺容量指基本肺容积中两项或两项以上的联合气体量（图5-7），包括深吸气量、功能残气量、肺活量和肺总量。

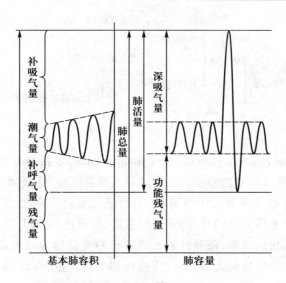

图 5-7 肺容积和肺容量

（1）深吸气量 平静呼气末做最大吸气时所能吸入的气体量为深吸气量。它是潮气量与补吸气量之和,是衡量最大通气潜力的重要指标。

（2）功能残气量 平静呼气末肺内存留的气体量,称为功能残气量,它是补呼气量与残气量之和,正常成年人约为 2.5 L。其意义在于缓冲呼吸过程中肺泡气氧分压(PO_2)和二氧化碳分压(PCO_2)的变化幅度,有利于肺换气。当肺弹性回缩力降低(如肺气肿)时,功能残气量增大;肺纤维化、肺弹性阻力增大的患者,功能残气量减小。

（3）肺活量和用力呼气量 在做一次最大吸气后再尽力呼气所能呼出的气体量称为肺活量(vital capacity,VC),它是潮气量、补吸气量和补呼气量三者之和,正常成年男性约为3.5 L,女性约为 2.5 L。肺活量的大小能反映一次呼吸时最大通气能力,因此,肺活量的测定在一定程度上可作为肺通气功能的指标,但由于肺活量个体差异较大,一般只宜作自身比较。

由于肺活量测定时只测呼出气量而没有时间限制,因此,一些通气功能障碍的患者,如气道狭窄或肺弹性下降,在测定时可通过任意延长呼气时间,使所测肺活量仍可能在正常范围内,为此,提出了用力呼气量,也称为时间肺活量(timed vital capacity,TVC)的概念。用力呼气量反映的是在尽可能短的时间内所能呼出的气体量。测定时,要求受试者在一次最深吸气后,尽快用力呼气,然后计算第 1 秒、第 2 秒、第 3 秒末呼出气体量占肺活量的百分数。正常成年人第 1 秒、第 2 秒、第 3 秒末呼出气量分别为其肺活量的 83%、96%、99%,其中第 1 秒末用力呼气量最有意义。用力呼气量是一种动态指标,它不仅能反映肺活量的大小,而且因为限制了呼气时间,还能反映呼吸阻力的变化,因此,是衡量肺通气功能的一项较理想的指标。用力呼气量测试方法简单,已为临床广泛采用。肺弹性降低或阻塞性呼吸系统疾病,用力呼气量可显著降低。

（4）肺总量 肺所能容纳的最大气体量称为肺总量。肺总量等于肺活量与残气量之和(图 5-8),成年男性平均为 5.0 L,女性约 3.5 L。

（二）肺通气量

肺通气量是指单位时间内吸入或呼出肺的气体总量,它分为每分通气量和肺泡通气量。

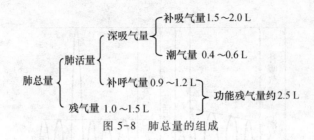

图 5-8　肺总量的组成

1. 每分通气量　每分通气量（minute ventilation volume）是指每分钟吸入或呼出肺的气体总量，其值为潮气量与呼吸频率的乘积。正常成年人平静呼吸，呼吸频率为 12~18 次/min，潮气量约为 0.5 L，则每分通气量为 6.0~9.0 L。每分通气量随年龄、性别、身材和活动量的不同而异。剧烈运动和从事重体力劳动时，每分通气量增大，可达 70.0 L 以上。

最大限度地做深而快的呼吸，每分钟吸入或呼出的气量称为最大通气量。最大通气量能反映单位时间内呼吸器官发挥最大潜力后，所能达到的最大量，因此，是评价一个人能进行多大运动量的一项重要指标。测定时，一般只测 15 s，将所测得值乘 4 即得每分钟最大通气量，健康成年人一般可达 150.0 L。

最大通气量与每分通气量之差值，占最大通气量的百分数，称为通气储量百分比，它反映通气功能的储备能力，正常成年人在 93% 以上，若小于 70%，表明通气储备功能不良。

$$通气储量百分比 = \frac{最大通气量 - 每分通气量}{最大通气量} \times 100\%$$

2. 无效腔和肺泡通气量　无效腔是指从鼻到肺泡之间的无气体交换功能的管腔，包括解剖无效腔和肺泡无效腔两部分。从鼻到终末细支气管之间的呼吸道内，这部分气体不能与血液进行气体交换，称为解剖无效腔，其容量在正常成年人较恒定，约为 0.15 L。此外，进入肺泡的气体也可因血液在肺内分布不均而未能与血液进行气体交换，未能发生气体交换的这部分肺泡容积，称为肺泡无效腔。解剖无效腔与肺泡无效腔合称为生理无效腔。健康成年人平卧时生理无效腔接近于解剖无效腔。由于无效腔的存在，每次吸入的新鲜空气不能全部进入肺泡与血液进行气体交换，因此，为了计算真正的有效的气体交换量，应以肺泡通气量为准。肺泡通气量（alveolar ventilation volume）指的是每分钟吸入肺泡的新鲜空气量，即：

肺泡通气量 = （潮气量 - 无效腔气量）× 呼吸频率

按此式计算，平静呼吸时，潮气量为 0.5 L，减去解剖无效腔容积 0.15 L，呼吸频率为 12 次/min，则正常成年人安静时每分肺泡通气量约为 4.2 L，相当于每分通气量的 70% 左右。潮气量和呼吸频率的变化对每分通气量和肺泡通气量的影响不同。从表 5-1 可知，如潮气量减半和呼吸频率增加一倍，或潮气量增加一倍而呼吸频率减半，每分通气量保持不变，但肺泡通气量却发生明显的变化。可见在一定范围内，深而慢的呼吸比浅而快的呼吸气体交换效率要高。

表 5-1　不同呼吸频率和潮气量时的肺通气量、肺泡通气量

呼吸形式	肺通气量/（mL·min⁻¹）	肺泡通气量/（mL·min⁻¹）
平静呼吸	500×12 = 6 000	（500-150）×12 = 4 200
浅快呼吸	250×24 = 6 000	（250-150）×24 = 2 400
深慢呼吸	1 000×6 = 6 000	（1 000-150）×6 = 5 100

第二节　呼吸气体的交换

呼吸气体的交换包括肺换气和组织换气。肺换气是指肺泡与肺毛细血管血液之间进行的气体交换,组织换气是指血液与组织细胞之间进行的气体交换。

一、气体交换的原理

根据物理学原理,气体分子总是不停地进行着非定向运动,在气体分布不均匀的情况下,气体分子总是从分压高处向分压低处发生净移动,直至两处压力相等时为止,这一过程称为气体扩散。单位时间内气体分子扩散的量称为气体扩散速率(D)。

$$D \propto 分压差 \times 溶解度 \times 温度 \times 扩散面积/扩散距离 \times \sqrt{相对分子质量}$$

（一）气体的分压差

大气是由 O_2、CO_2、N_2 等多种成分组成的混合气体,其总压力在海平面约为 760 mmHg。在混合气体的总压力中,某种气体所占有的压力,称为该气体的分压。

$$气体分压 = 混合气体的总压力 \times 该气体所占的容积百分比$$

例如:空气中 O_2 的体积分数为 20.9%,则空气中的氧分压（PO_2）为 $760 \times 20.9\% = 159$ mmHg。

气体扩散的动力是气体的分压差,分压差愈大,扩散速率也愈大。空气、肺泡气、血液、组织中各种气体分压见表5-2。

表5-2　海平面空气、肺泡气、血液及组织中的氧分压和二氧化碳分压/mmHg

	空气	肺泡气	动脉血	混合静脉血	组织
PO_2	159	104	100	40	30
PCO_2	0.3	40	40	46	50

（二）气体的相对分子质量与溶解度

气体的扩散速率除与气体的分压差成正比外,还与气体相对分子质量的平方根成反比。CO_2 的相对分子质量为44,而 O_2 的相对分子质量为32,CO_2 相对分子质量的平方根值比 O_2 大1.17倍,因此,按相对分子质量计算 O_2 的扩散速率比 CO_2 大。

在液-气界面上溶解于液体的气体分子,其扩散速率还与气体在该液体中的溶解度有关。溶解度指的是某种气体在单位分压下,能溶解于单位容积液体中的毫升数。不同气体在相同的压力下,在同一溶液中的溶解度可以不同。如溶解度大,扩散速率也大。氧和二氧化碳在血浆中的溶解度分别为 21.1 mL/L 和 515.0 mL/L。二氧化碳的溶解度比氧的溶解度大 24 倍，按溶解度和相对分子质量计算，当氧分压和二氧化碳分压差相等时，二氧化碳的扩散速率比氧的扩散速率快 21 倍。由于在肺泡与静脉血之间，氧分压差约比二氧化碳分压差大 10 倍，综上，二氧化碳的扩散速率比氧的扩散速率快 2 倍，所以，临床上缺氧比二氧化碳滞留更为常见，呼吸困难的患者常常先出现缺氧。

二、气体交换的过程

（一）肺换气

如表 5-2 所示，肺泡气的 PO_2（104 mmHg）大于静脉血的 PO_2（40 mmHg），而肺泡气的 PCO_2（40 mmHg）则小于静脉血的 PCO_2（46 mmHg），故来自肺动脉的静脉血流经肺泡毛细血管时，在分压差的推动下，O_2 由肺泡扩散入血液，CO_2 则由静脉血扩散入肺泡，完成肺换气过程，结果使静脉血变成含 O_2 较多、CO_2 较少的动脉血。O_2 和 CO_2 均为脂溶性物质，因此，在肺泡处气体的扩散很迅速。通常在一次心动周期中，血液流经肺毛细血管的时间约需 1 s（平均为 0.7 s），而与肺泡之间的气体交换仅需 0.3 s 即可完成，可见，当静脉血流经肺泡毛细血管时有足够的时间进行气体交换。

（二）组织换气

在组织内，由于细胞代谢不断消耗 O_2，产生 CO_2，故组织内 PO_2（30 mmHg 以下）较动脉血的 PO_2（100 mmHg）低，PCO_2（50 mmHg）则较动脉血的 PCO_2（40 mmHg）高（参见表 5-2）。当动脉血流经组织毛细血管时，在分压差的推动下，O_2 由血液扩散入组织细胞，CO_2 则从组织细胞扩散入血液，进行组织换气。结果使动脉血变成了含 O_2 较少、含 CO_2 较多的静脉血（图 5-9）。

三、影响气体交换的因素

如前所述，气体扩散速率受气体分子理化特性，即分压差、相对分子质量及溶解度的影响。但在人体内，肺换气和组织换气过程还受其他因素的影响。

（一）影响肺换气的因素

1. 呼吸膜的厚度和面积　呼吸膜（respiratory membrane）指的是肺泡腔与肺毛细血管管腔之间的膜，它由 6 层结构组成，即含有表面活性物质的液体层、肺泡上皮细胞层、肺泡上皮基膜层、肺泡与毛细血管之间的间质、毛细血管基膜层、毛细血管内皮细胞层（图 5-10）。正常呼吸膜非常薄，平均厚度不到 1 μm，有的部位仅厚约 0.2 μm，因此通透性极好，气体易于扩散通过。正常成年人肺的总扩散面积也很大，约 100 m²。平静呼吸时，可供气体交换的呼吸膜面积仅约为 40 m²；用力呼吸时，肺毛细血管开放增多，用于气体交换的呼吸膜面积可增大到约 70 m²。呼吸膜广大的面积及良好的通透性，保证了肺泡与血液间能迅速地进行气体交换。在病理情况下，呼吸膜面积的减小（如肺气肿、肺不张、肺实变等）或呼吸膜的厚度增加（如肺炎、肺水肿和肺纤维化等)都将导致气体扩散量减少。

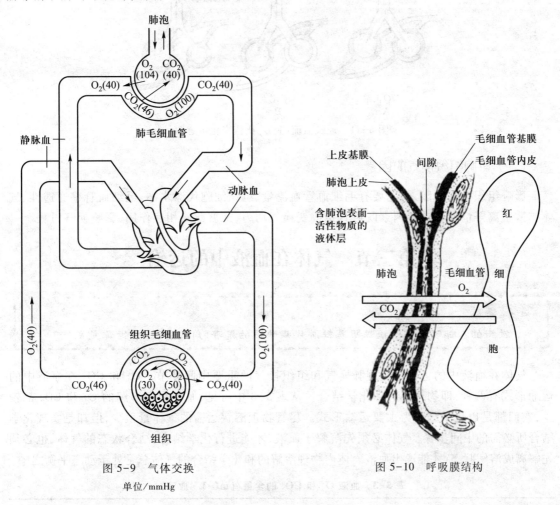

图 5-9 气体交换
单位/mmHg

图 5-10 呼吸膜结构

2. 通气血流比值 通气血流比值(ventilation/perfusion ratio,V/Q)指的是每分肺泡通气量与每分肺血流量之间的比值。正常成年人安静状态下,每分肺泡通气量约为 4.2 L,肺血流量相当于心输出量,约为 5.0 L/min,$V/Q = 4.2/5.0 = 0.84$,此时两者匹配最适宜,肺换气效率最高,混合静脉血流经肺毛细血管时,全部变为动脉血(图 5-11A)。若 V/Q 比值增大,说明肺通气过度或肺血流量不足,部分肺泡气未能与血液进行充分的气体交换,导致肺泡无效腔增大,气体交换效率降低。V/Q 比值增大常见于部分肺血管栓塞导致肺泡血流量减少的患者(图 5-11B)。若 V/Q 比值减小,说明肺通气不足或肺血流量过多,常见于部分肺泡通气不良。例如支气管痉挛时,肺血流量虽然正常,但由于通气不良,导致肺动脉内静脉血不能充分进行气体交换,形成了功能性动-静脉短路,此时,换气效率也会降低(图 5-11C)。由此可见,从换气效率来看,V/Q 比值维持在 0.84 是最适宜的状态。V/Q 比值大于或小于 0.84,都将使换气效率降低。肺气肿是临床上常见的换气功能障碍的疾病,患者可因细支气管的阻塞或肺泡壁的破损,使 V/Q 值异常,肺换气功能降低而出现缺 O_2。

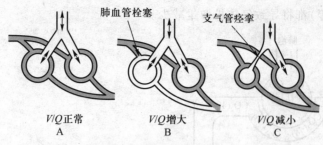

图 5-11　通气血流(V/Q)比值变化示意图

（二）影响组织换气的因素

影响组织换气的因素,主要有毛细血管血流量、组织细胞代谢水平、毛细血管壁通透性、气体扩散距离等情况。这些因素既可直接改变换气动力,又彼此间相互作用,影响换气过程。

第三节　气体在血液中的运输

学习导航

发绀的人都缺氧吗? 慢性阻塞性肺疾病缺氧的患者为何只能给予低流量氧气?

气体在血液中的运输是实现肺换气和组织换气的重要中间环节。O_2 和 CO_2 在血液中的运输形式有两种,即物理溶解和化学结合。从表5-3中可见,血中物理溶解的 O_2 和 CO_2 都较少,它们都是以化学结合为主要运输形式。尽管物理溶解运输的气体量很少,但却是实现化学结合所必需的中间步骤。气体必须先溶解于血液,才能进行化学结合;结合状态的气体,也必须先解离成溶解状态,才能逸出血液。体内物理溶解的和化学结合的气体总是处于动态平衡之中。

表 5-3　血液 O_2 和 CO_2 的含量/($mL \cdot L^{-1}$血液)

	O_2			CO_2		
	物理溶解	化学结合	合计	物理溶解	化学结合	合计
动脉血	3.0	200.0	203.0	25.0	464.0	489.0
静脉血	1.0	152.0	153.0	29.0	500.0	529.0

一、氧的运输

血浆中溶解的 O_2 量极少,1 升动脉血浆中 O_2 的溶解量不超过 3 mL,约占血液 O_2 总量的 1.5%。扩散入血液的 O_2 绝大部分(98.5%)进入红细胞,与血红蛋白(Hb)结合而运输。

（一）氧与血红蛋白的结合

O_2 能与红细胞中的血红蛋白(Hb)结合,形成氧合血红蛋白(HbO_2)。O_2 和 Hb 的结合是可逆的,它们结合时其中的铁离子没有电子的转移,仍保持低铁形式,故不属于氧化,生理学上称为氧合。该反应迅速、可逆,不需要酶参与,主要取决于血液中 PO_2 的高低。当血液流经肺时,肺泡 PO_2 高,O_2 从肺泡扩散入血液,使血中 PO_2 升高,促使 O_2 与 Hb 结合,形成 HbO_2;当血液流经组织时,组织处 PO_2 低,O_2 从血液扩散入组织,血液中 PO_2 降低,从而促使 HbO_2 解离,释放出 O_2 而成为去氧血红蛋白(Hb)。以上过程可用下式表示:

$$Hb+O_2 \xrightleftharpoons[PO_2 \text{低(组织)}]{PO_2 \text{高(肺)}} HbO_2$$

氧合血红蛋白呈鲜红色,去氧血红蛋白呈暗红色,当每升血液中去氧血红蛋白含量达到 50 g 以上时,在毛细血管丰富的表浅部位,如口唇、甲床可出现青紫色,称为发绀(cyanosis)。人体缺氧时一般表现出发绀,但也有例外,例如某些严重贫血患者,因其血液中血红蛋白含量大幅减少,人体虽有缺氧,但由于去氧血红蛋白达不到 50 g/L 血液,所以也不出现发绀。反之,某些红细胞增多的人(如高原性红细胞增多症),血液中血红蛋白含量大大增多,人体即使不缺氧,由于去氧血红蛋白可超过 50 g/L 血液,也可出现发绀。此外,由于一氧化碳与血红蛋白的亲和力是 O_2 的 210 倍,因此当一氧化碳中毒时,一氧化碳血红蛋白(HbCO)的大量形成,使血红蛋白失去与 O_2 结合的能力,也可造成人体缺氧,但此时患者可不出现发绀,而是出现一氧化碳血红蛋白特有的樱桃红色。

(二)氧解离曲线

1. **氧解离曲线概念** 表示氧分压与血氧饱和度关系的曲线称为氧解离曲线(oxygen dissociation curve),简称氧离曲线。在一定范围内,血氧饱和度与氧分压呈正相关,氧离曲线正常呈近似"S"形(图 5-12)。为方便分析,人为地将该曲线分为 3 段,各段特点及生理意义如下。

(1)**氧离曲线的上段** 相当于 PO_2 在 $60 \sim 100$ mmHg 的 Hb 氧饱和度,此段的 PO_2 处在较高水平,是 Hb 与 O_2 结合的部分,这段曲线比较平坦,表明 PO_2 的变化对血氧饱和度影响不大。PO_2 为 100 mmHg 时,血氧饱和度约为 98%;当 PO_2 降至 60 mmHg 时,血氧饱和度仍可保持在 90%。氧离曲线的这一特性使生活在高原地区的人,或当呼吸系统疾病造成 V/Q 比值减小时,只要 PO_2 不低于 60 mmHg,血氧饱和度就可维持在 90% 以上,血液仍可携带足够量的 O_2,不致发生明显的组织缺氧。值得注意的是,氧离

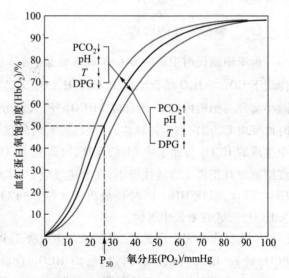

图 5-12 氧离曲线及主要影响因素

曲线的上述特点,可影响对某些呼吸系统或心血管疾病早期缺氧的发现。因为当动脉血 PO_2 降低不多时,血氧饱和度变化不大,患者缺氧症状并不明显。

(2)**氧离曲线的中段** 相当于 PO_2 在 $40 \sim 60$ mmHg 的 Hb 氧饱和度,此段的 PO_2 水平较低,是 HbO_2 释放 O_2 的部分,这段曲线比较陡,表明 PO_2 稍有下降,Hb 氧饱和度就明显降低,

释放出 O_2 供组织代谢需要。

（3）氧离曲线的下段　相当于 PO_2 在 $15 \sim 40$ mmHg 的 Hb 氧饱和度,此段的 PO_2 水平更低,是 HbO_2 大量释放 O_2 的部分,这段曲线最陡,表明 PO_2 稍有下降,Hb 氧饱和度就大幅度降低,促使 HbO_2 进一步解离,释放出更多 O_2,以维持组织氧的供需平衡。氧离曲线的这一特点提示,当动脉血氧分压较低时,只要吸入少量的 O_2,就可以明显提高血氧饱和度。这就为慢性阻塞性肺疾病的低氧血症,进行低流量持续吸氧治疗提供了理论基础。

2. 影响氧离曲线的因素　影响氧离曲线的主要因素是血液中 PCO_2、pH 和温度。血液中 PCO_2 升高,pH 减小,温度升高,使氧离曲线右移(图 5-12),即血红蛋白与 O_2 的亲和力降低,O_2 的释放增多;反之,血液中 PCO_2 降低,pH 增大,温度降低,则使氧解离曲线左移(图 5-12),血红蛋白与 O_2 的亲和力增加,而 O_2 的释放减少。血液中 PCO_2、pH 和温度对氧离曲线的影响,有重要生理意义。例如,人体在剧烈运动或劳动时,组织代谢活动增强,产热量、CO_2 生成量及酸性代谢产物增多,均可使氧离曲线右移,促使更多的 HbO_2 解离,对组织的供氧量明显增多。此外,红细胞在无氧糖酵解中形成的 2,3-二磷酸甘油酸,也能使氧离曲线右移,这有利于人体对低氧环境的适应。

二、二氧化碳的运输

CO_2 在血液中的运输形式也是物理溶解和化学结合两种形式,其中物理溶解的 CO_2 仅占血液中 CO_2 总量的 5%,化学结合占 95%。化学结合中以碳酸氢盐形式运输的占 88%,以氨基甲酸血红蛋白形式运输的占 7%。

（一）碳酸氢盐的形式

组织细胞代谢生成的 CO_2 扩散入血浆,溶解于血浆后迅速扩散入红细胞,在碳酸酐酶的作用下 CO_2 与 H_2O 结合形成 H_2CO_3,H_2CO_3 又迅速解离成 H^+ 和 HCO_3^-。细胞内生成的 HCO_3^-除小部分与细胞内的 K^+ 结合成 $KHCO_3$ 外,大部分扩散入血浆与 Na^+ 结合生成 $NaHCO_3$,与此同时血浆中 Cl^- 则向细胞内转移,以使红细胞内外保持电荷平衡,这种现象称为氯转移。红细胞中生成的 HCO_3^- 与血浆中 Cl^- 的互换,可避免 HCO_3^- 在细胞内堆积,有利于 CO_2 的运输。由于红细胞膜对正离子通透性极小,在上述反应中,H_2CO_3 解离出的 H^+ 不能伴随 HCO_3^- 外移,则与 HbO_2 结合,形成 HHb,同时释放出 O_2(图 5-13)。由此可见,进入血浆的 CO_2 最后主要以 $NaHCO_3$ 形式在血浆中运输。

上述反应是完全可逆的,反应的方向取决于 PCO_2 的高低。当静脉血流至肺泡时,肺泡内 PCO_2 较低,反应向相反方向进行,即 HCO_3^- 自血浆进入红细胞,在碳酸酐酶的催化下形成 H_2CO_3,再解离出 CO_2。CO_2 扩散入血浆,然后扩散入肺泡,排出体外。

（二）氨基甲酸血红蛋白的形式

进入红细胞中的 CO_2 还能直接与 Hb 的氨基结合,形成氨基甲酸血红蛋白,又称碳酸血红蛋白。这一反应无需酶的参与,反应迅速,可逆。该反应主要受氧合作用的影响。HbO_2 与 CO_2 结合形成氨基甲酸血红蛋白的能力比去氧血红蛋白小。在组织处 HbO_2 中 O_2 的释放可

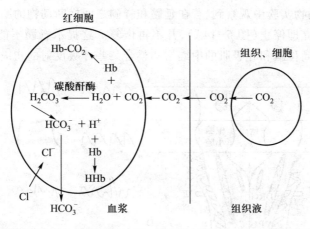

图 5-13　CO_2 在血液中的运输

促进血红蛋白与 CO_2 的结合，形成大量的氨基甲酸血红蛋白；在肺部，由于 HbO_2 形成，迫使已结合的 CO_2 解离，扩散入肺泡。以上过程可用下式表示：

$$HbNH_2O_2 + CO_2 \underset{(肺)}{\overset{(组织)}{\rightleftharpoons}} HbNHCOOH + O_2$$

以氨基甲酸血红蛋白形式运输的 CO_2 量，虽然只占运输总量的 7%，但在肺部排出的 CO_2 总量中，约有 18% 是由氨基甲酸血红蛋白所释放的，这种形式的运输对 CO_2 的排出有重要意义。

第四节　呼吸运动的调节

学习导航
　　为什么中枢神经系统不同部位病变会使呼吸运动发生不同的改变？剧烈运动后机体呼吸运动发生什么变化？为什么？

　　呼吸运动是由呼吸肌舒缩活动完成的一种节律性运动，而且其深度和频率可随机体内、外环境因素改变而改变，从而使肺通气量与人体代谢水平相适应。这些主要是通过神经系统调节而实现的。

一、呼吸中枢与呼吸节律的形成

　　中枢神经系统内产生和调节呼吸运动的神经细胞(元)群称为呼吸中枢。它们分布在大脑皮质、间脑、脑桥、延髓和脊髓等部位，各级呼吸中枢对呼吸运动的产生和调节起着不同的作用。正常呼吸节律的产生则有赖于它们之间协调配合，互相制约，以及对各种传入冲动的整合。

（一）呼吸中枢

　　1. 脊髓　支配呼吸肌的运动神经元位于脊髓前角，它们发出膈神经和肋间神经分别支配膈肌和肋间肌。在动物实验中观察到,若在延髓和脊髓之间横断动物的脑干,使其只保留脊髓时,动物的呼吸运动立即停止(图5-14A),并不再恢复。这提示脊髓不能产生节律性的呼吸运动,脊髓只是联系高位脑和呼吸肌的中继站和整合某些呼吸反射的初级中枢。

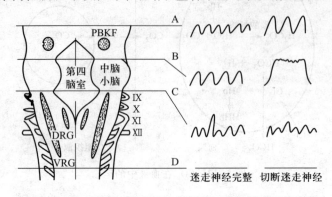

图5-14　脑干内呼吸核团和在不同平面横切后呼吸的变化

2. 延髓呼吸中枢　延髓内呼吸相关神经元群呈双侧对称分布,相对集中,大体可以分两组,即背侧呼吸组和腹侧呼吸组。背侧呼吸组大多数属吸气神经元,主要作用是使吸气肌收缩而引起吸气。腹侧呼吸组含有多种类型的呼吸神经元,主要作用是使呼气肌收缩而引起主动呼气。在动物实验中观察到,若在脑桥和延髓之间横切动物的脑干,使其保留延髓和脊髓时,动物可存在呼吸运动,但呼吸节律不规则,呈喘息样呼吸(图5-14B)。说明延髓是产生一定节律呼吸运动的基本中枢。但正常呼吸节律的形成,还有赖于上位呼吸中枢的作用。

3. 脑桥呼吸中枢　研究表明,脑桥内呼吸神经元相对集中于臂旁内侧核和Kölliker-Fuse(KF)核,两者合称为PBKF核群。主要为吸气-呼气神经元,它们与延髓呼吸神经元之间有广泛的双向联系。在动物实验中观察到,如果在脑桥上、中部之间横切,动物的呼吸将变深变慢(图5-14C),如再切断双侧迷走神经,吸气时间大大延长。说明脑桥有调整延髓呼吸神经元活动的结构,通常称此为呼吸调整中枢,其作用是限制吸气,促使吸气向呼气转换。于是便形成了所谓三级呼吸中枢学说,即在延髓内,有喘息中枢产生最基本呼吸节律;在脑桥下部,有长吸中枢,对吸气活动产生易化作用;在脑桥上部,有呼吸调整中枢,对长吸中枢产生抑制作用,三者共同作用,产生并维持正常的呼吸节律。在动物实验中观察到,若在中脑和脑桥之间进行横断,仅保留低位脑干(延髓与脑桥)与脊髓联系,呼吸运动无明显变化,呼吸节律保持正常(图5-14D)。说明高位脑中枢对节律性呼吸运动的产生不是必需的。

4. 高位脑对呼吸运动的调节　呼吸运动还受脑桥以上的高位脑中枢,如大脑皮质、边缘系统、下丘脑等的影响,大脑皮质可以随意控制呼吸运动如说话、唱歌,并在一定范围内可以有意识地暂时屏气或加强加快呼吸,也可由条件反射或情绪改变而引起呼吸运动变化,这些都是在大脑皮质的控制下进行的。

总之,中枢神经系统对呼吸的调控,是通过各级呼吸神经元群即各级呼吸中枢的协调实现的。延髓呼吸神经元能产生基本呼吸节律,是呼吸的基本中枢所在部位。脑桥呼吸调整中枢使呼吸节律更为完善。大脑皮质能随意控制呼吸运动,使呼吸调节更具有适应性。

（二）呼吸节律的形成

关于呼吸节律形成的机制有许多假说,目前被多数人接受的是局部神经元回路反馈控制假说。

该假说认为,在延髓有一个中枢吸气活动发生器(延髓背侧呼吸组)和由多种呼吸神经元构成的吸气切断机制。当中枢吸气活动发生器自发兴奋时,其冲动沿轴突传出至脊髓吸气运动神经元,引起吸气动作。与此同时,如图 5-15 所示,发生器的兴奋也可通过三条途径使吸气切断机制兴奋,即:① 加强脑桥呼吸调整中枢的活动。② 增加肺牵张感受器传入冲动。③ 直接兴奋吸气切断机制。当吸气切断机制被激活后,以负反馈形式,终止中枢吸气活动发生器的活动,从而使吸气转为呼气。

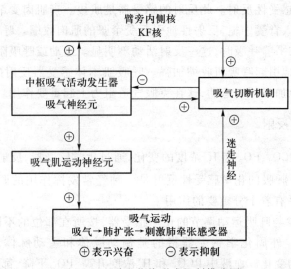

图 5-15 呼吸节律形成机制模式图

此假说解释了平静呼吸时,吸气相向呼气相转换的可能机制,但是关于中枢吸气活动发生器的自发兴奋的机制、呼气相又是如何转换为吸气相,以及用力呼吸时呼气又是如何由被动转为主动的,等等,还有待进一步研究。

二、呼吸的反射性调节

中枢神经系统接受各种感受器传入冲动,实现对呼吸运动的反射性调节过程,称为呼吸的反射性调节。主要包括机械和化学两类感受性反射调节。

（一）机械感受性反射

1. 肺牵张反射　由肺扩张或缩小引起反射性的呼吸变化,称为肺牵张反射,也称黑-伯反射。肺牵张反射包括肺扩张引起吸气抑制和肺缩小引起吸气的两种反射。

肺牵张感受器主要分布在支气管和细支气管的平滑肌层,对牵拉刺激敏感,且适应慢。吸气时,肺扩张,当肺内气体量达到一定容积时,牵拉支气管和细支气管,使感受器兴奋,冲动经迷走神经传入延髓,通过吸气切断机制使吸气神经元抑制,结果吸气停止,转为呼气。呼气时,肺缩小,牵张感受器的放电频率降低,经迷走神经传入的冲动减少,对延髓吸气神经元的抑制解除,吸气神经元兴奋,转为吸气。可见肺牵张感受性反射的意义是阻止吸气过深过长,促使吸气转为呼气,与脑桥呼吸调整中枢共同调节着呼吸频率与深度。

肺牵张反射有明显的种属差异。在动物(尤其是兔)这一反射较明显。如切断动物双侧迷走神经,将出现深而慢的呼吸。人类呼吸中枢对迷走传入冲动有较高阈值。正常成年人只有在深吸气时(潮气量超过 0.8 L)才能引起肺牵张反射。可见,成年人在平静呼吸时,肺牵张反射并不发挥重要作用。但在新生儿,这一反射较为明显,大约在出生后数天即迅速减弱。病理情况下,例如肺炎、肺水肿、肺充血等,由于肺顺应性降低,肺不易扩张,吸气时对牵张感受器的刺激作用增强,传入冲动增多,可引起这一反射,使呼吸变浅、变快。

2. 呼吸肌的本体感受性反射　由呼吸肌本体感受器传入冲动所引起呼吸运动的反射性变化,称为呼吸肌本体感受性反射。此反射的感受器是肌梭。当肌肉受牵张时,肌梭受刺激而兴奋,其冲动经背根传入脊髓中枢,反射性地引起受牵张的肌肉收缩。呼吸肌通过本体感受性反射,使呼吸增强,但在平静呼吸时,这一反射活动不明显。运动或呼吸阻力增大时,肌梭受到较强的刺激,可反射性地引起呼吸肌收缩加强。呼吸肌本体感受器反射的意义在于随着呼吸肌负荷的增加而相应地加强呼吸运动,这在克服气道阻力上起重要作用。

(二)化学感受性反射

血液或脑脊液中 PCO_2、PO_2 和 H^+ 浓度的变化,通过化学感受器,反射性地改变呼吸运动,称为化学感受性反射。呼吸的化学感受性反射是一种经常发挥作用的调节活动,对维持血液 PO_2、PCO_2 及 H^+ 的水平有着十分重要的作用。

1. 化学感受器　参与呼吸运动调节的化学感受器,按所在部位的不同分为外周化学感受器和中枢化学感受器。外周化学感受器指的是颈动脉体和主动脉体,它们能感受血液中 PCO_2、PO_2 和 H^+ 浓度的变化。血液中 PCO_2 和 H^+ 浓度升高、PO_2 下降,都可刺激外周化学感受器,使之兴奋,兴奋经窦神经和主动脉神经传入延髓呼吸中枢,反射性引起呼吸加强。在呼吸调节中颈动脉体的作用大于主动脉体。中枢化学感受器位于延髓腹外侧浅表部位,与外周化学感受器不同的是中枢化学感受器对脑脊液和局部组织间液的 H^+ 浓度的改变极为敏感,而对血液中 PO_2 的变化不敏感。

2. CO_2 对呼吸的影响　CO_2 是呼吸的生理性刺激物,是调节呼吸最重要的体液因素。事实证明,血液中维持一定浓度的 CO_2,是进行正常呼吸活动的必要条件。人若过度通气,可发生呼吸暂停,这是由于 CO_2 排出过多,使血液中 CO_2 浓度降低的缘故。适当地增加吸入气中 CO_2 浓度,可使呼吸增强、肺通气量增多(图 5-16)。例如,当吸入气中 CO_2 含量由正常的 0.04% 增加到 1% 时,呼吸开始加深;吸入气中 CO_2 含量增加到 4% 时,呼吸频率也增加,使每分通气量增加一倍,然而当吸入气中 CO_2 含量超过 7% 时,肺通气量的增大已不足以将 CO_2 完全清除,血液中 PCO_2 将明显升高,可出现头昏、头痛等症状;若超过 15%~20%,呼吸反而被抑制,肺通气量将显著降低,可出现惊厥、昏迷,甚至呼吸停止。

CO_2 兴奋呼吸的作用,是通过刺激中枢化学感受器和外周化学感受器两条途径实现的,但以前者为主。实验表明,血液中 PCO_2 升高时,通过中枢化学感受器引起的通气增强约占总效应的 80%。由于血液中的 CO_2 能迅速通过血-脑屏障,在碳酸酐酶作用下与 H_2O 结合成

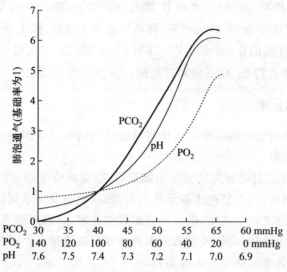

图 5-16　动脉血 PCO_2、PO_2、pH 改变对肺泡通气的影响

H_2CO_3，继而解离出 H^+，中枢化学感受器对 H^+ 非常敏感，因此，血中 PCO_2 升高，是通过 H^+ 的作用使中枢化学感受器兴奋的。

3. **低氧对呼吸的影响**　动脉血中 PO_2 降低（低氧）可以使呼吸加深加快，肺通气量增多（图 5-16），但通常在血液 PO_2 下降到 80 mmHg 以下时，肺通气量才出现可觉察到的增加。低氧对呼吸运动的兴奋作用完全是通过外周化学感受器实现的，但低氧对呼吸中枢的直接作用是抑制。通常在轻、中度低氧的情况下，来自外周化学感受器的传入冲动，对呼吸中枢的兴奋作用，在一定程度上能抵消低氧对呼吸中枢的抑制作用，使呼吸中枢兴奋，呼吸加强，肺通气量增加，低氧得以纠正。但当严重低氧，来自外周化学感受器的兴奋作用不足以抵消低氧对呼吸中枢的直接抑制作用时，将出现呼吸减弱，甚至停止。

 临床应用

慢性呼吸功能障碍患者，为什么不宜快速给氧？

动脉血中 PCO_2 升高和 PO_2 降低都可通过刺激化学感受器使呼吸中枢兴奋，但正常情况下是靠 CO_2 来兴奋呼吸中枢的。病理情况下如严重慢性支气管炎、肺心病时，患者既有低氧，又有 CO_2 滞留，由于血中长期保持高浓度的 CO_2，呼吸中枢对 CO_2 刺激的敏感性已降低，此时低氧通过刺激外周化学感受器，使呼吸中枢兴奋成为调节呼吸运动的重要因素。因此对这类患者不宜快速给氧，应采取低浓度持续给氧，以免突然增加氧的刺激作用，导致呼吸抑制。

4. **H^+ 对呼吸的影响**　当血液中 H^+ 浓度升高时，可使呼吸加深、加快，肺通气量增加；反之，H^+ 浓度降低时，呼吸受到抑制，肺通气量减少（图 5-16）。虽然中枢化学感受器对 H^+ 的敏感性较高，约为外周化学感受器的 25 倍，但由于 H^+ 不易通过血-脑屏障，因此，血液中 H^+ 对呼吸的影响主要是通过外周化学感受器而实现的。

综上所述，当血液 PCO_2 升高、PO_2 降低、H^+ 浓度升高时，分别都有兴奋呼吸的作用，尤以 PCO_2 兴奋作用显著（图 5-16）。但在整体情况下，往往是以上三因素同时存在，相互影响，相互作用。例如,当血液 PCO_2 增高时,血液 H^+ 浓度也会增多,两者共同作用使兴奋呼吸的作用大大增强;当血中 H^+ 浓度增加时,呼吸增强,肺通气量增大,CO_2 排出增多,血中 PCO_2 下降,从而抵消一部分 H^+ 兴奋呼吸的作用;血液 PO_2 下降时,也可因肺通气量增加,使 CO_2 排出过多,结果血中 PCO_2 和 H^+ 浓度降低,使低氧对呼吸的兴奋作用大为减弱。

(三)防御性呼吸反射

呼吸道黏膜受刺激时引起的一些对人体有保护作用的呼吸反射,称为防御性呼吸反射,主要有咳嗽反射和喷嚏反射。

1. 咳嗽反射　咳嗽反射是常见的重要防御反射,感受器位于喉、气管和支气管的黏膜,能接受机械的或化学的刺激,兴奋经迷走神经传入延髓,从而引发一系列协调且有次序的反射效应。咳嗽时先深吸气,继之声门关闭,随后呼吸肌强烈收缩,肺内压迅速升高,然后声门突然打开,气体快速由肺内冲出,同时将肺及呼吸道内异物或分泌物排出。正常的咳嗽反射对呼吸道有清洁作用,但剧烈或频繁的咳嗽对人体不利。

2. 喷嚏反射　喷嚏反射是因鼻黏膜受刺激而引起,传入神经为三叉神经,其动作与咳嗽反射类似,不同的是腭垂下降,舌压向软腭,使肺内气体从鼻腔冲出,可以清除鼻腔中的异物。

讨论角

1. 动脉血中 PCO_2 升高和 PO_2 降低都可通过刺激化学感受器使呼吸中枢兴奋,但正常情况下 CO_2 是呼吸的生理性刺激物,机体是靠 CO_2 来兴奋呼吸中枢的。临床在什么情况下低氧成为调节呼吸运动的重要因素?

2. 临床上缺氧的患者其血氧饱和度在什么范围给氧效果最好?

(荆素华　林佩璜　庄锡彬)

第六章 消化与吸收

学习目标

1. 说出消化、机械性消化、化学性消化、吸收和胃排空概念;胃液的性质、成分及作用,胃的运动方式,胃的排空及其控制,胃液分泌的调节;胰液、胆汁的主要成分及作用;小肠的运动方式。

2. 认知消化管平滑肌的生理特性;说出唾液的性质、主要成分及作用、分泌调节;回盲括约肌的功能;小肠的吸收功能、吸收的条件和方式,主要营养物质的吸收;比较交感神经和副交感神经对消化活动的主要作用;促胃液素、促胰液素、缩胆囊素和抑胃肽对消化活动的主要作用;能说出排便反射过程。

3. 认知小肠液、大肠液的性质、成分及作用。

第一节 概　述

> **学习导航**
>
> 生命活动最基本特征是新陈代谢,代谢所需营养物质从外界摄取,经消化器官加工,被机体吸收、利用。那么消化管是通过什么方式将外界摄入的物质转为身体需要的营养物质并供给机体利用的呢?

生命活动最基本特征是新陈代谢。在新陈代谢过程中需要从外界环境中不断摄取各种营养物质。人体所需的主要营养物质包括蛋白质、脂肪、糖类、水、无机盐和维生素。水、无机盐和大部分维生素可直接被机体吸收利用,蛋白质、脂肪、糖类结构复杂,相对分子质量大,不能直接被机体吸收,必须先在消化管内加工分解成结构简单的小分子物质,才能透过消化管黏膜上皮细胞进入血液或淋巴液被吸收。

食物在消化管内被加工分解成可被吸收的小分子物质的过程称为**消化**(digestion)。消化的方式有两种:机械性消化(mechanical digestion)和化学性消化(chemical digestion)。**机械性消化**是指通过消化管肌肉的舒缩活动,将食物磨碎,与消化液混合、搅拌,并向消化管远端推送的过程;**化学性消化**是指由消化腺分泌的消化液将食物中大分子物质分解为可吸收的小分子物质的过程。机械性消化和化学性消化同时进行、互相配合,共同完成对各种营养物质的消化。食物经过消化后的小分子物质,以及水、无机盐和维生素透过消化管黏膜上皮细胞进入血液或淋巴液的过程称为**吸收**(absorption)。消化和吸收是两个相辅相成,紧密联系的过程。

103

一、消化管平滑肌的生理特性

整个消化管,除了口腔、咽、食管上段和肛门外括约肌是骨骼肌外,其余的肌肉均是平滑肌。消化管平滑肌除了具有肌肉组织的兴奋性、传导性和收缩性等共同特征外,还具有其自身的特点。

(一) 一般生理特性

1. 兴奋性低,收缩缓慢　与骨骼肌、心肌相比,消化管平滑肌的兴奋性较低。收缩活动的潜伏期、收缩期和舒张期比骨骼肌长,所以收缩缓慢。此特性使食物在消化管内停留较长的时间,有利于食物的消化和吸收。

2. 紧张性　消化管平滑肌经常保持一种微弱而持续的收缩状态,即紧张性,又称为紧张性收缩,可使消化管管腔内经常保持一定的基础压力;胃肠等器官保持在一定的形状和位置,是消化管平滑肌产生其他收缩活动的基础。

3. 富有伸展性　消化管平滑肌能适应容纳食物的需要而作很大的伸展。它可以使消化管(尤其是胃)容纳大量的食物,但不发生明显的压力变化。

4. 自动节律性　离体消化管平滑肌在适宜的环境条件下,无外来刺激作用下也仍进行自动节律性收缩,收缩很缓慢,与心肌自律性相比其节律不规则。

5. 对机械牵拉、温度变化、化学刺激敏感　消化管平滑肌对电刺激、切割、烧灼不敏感,但对机械牵拉、温度变化和化学刺激特别敏感,轻微的刺激即可以引起强烈的收缩。例如,轻度牵拉可引起强烈收缩;低温可使肠肌收缩力减弱;微量的乙酰胆碱可引起其强烈的收缩,微量的肾上腺素则使其舒张。

(二) 电生理特性

消化管平滑肌细胞电活动的形式比骨骼肌和心肌复杂得多,主要有三种:静息电位、慢波电位和动作电位。

1. 静息电位　消化管平滑肌静息电位测定值为$-60 \sim -50$ mV,主要是由K^+外流形成,但还有Na^+、Cl^-和生电性钠泵活动等的参与。许多因素可影响静息电位水平。如肾上腺素、去甲肾上腺素、交感神经兴奋可使静息电位水平下移。乙酰胆碱、迷走神经兴奋可使静息电位水平上移。

2. 慢波电位　消化管平滑肌细胞在静息电位基础上自动产生节律性缓慢的去极化和复极化的电位变化,称为慢波电位,也称基本电节律,波动范围为$5 \sim 15$ mV。慢波电位本身不引起肌肉收缩,但它可去极化,使静息电位接近阈电位,一旦达到阈电位,就产生动作电位引起肌肉收缩。慢波产生的原因可能是由于Na^+-K^+泵活性的周期性改变所致。

3. 动作电位　当慢波去极化达阈电位水平(约-40 mV)时,便在慢波电位的基础上产生$1 \sim 10$ 次/s的动作电位。每个慢波上所出现锋电位的数目,可作为收缩力大小的指标。动作电位的去极相产生机制主要是由钙通道开放,Ca^{2+}(以及少量Na^+)内流引起的,复极相是由K^+通道开放,K^+外流引起的(图6-1)。

综上所述:慢波电位、动作电位和平滑肌收缩三者之间的关系可归纳为:在慢波去极化的基础上产生动作电位,动作电位触发平滑肌收缩。动作电位的频率越高,肌肉收缩的幅度和张力越大。

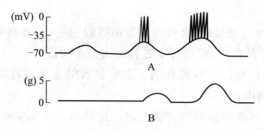

图 6-1　消化管平滑肌的电活动与收缩之间的关系

A. 消化管平滑肌细胞内记录的慢波电位和动作电位;B. 同步记录的肌肉收缩曲线,显示慢波不能引起肌肉收缩,收缩波只出现在动作电位产生时,其数目越多,收缩的幅度也越大。

二、消化腺的分泌功能

消化腺包括存在消化管黏膜的许多腺体和附属于消化管的唾液腺、胰腺和肝。消化腺分泌的消化液有唾液、胃液、胰液、胆汁和小肠液等,一天分泌总量达 6~8 L。消化液主要由水、无机物、有机物组成。消化液的主要功能有:① 稀释食物,使消化管内容物的渗透压与血浆的渗透压相近,以利于营养物质吸收。② 改变消化管腔内的 pH,为各种消化酶提供适宜的 pH 环境。③ 水解结构复杂的营养物质,使之便于吸收。④ 消化液中的黏液、抗体等有保护消化管黏膜的作用。

第二节　消化管各段的消化功能

学习导航

消化器官各段如何加工转化外界摄入的物质为机体可利用的营养物质?体内最重要的消化液是哪种?乙型病毒性肝炎患者为什么会怕吃油腻食物?酗酒者为何会经常胃痛?婴幼儿为何会随地排便?临床上排便失禁和粪便滞留是什么原因?

一、口腔内消化

消化作用从食物进入口腔开始。食物进入口腔,通过咀嚼、磨碎并与唾液混合,形成食团,通过吞咽经食管进入胃。口腔中含有唾液淀粉酶,具有初步分解食物中淀粉的作用。食物对口腔的刺激可反射性地引起胃、肠活动增强和消化液分泌增加。

(一)咀嚼与吞咽

1. 咀嚼　是由咀嚼肌群顺序收缩所完成的复杂的反射性动作,受意识控制。其作用主要

105

是:① 磨碎、混合和湿润食物,便于吞咽。② 通过舌的搅拌使食物与唾液充分混合,开始对淀粉进行化学性消化。③ 反射性地引起胃液、胰液、胆汁的分泌和消化管的运动,为食物的进一步消化做好准备。

2. **吞咽** 是指食物由口腔经咽、食管进入胃的过程,是一个复杂的高度协调的反射活动。根据食团在吞咽时所经过的部位,可将吞咽过程分为三个阶段。

第一阶段(口腔阶段):食团由口腔到咽。主要靠舌的运动将食物推向咽部,这是在大脑皮质控制下所作的随意动作。

第二阶段(咽部阶段):食团由咽到食管上端。这是由于食团刺激软腭所引起的一系列肌肉的反射性收缩,引起软腭上举,咽后壁向前压,封闭鼻咽通路;声带合拢,声门关闭,喉上举并前移紧贴会厌,盖住喉口,封闭咽与气管的通道,呼吸暂停。喉头前移,食管上括约肌舒张,咽与食管的通道开放,食团由咽被推入食管。

第三阶段(食管阶段):食团由食管下行至胃,靠食管蠕动完成。**蠕动**(peristalsis)是指消化管平滑肌的顺序收缩,形成一种向前推进的波形运动,是消化管平滑肌共有的一种运动形式。食管蠕动时,食团的下端是一舒张波,上端是一收缩波,食团被推送而向前方运动(图6-2)。由于食物对食管壁上机械感受器的刺激,反射性引起食管下括约肌舒张,食物便进入胃内。

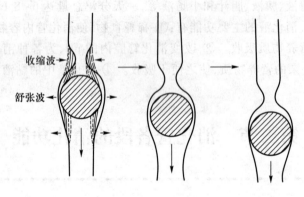

图 6-2 食管蠕动

吞咽反射的基本中枢在延髓。第二、三阶段都是不随意反射活动。其传入冲动通过第 V、IX、X 对脑神经传到中枢,传出纤维为第 V、IX、X 和 XII 对脑神经中的运动纤维。在昏迷、深度麻醉及某些神经系统疾病时,吞咽反射可发生障碍,食管和上呼吸道的分泌物等容易误入气管,造成窒息。

3. **食管下括约肌** 在食管与胃的贲门连接处(1~2 cm 范围)的环行肌轻度增厚,称为食管下括约肌,起到类似生理括约肌的作用。在未吞咽的静息状态下,食管下括约肌收缩,管腔内的压力高于胃内压,当蠕动波到达时,食管下括约肌舒张。食团入胃后,食管下括约肌收缩,恢复其静息时的张力,防止胃内食物、胃液及气体反流入食管。食管下括约肌的紧张性收缩主要受迷走神经的胆碱能纤维控制,其舒张则是由迷走神经纤维末梢释放的血管活性肠肽(vasoactive intestinal peptide,VIP)介导的,VIP 又通过促进靶细胞合成一氧化氮(nitric oxide,NO)而使平滑肌舒张。此外,前列腺素 E_1(PGE$_1$)、异丙肾上腺素也使食管下括约肌张力降低。

（二）唾液及其作用

唾液是口腔内的消化液，是腮腺、下颌下腺和舌下腺三对大唾液腺及众多散在的小唾液腺分泌的混合物。

1. 唾液的性质、成分　唾液（saliva）是无色无味的近中性（pH 6.6~7.1）的低渗液体，正常成年人每日分泌量为 1~1.5 L。唾液中的水分约占 99%；无机物主要有钠、钾、钙、氯、氨及硫氰酸盐等，唾液中离子的浓度随唾液的分泌速度而变化；有机物主要是黏蛋白、唾液淀粉酶、溶菌酶、免疫球蛋白 A（IgA）、乳铁蛋白、富含脯氨酸的蛋白质、激肽释放酶等。

2. 唾液的作用　唾液的主要生理作用：① 湿润食物和口腔，有利于吞咽和说话。② 溶解食物，易于引起味觉。③ 消化作用：唾液淀粉酶将食物中淀粉分解成麦芽糖，该酶发挥作用的最适 pH 为 7.0。④ 清洁和保护作用：清除口腔内食物残渣，冲淡、中和进入口腔内的有害物质；唾液入胃可中和胃酸；溶菌酶有杀菌作用；黏蛋白具有润滑作用，入胃后与胃酸作用而沉淀，并附着在胃表面，能增强胃的抗酸腐蚀作用。⑤ 排泄作用：进入体内的某些异物可随唾液排出，如汞、铅中毒患者，汞或铅可部分从唾液中排出。有些毒性很强的微生物如狂犬病病毒也可从唾液排出。

二、胃内消化

胃具有暂时储存食物并对食物进行消化的功能。食物在胃的机械性消化下形成食糜，食糜中蛋白质通过化学性消化进行初步分解，最后食糜通过胃的运动从胃排到十二指肠。

（一）胃的运动

胃的结构分为胃底、胃体和胃窦三部分。胃底和胃体的上端称为头区，主要功能是暂时储存食物；胃体的下端和胃窦称为尾区，主要功能是磨碎食物，使食物与胃液充分混合，以形成食糜，并逐步地将食糜排至十二指肠。

1. 胃的运动形式

（1）紧张性收缩　胃壁平滑肌经常处于一定程度的持续收缩状态，称为**紧张性收缩**。进食后，紧张性收缩逐渐加强，使胃内压升高。其生理意义：① 使胃保持一定的形状和位置。② 促进胃内的食糜向十二指肠方向推送。③ 有利于胃液渗入食糜内进行化学性消化。紧张性收缩是胃的其他运动形式有效进行的基础，如果胃的紧张性收缩过低，则易导致胃下垂或胃扩张。

（2）胃的容受性舒张　进食时食物刺激口腔、咽、食管等处的感受器，通过迷走神经反射性地引起胃底和胃体平滑肌舒张，胃容积增大，称为胃的**容受性舒张**（receptive relaxation）。容受性舒张使胃腔容量由无食物时的 0.05 L 增大到进食后的 1.0~2.0 L，使胃能够容纳大量食物，而胃内压无明显变化。它的生理意义是使胃更好地完成容纳和储存食物的功能。

（3）胃的蠕动　食物入胃后约 5 min 便开始有蠕动。胃的蠕动开始于胃的中部并有节律性地向幽门方向推进（图6-3）。其频率为 15~20 s 蠕动 1 次，一次蠕动波约需 1 min 到达幽门。因此，进食后胃的蠕动通常是一波未平，一波又起。蠕动波开始时较弱，在向幽门方向推进的过程中波的深度越来越大，速度也越来越快，在接近幽门时达最大，每个蠕动波可将一部分（1~2 mL）食糜排入十二指肠，当蠕动波超越大部分胃内容物先到达胃窦终末部时，胃窦末端部的有力收缩使其压力升高，阻止胃内食糜排入十二指肠，并使胃窦内尚未变为食糜的固体食物又被挤回到胃窦近侧和胃体部,继续被混合和消化,在下一蠕动波的作用下再向幽门方向推进。蠕动的生理意义是磨碎和搅拌食物,使胃液与食物充分混合,以利化学性消化,并推进胃内容物通过幽门向十二指肠移动。

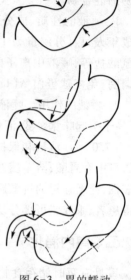

胃尾区的蠕动受胃平滑肌的慢波控制,也受神经和体液因素的影响。迷走神经兴奋、促胃液素和促胃动素可增强胃的蠕动;交感神经兴奋、促胰液素、生长抑素和抑胃肽减弱胃的蠕动。

2. 胃的排空及其控制

(1)胃的排空　食糜由胃排入十二指肠的过程,称为胃的排空(gastic emptying)。一般食物入胃后 5 min 左右开始胃的排空。胃排空的动力是胃的运动引起的胃内压升高,高于十二指肠内压。幽门和十二指肠的收缩是胃排空的阻力。胃排空速度与食物的物理性状、化学组成和胃的运动情况有关。稀的、流体食物较稠的或固体食物排空快;切碎的、颗粒小的食物比大块的排空快;等渗液体比非等渗液体排空快。三种主要营养物质中,糖类的排空最快,蛋白质次之,脂类最慢。混合性食物由胃完全排空通常需要 4~6 h。

图 6-3　胃的蠕动

(2)胃排空的控制　胃的运动造成胃与十二指肠之间存在压力差,是胃排空的主要动力。胃的排空主要受胃和十二指肠两方面因素的控制。

1)胃内食物促进胃排空:胃排空速度与胃内容物有关,胃内容物是胃内促进排空的因素。食物入胃,使胃扩张,刺激胃壁的牵张感受器,可通过壁内神经丛反射和迷走-迷走神经反射的作用,使胃的运动增强,排空加快。胃只对蛋白质进行化学性消化,蛋白质消化产物,可刺激胃窦黏膜的 G 细胞释放促胃液素,使胃的运动加强。

2)十二指肠内食糜抑制排空:当食糜进入十二指肠后,食糜中的酸、脂类、蛋白质消化产物、高渗溶液及机械性扩张可刺激十二指肠壁上存在的酸、脂类、渗透压及机械牵张感受器,反射性地抑制胃的运动,使胃的排空减慢。此反射称为肠-胃反射。食糜中的酸、脂类和高渗溶液还可刺激小肠上段黏膜释放促胃液素、促胰液素、缩胆囊素、抑胃肽等,抑制胃的运动,抑制排空。

胃内容物排入十二指肠,胃内压低于十二指肠内压,十二指肠内抑制因素使胃排空暂停。随着盐酸在小肠内被中和,渗透压降低及食物的消化产物被吸收,它们对胃运动的抑制性影响被解除,胃的运动又逐渐加强,胃内压又高于十二指肠内压,又有少量食糜推送到十二指肠(再排空)。如此循环往复,直至食糜从胃全部排入十二指肠为止。因此,胃排空是间断、少量进行的,目的是保证十二指肠内的消化和吸收充分进行。

胃的排空受胃、肠神经反射和体液因素两方面的共同控制,胃内因素促进排空,十二指肠内因素则抑制排空。如果控制胃排空的机制发生障碍,可导致胃排空过快或过慢。

3. 呕吐　呕吐(vomiting)是指机体将胃及十二指肠内容物从口腔强力驱出的反射性动作。呕吐中枢位于延髓迷走神经背核水平的孤束核附近。身体许多部位感受器的传入冲动都可到达呕吐中枢,发动呕吐反射。如机械的和化学的刺激作用于舌根、咽部、胃、大小肠、总胆管及泌尿生殖器等处的感受器,都可以引起呕吐;视觉和内耳前庭的位置觉发生改变时也可引起呕吐。颅内压增高可直接刺激该中枢引起呕吐。呕吐中枢与呼吸中枢、心血管中枢等均有密切联系,所以呕吐时常出现呼吸急促、心搏加快、恶心、流涎等复杂的反应。

呕吐可把胃内有害的物质排出,具有保护性作用。但长期剧烈的呕吐会影响进食和正常消化活动,呕吐引起的大量消化液丢失,将造成体内水、电解质紊乱和酸碱平衡失调。

(二)胃液及其分泌

胃液(gastric juice)是胃内的消化液,其主要成分是贲门腺、泌酸腺和幽门腺这三种外分泌腺分泌物的混合液。贲门腺属黏液腺,分泌黏液;泌酸腺主要由壁细胞、主细胞和颈黏液细胞组成,分别分泌盐酸、内因子、胃蛋白酶原和黏液;幽门腺含有黏液细胞和 G 细胞,黏液细胞分泌黏液、HCO_3^- 和胃蛋白酶原,G 细胞分泌促胃液素。

1. 胃液的性质、成分和作用　纯净的胃液是一种无色透明的酸性液体,pH 为 0.9~1.5。正常成年人每日分泌量为 1.5~2.5 L。胃液中除大量水分之外,其主要成分有盐酸、胃蛋白酶原、黏液、内因子和 HCO_3^- 等。

(1)盐酸　胃液中的盐酸又称为胃酸,由胃泌酸腺的壁细胞所分泌。盐酸有两种存在形式:一种是与蛋白质结合的结合酸;另一种处于游离状态,称为游离酸。两者在胃液中的总浓度称为总酸度。正常成年人空腹时盐酸排出量(基础酸排出量)为 0~5 mmol/h。在食物或药物(如组胺)的刺激下,盐酸排出量可进一步增加。正常成年人的最大酸排出量为 20~25 mmol/h。男性的盐酸分泌量高于女性,50 岁以后分泌率有所下降。盐酸的排出量反映胃的分泌能力,它主要取决于壁细胞的数量,但也与壁细胞的功能状态有关。

壁细胞分泌盐酸的基本过程:壁细胞制造盐酸的 H^+ 来源于壁细胞内的水,水经过解离产生 H^+ 和 OH^-,H^+ 被壁细胞膜上 H^+-K^+ 依赖式 ATP 酶(质子泵)主动转运到分泌小管腔内;H^+ 被泵出壁细胞后,留在壁细胞内的 OH^- 和 CO_2 在碳酸酐酶(CA)的催化下形成 HCO_3^-,HCO_3^- 通过壁细胞的基底侧膜上 Cl^--HCO_3^- 逆向转运体,与来自血浆中的 Cl^- 进行交换,HCO_3^- 则进入血液与 Na^+ 结合而生成 $NaHCO_3$,血浆中的 Cl^- 顺浓度差转入壁细胞,再通过分泌小管膜上的特异性 Cl^- 通道而进入小管腔内。Cl^- 与 H^+ 的分泌一般是耦联的,于是 H^+ 和 Cl^- 在小管内形成 HCl,需要时 HCl 由壁细胞分泌进入胃腔(图 6-4)。

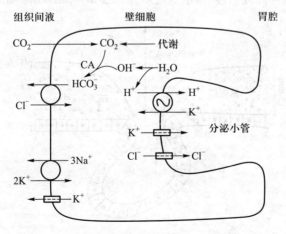

图 6-4　壁细胞分泌盐酸的基本过程

在消化期,由于胃酸大量分泌,HCO_3^-则大量进入血液,形成所谓餐后碱潮。奥美拉唑是质子泵抑制剂,壁细胞分泌小管上的质子泵可被其选择性抑制,有效抑制胃酸分泌,故临床上可用这类药治疗胃酸分泌过多。

盐酸的主要生理作用:① 激活胃蛋白酶原,使之转变为有活性的胃蛋白酶,并为胃蛋白酶发挥作用提供适宜的酸性环境。② 能杀灭随食物进入胃内的细菌。③ 使食物中的蛋白质变性而易于分解。④ 盐酸进入小肠后,可促进胰液、胆汁、小肠液的分泌。⑤ 盐酸在小肠内所造成的酸性环境有利于小肠对钙、铁的吸收。

若胃酸分泌过少,可引起腹胀、腹泻等消化不良症状;胃酸分泌过多对胃和十二指肠有侵蚀作用,成为消化性溃疡的病因之一。

（2）胃蛋白酶原 主要由泌酸腺主细胞合成并分泌,并以不具备活性的酶原形式储存在细胞内。胃蛋白酶原进入胃后,在盐酸作用下或在酸性环境中,无活性的胃蛋白酶原可转变为有活性的胃蛋白酶（最适 pH 为 2.0~3.0）。已激活的胃蛋白酶对胃蛋白酶原也有激活的作用。胃蛋白酶可水解食物中的蛋白质,其分解产物主要是𢛂、胨、少量多肽和氨基酸。此外,胃蛋白酶还有凝乳作用,有助于乳汁的消化。当 pH>5.0 时,胃蛋白酶便失去活性。

（3）黏液和碳酸氢盐 黏液是由泌酸腺中的黏液颈细胞、贲门腺、幽门腺和胃黏膜表面的上皮细胞共同分泌,黏液中主要成分为糖蛋白。由于糖蛋白的结构特点,黏液具有较高的黏滞性和形成凝胶的特性。它覆盖在胃表面,形成一厚约 500 μm 凝胶状的黏液层。其作用有:① 润滑作用,在消化期间使食糜在胃内易于往返运动。② 保护胃黏膜免受坚硬食物的机械损伤。③ 黏液呈中性或弱碱性,降低胃液的酸度、胃蛋白酶的活性,从而防止胃酸和胃蛋白酶对胃的侵蚀作用。④ 黏液与胃分泌的 HCO_3^- 一起构成抗胃黏膜损伤的黏液-碳酸氢盐屏障,保护胃黏膜免受 H^+ 的侵蚀和胃蛋白酶消化。

胃黏液形成的凝胶层可有效限制胃液中 H^+ 向胃的扩散。胃上皮细胞分泌的 HCO_3^-,可以中和向下层逆向扩散的 H^+,当胃腔内的 H^+ 向胃壁扩散时,H^+ 与 HCO_3^- 在黏液层中相遇而发生中和作用,使胃黏液层形成一个 pH 梯度,即靠胃腔侧面的 pH 较低,而靠近胃壁上皮细胞侧仍然呈中性或弱碱性,从而可有效地防止胃酸和胃蛋白酶对胃的侵蚀。这种由黏液和碳酸氢盐共同形成的防御屏障,称为胃黏液屏障或**黏液-碳酸氢盐屏障**（muco-bicarbonate barrier）（图 6-5）。

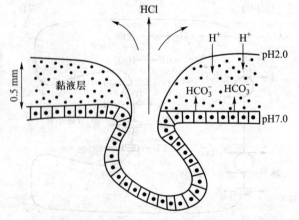

图 6-5 胃黏液-碳酸氢盐屏障模式

除黏液-碳酸氢盐屏障外,胃黏膜上皮细胞顶部的细胞膜和邻近细胞的紧密连接共同组成一个脂蛋白层,构成胃黏膜屏障。该屏障对 H^+ 不通透,可防止胃腔内的 H^+ 向黏膜内扩散,同时阻止胃壁上的 Na^+ 向管腔扩散,对胃黏膜起保护作用。临床上破坏或削弱胃黏膜屏障的因素,如高浓度盐酸、酒精、阿司匹林、耐酸的幽门螺杆菌感染等均易造成胃黏膜损伤,引起胃炎或胃溃疡。

知识链接

胃黏膜为什么不被胃酸和胃蛋白酶消化?

主要原因是胃黏膜有一套完善的自身保护机制:① 有黏液-碳酸氢盐屏障:在胃腔内的 H^+ 向黏液凝胶深层弥散过程中,不断地与黏液-碳酸氢盐屏障中的 HCO_3^- 中和。这种环境能避免 H^+ 对胃黏膜的直接侵蚀,黏液深层的中性 pH 环境还使胃蛋白酶丧失分解蛋白质的作用,双重保护胃黏膜。② 胃黏膜屏障:胃黏膜上皮细胞顶部的细胞膜与相邻细胞间的紧密连接,可阻止胃腔中的 H^+ 向胃黏膜扩散,同时阻止胃黏膜上皮细胞中的 Na^+ 向胃腔扩散。③ 胃黏膜血流十分丰富,既可提供丰富的代谢原料,又可及时带走渗入黏膜的 H^+ 和有害物质。④ 胃黏膜具有自身保护性物质,起细胞保护作用,如胃黏膜内的前列腺素类物质和生长抑素。

(4)内因子 是壁细胞分泌的一种糖蛋白,它能与维生素 B_{12} 结合,形成内因子-维生素 B_{12} 复合物,保护维生素 B_{12} 免受小肠内水解酶的破坏,并能与回肠上皮细胞的特异性受体结合,促进维生素 B_{12} 的吸收。若内因子缺乏,体内维生素 B_{12} 也减少,使红细胞成熟发生障碍,引起巨幼细胞贫血。

2. **胃液分泌的调节** 空腹时胃液分泌很少,称为基础胃液分泌或非消化期胃液分泌。进食后胃液大量分泌,称为消化期胃液分泌,此期胃液分泌受神经和体液因素调节。进食是胃液分泌的自然刺激。

(1)影响胃酸分泌的内源性物质 促进胃酸分泌的有:乙酰胆碱、促胃液素、组胺等,抑制胃酸分泌的有生长抑素、前列腺素等。

(2)消化期胃液分泌的调节 消化期胃液大量分泌。消化期胃液分泌可按接受食物刺激消化管部位的不同,人为地分为头期、胃期和肠期三个时期。实际在进食过程中,这三期可有部分重叠,其中头期和胃期分泌更为重要。头期主要受神经调节,肠期则以体液调节为主。

1)头期胃液分泌:是指食物刺激头部感受器引起的胃液分泌。头期胃液分泌的机制包括条件反射和非条件反射,迷走神经是两种反射共同的传出神经。非条件反射是由食物入口后,对口腔、咽等处感受器刺激而引起;条件反射是由食物的形象、声音、气味等刺激作用于视、听、嗅感觉器官而引起。反射中枢位于延髓、下丘脑、边缘叶和大脑皮质,传出神经是迷走神经。迷走神经兴奋时,一方面通过释放乙酰胆碱直接刺激壁细胞分泌胃液;另一方面可刺激 G 细胞释放促胃液素,间接促进胃液分泌。头期胃液分泌以神经调节为主。

头期胃液分泌的特点是:胃液分泌的量约占总量的 30%,酸度和胃蛋白酶含量都很高。分泌量多少与食欲关系很大,精神因素对胃酸的分泌也有一定的影响。

2)胃期胃液分泌 食物进入胃后,对胃产生的机械性和化学性刺激,可进一步引起胃液分泌,称为胃期胃液分泌。胃期胃液分泌主要途径有:一是食物刺激胃体和胃底部的感受器,通过迷走-迷走神经长反射和壁内神经丛的短反射,直接或间接通过促胃液素引起胃液分泌;二是胃幽门部受到食物的扩张刺激,通过壁内神经丛作用于 G 细胞,引起促胃液素释放,从而引起胃液分泌;三是食物的化学成分可直接刺激 G 细胞,引起促胃液素释放,促进胃液分泌。

胃期胃液分泌的特点是分泌量大,约占总量的 60%,酸度很高,但胃蛋白酶原的含量较头期少,消化力比头期弱。

3)肠期胃液分泌　是指食物进入小肠后,继续引起胃液分泌。肠期胃液分泌的机制主要是食物的机械扩张刺激,以及消化产物直接作用于十二指肠黏膜 G 细胞,引起促胃液素释放,促进胃液分泌。

肠期胃液分泌的特点:分泌量较小,其酸度和胃蛋白酶含量均较低。

(3)胃液分泌的抑制性调节　消化期胃液分泌不仅受到上述兴奋性因素的作用,还会受到许多抑制性因素的调节。抑制性因素主要有盐酸、脂类和高张溶液。盐酸是胃腺分泌的产物,但它又可反过来抑制胃腺分泌,这是胃腺分泌的一种负反馈调节机制。进入十二指肠的脂类和高张溶液主要刺激肠产生某些抑制性激素,进而抑制胃液的分泌。因此,正常胃液分泌是兴奋性和抑制性因素共同作用的结果。

三、小肠内消化

小肠是消化的主要场所,食物经过小肠,其消化过程基本完成。食糜在小肠内通过小肠运动的机械性消化和小肠内消化液(胰液、胆汁和小肠液)的化学性消化,将食物分解为可被吸收的小分子物质,所以食物在小肠内的消化是整个消化过程中最重要的阶段。

(一)小肠的运动

小肠的运动靠肠壁外层纵行肌和内层环行肌的舒缩完成。空腹时小肠运动很弱,进食后运动逐渐加强。

1. 小肠的运动形式　小肠的运动形式主要有紧张性收缩、分节运动和蠕动。

(1)紧张性收缩　小肠平滑肌的紧张性收缩是小肠其他运动形式得以顺利进行的基础,可使肠道保持一定的形状和一定的基础压力,有利于肠内容物的混合、推进。当小肠紧张性降低时,肠腔易于扩张,肠内容物的混合推进速度减慢。反之,当小肠的紧张性增高时,食糜的混合和推进则加快进行。

(2)分节运动　分节运动(segmentation)是一种以小肠环行肌为主的节律性收缩和舒张的运动。产生于食糜所在的一段肠管上,该段肠管环行肌在许多不同部位同时收缩,把食糜分割成许多节段,随后,原收缩处部位舒张,而原舒张处部位收缩,使原先每个食糜节段重新分成两半,然后相邻的两半又重新合成新的节段,如此反复交替进行,食糜不断分开,又不断混合(图 6-6)。分节运动的推进作用很小,其主要作用是:使食糜与小肠液充分混合,有利于化学性消化;增加食糜与小肠壁紧密接触,有利于营养物质的吸收;通过挤压肠壁,促进血液和淋巴液的回流,为吸收创造良好的条件。

分节运动在空腹时几乎不存在,进食后才逐渐变强。在小肠各段,分节运动频率不同,有一个活动梯度,上部频率较高,下部较低。这种活动梯度有助于将小肠内食糜向下推进。

(3)蠕动　是环行肌和纵行肌共同参与的运动。在小肠的任何部位均可发生蠕动,小肠

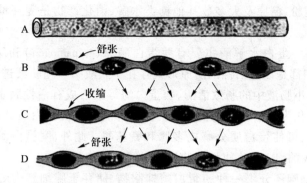

图 6-6 小肠的分节运动模式图
A. 肠管表面模式图；B、C、D. 肠管纵切面观,表示
不同阶段的食糜节段分割和合拢组合情况

近端的蠕动速度大于远端。小肠的蠕动波很弱,每个蠕动波只把食糜推进数厘米的一小段距离。进食后蠕动明显增强。蠕动的意义在于使经过分节运动的食糜向前推进一步,到达一个新肠段,再做分节运动,如此重复进行。

小肠蠕动的速度很慢,但进食时的吞咽动作或食糜刺激十二指肠,以及有些药物(如泻药)的刺激,可引起一种速度很快、传播距离较远的蠕动,称为蠕动冲。它可以把食糜从小肠始端迅速推动到小肠末端,甚至到大肠。此外,在十二指肠和回肠末段可出现一种与蠕动方向相反的运动,称为逆蠕动。其意义是延长食糜在小肠内的消化和吸收时间,使食糜的消化和吸收更为充分。

小肠蠕动时,肠内容物(包括水和气体)被推动而产生的声音,称为肠鸣音。肠蠕动亢进时,肠鸣音加强。肠麻痹时,肠鸣音减弱或消失。故临床上肠鸣音可作为临床腹部手术后肠运动功能恢复的一个客观指征。

2. 回盲括约肌的功能　在回肠末段与盲肠交界处的环行肌明显加厚,起着括约肌的作用,称为回盲括约肌。回盲括约肌在平时处于轻度的收缩状态,防止回肠内容物过快向盲肠排放,当蠕动波到达回肠末端时,回盲括约肌舒张,食糜由回肠进入盲肠。回盲括约肌的作用是:① 防止回肠内容物过早、过快进入大肠,使食糜在小肠内有充分的时间进行消化和吸收。② 具有活瓣作用,可阻止大肠内容物反流入回肠。

(二)小肠内消化液

小肠内的消化液有胰液、胆汁、小肠液。

1. 胰液的性质、成分和作用　胰液(pancreatic juice)是由胰腺的腺泡细胞和小导管管壁细胞分泌,通过胰腺导管排入十二指肠。胰液是最重要的一种消化液。胰液是无色的碱性液体,pH为 7.8~8.4,渗透压与血浆相等,成年人每日分泌量为 1~2 L,其成分包括水、无机物和有机物。无机物主要由胰腺小导管上皮细胞分泌,其中主要成分有 HCO_3^-、Na^+、K^+、Cl^- 等。有机物主要是由胰腺腺泡细胞分泌的多种消化酶,有消化淀粉、蛋白质、脂类的水解酶。胰液主要成分作用如下。

(1)碳酸氢盐　中和进入十二指肠的盐酸,保护肠黏膜免受强酸的侵蚀,同时为小肠内各种消化酶的活动提供最适宜的碱性环境。

(2)胰淀粉酶　胰淀粉酶(pancreatic amylase)是一种 α-淀粉酶,其作用的最适 pH 为

6.7~7.0,此酶可将淀粉、糖原及大多数其他糖类水解,消化产物是麦芽糖、糊精和麦芽寡糖,不能水解纤维素。

(3)蛋白水解酶 蛋白水解酶主要有胰蛋白酶原(trypsinogen)和糜蛋白酶原(chymotrypsinogen)两种,它们都是以无活性的酶原形式存在于胰液中。随胰液进入十二指肠后,胰液中胰蛋白酶原可以被小肠液中的肠致活酶、胰蛋白酶等激活成有活性胰蛋白酶。胰蛋白酶又可激活糜蛋白酶原转化为有活性的糜蛋白酶。这两种酶都能使蛋白质分解成胨和胨,当两者共同作用于蛋白质时,可使蛋白质分解成多肽和氨基酸。此外,糜蛋白酶还有较强的凝乳作用。胰液中还有 DNA 酶、RNA 酶使相应的核酸水解成单核苷酸。

研究证明,胰腺细胞还分泌一种胰蛋白酶抑制物,储存于腺细胞内酶原颗粒周围的胞质中,它能防止胰蛋白酶原在腺细胞、腺腔及导管内被激活,所以能防止胰腺组织的自身消化。

(4)胰脂肪酶 脂类水解酶主要是胰脂肪酶(pancreatic lipase),是消化脂肪的主要消化酶。它可将中性脂肪分解成甘油一脂、甘油和脂肪酸。胰脂肪酶发挥作用的最适 pH 为 7.5~8.5。胰脂肪酶需在胰腺分泌的辅脂酶存在的条件下才能发挥作用。胰液中还含有一定量的胆固醇酯水解酶和磷脂酶 A_2,分别对胆固醇酯和磷脂进行水解。

胰液中含有的消化酶是最全面的,能对三大营养物质进行水解,是在所有消化液中消化力最强和最重要的消化液。如果胰液分泌减少,即使其他消化腺的分泌都正常,也会引起蛋白质和脂肪的消化和吸收障碍,造成脂肪泻和脂溶性维生素的吸收障碍。

临床应用

暴饮暴食易发生急性胰腺炎

急性胰腺炎是多种病因导致胰酶在胰腺内被激活后引起胰腺组织自身消化、水肿、出血甚至坏死的炎症反应。正常情况下,胰蛋白酶是以酶原的形式分泌的,同时胰腺腺泡细胞还能分泌少量胰蛋白酶抑制物,胰蛋白酶抑制物能与胰蛋白酶和糜蛋白酶结合形成无活性的物质,所以胰腺本身不出现自身消化。暴饮暴食使短时间内大量食糜进入十二指肠,引起胰液大量分泌,使胰腺管内压力升高,引起小导管和腺泡破裂,胰蛋白酶原大量进入胰腺间质,并被组织液激活,因胰蛋白酶抑制物在胰液中的含量较少,其作用已不能抵抗大量胰蛋白酶对胰腺本身的消化,从而发生急性胰腺炎。

2. 胆汁的性质、成分和作用 胆汁由肝细胞生成后从肝管流出,其中,一部分经胆总管进入十二指肠,称为肝胆汁,另一部分从肝管进入胆囊管储存,形成胆囊胆汁。在非消化期,胆汁大部分进入胆囊储存;在消化期,胆汁可直接从肝、胆囊排入十二指肠。

胆汁是一种具有苦味的金黄色清澈而黏稠的液体。正常成年人每日分泌量为 0.8~1 L,肝胆汁呈弱碱性(pH 约为 7.4),胆囊胆汁因胆囊吸收胆汁中部分水和碳酸氢盐,使胆汁浓缩成深绿色的黏稠液体,呈弱酸性(pH 约为 6.8)。

胆汁的成分很复杂,除水分和钠、钾、钙、氯、碳酸氢盐等无机成分外,还有胆盐(胆汁酸盐)、胆固醇、胆色素、磷脂酰胆碱和黏蛋白等有机成分。胆汁中不含有消化酶,但对脂肪的消化和吸收具有重要意义。胆汁的主要成分及其生理作用如下。

(1)胆盐 是胆汁中参与脂肪消化和吸收的主要成分。其作用:① 乳化脂肪,促进脂肪消化分解。胆盐能降低脂肪的表面张力,将脂肪乳化成脂肪微滴,增加胰脂肪酶的作用面积,促进脂肪的消化。② 促进脂肪和脂溶性维生素吸收。胆盐能与脂肪酸或甘油一酯结合成水溶性复合物从而促进脂肪吸收;同时胆盐对脂溶性维生素(A、D、E、K)的吸收也有促进作用。③ 利胆作用:胆盐排入小肠后,绝大部分仍可由回肠吸收入血,然后经门静脉返回到肝,这个过程称为胆盐的肠-肝循环(图6-7)。胆盐通过肠-肝循环到达肝细胞,刺激肝细胞合成和分泌胆汁,此作用称为胆盐利胆作用。胆道阻塞的患者,胆汁排放困难,脂肪的消化吸收及脂溶性维生素的吸收受到影响,同时由于胆管内压力升高,一部分胆汁进入血液,可出现黄疸。

(2)胆固醇 胆汁中的胆固醇是肝脂肪代谢的产物。胆固醇不溶于水,正常情况下胆盐与胆固醇在胆汁中的适当比例使胆汁中的胆盐与胆

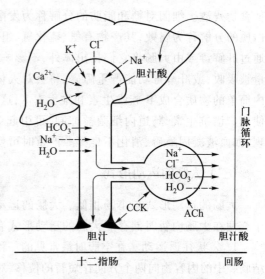

图6-7 胆盐的肠-肝循环

固醇呈溶解状态。当胆固醇过多或胆盐减少时,胆固醇可沉积,这是形成胆结石的原因之一。

3. 小肠液的性质、成分和作用 小肠液是一种弱碱性的液体,pH 约7.6,渗透压与血浆的渗透压相近。成年人每日分泌量为 1~3 L,其分泌量的变化范围较大。小肠液中除水分和无机盐外,还含有有机成分的黏蛋白、免疫球蛋白和肠致活酶等。小肠液中还含有脱落的上皮细胞释放的肽酶、二糖酶等,这些酶对食物在小肠内的消化作用不大,但当营养物质被吸收入上皮细胞内时,这些消化酶可发挥消化作用,使小肠内容物完全分解后被吸收入血。

小肠液的生理作用主要有:① 稀释作用,稀释消化产物,使其渗透压降低,促进营养物质在小肠的吸收。② 消化作用,肠致活酶可激活胰蛋白酶原,使之变为有活性的胰蛋白酶,有利于蛋白质的消化;上皮细胞释放的肽酶、二糖酶也有消化作用,能将寡肽分解为氨基酸,双糖分解为单糖,使物质在小肠内进一步消化完全。③ 保护作用,十二指肠分泌碱性黏液,可保护十二指肠免受胃酸的侵蚀。

四、大肠内消化

大肠没有重要的消化作用。大肠的主要功能:① 吸收肠内容物中的水分和无机盐,参与机体对水、电解质代谢平衡的调节。② 吸收由结肠内微生物合成的维生素 B 复合物和维生素 K。③ 完成对食物残渣的加工,暂时储存粪便,并将粪便排出体外。

(一)大肠液的分泌及大肠内细菌的活动

大肠液是由大肠黏膜表面的柱状上皮细胞及杯状细胞分泌的。大肠的分泌物富含黏液和碳酸氢盐,pH 为 8.3~8.4,大肠液的主要作用是保护肠黏膜免受机械损伤和润滑大便。

大肠内有大量细菌,它来自食物和空气,从口腔入胃,最后到达大肠。由于大肠内的 pH 和温度等条件极为适宜一般细菌的活动和繁殖,所以细菌在此大量繁殖。据估计,粪便中的细菌占粪便固体总量的 20%~30%。大肠内细菌产生的酶能分解人类不能消化的植物纤维和其

他食物残渣。细菌对糖和脂肪的分解称为**发酵**，其产物有二氧化碳、乳酸、沼气等。细菌对蛋白质的分解称为**腐败**，其产物有氨、硫化氢、组胺、吲哚等。其中有些物质是有毒的，正常时可通过肝解毒或由大肠将它们排出体外，不影响人体健康。但若长期便秘或其他原因使它们大量被吸收，或肝解毒功能严重障碍，将会对人体产生有害影响。另外，大肠内的细菌可利用肠内简单的物质合成 B 族维生素和维生素 K，这些维生素经肠壁吸收后可被机体利用。若长期使用广谱抗生素，肠道内细菌被抑制，可引起 B 族维生素和维生素 K 缺乏产生相应的临床表现，如血液凝固障碍、消化不良等。严重时可使真菌大量繁殖，引发真菌感染。

（二）大肠的运动形式

大肠的运动形式与小肠相似。大肠的运动少而慢，对刺激的反应也较迟钝，这些特点有利于粪便在大肠内暂时储存。大肠的运动形式有袋状往返运动、多袋推进运动和蠕动三种。

1. 袋状往返运动　在空腹时最常见的一种运动形式，由环行肌不规则地收缩所引起，它使结肠袋中的内容物向两个方向作短暂的位移，对内容物起缓慢的搓揉作用，但并未向前推进。

2. 多袋推进运动　进食后或结肠受到药物刺激时，这种运动增多，是一个结肠袋或一段结肠收缩，将内容物推移到下一段的运动，主要见于进食后或副交感神经兴奋。

3. 蠕动　大肠的蠕动是由一些稳定向前的收缩波所组成，它的推动力强大，通常蠕动速度较慢。在大肠还有一种进行很快、前进距离较远的蠕动，称为集团蠕动。它通常始于横结肠，可以将一部分大肠内容物推送至降结肠或乙状结肠，从而引发便意。集团蠕动常见于进食后，可能是胃内容物进入十二指肠，引起十二指肠-结肠反射的结果。这一反射主要是通过内在神经丛的传递实现。

（三）排便

排便（defecation）是一种反射性动作。大肠内容物经过水分的吸收和细菌的作用后即形成粪便，粪便主要储存于结肠下段，平时直肠内无粪便，当粪便被集团蠕动推送到直肠时，可反射性引起排便活动。

粪便进入直肠使直肠内压升高，刺激直肠壁压力感受器，当刺激强度达到一定的阈值时便产生神经冲动，冲动沿盆神经和腹下神经传入脊髓腰骶段的低级排便中枢，并同时上传到大脑皮质高级中枢而产生便意。当环境许可时，中枢的传出冲动沿盆神经下传，使降结肠、乙状结肠和直肠的平滑肌收缩，肛门内括约肌舒张；同时，阴部神经的传出冲动减少，肛门外括约肌也舒张，于是粪便排出体外（图 6-8）。另外，支配腹肌和膈肌的神经传出冲动增多，使腹肌和膈肌收缩，腹内压增加，促进粪便的排出。

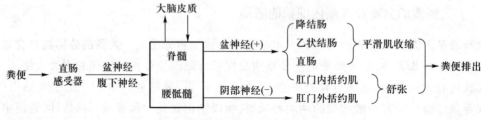

图 6-8　排便反射过程

排便反射是受大脑皮质控制的,若排便反射经常受抑制,可使直肠压力感受器对粪便的压力刺激的敏感性降低,阈值提高。粪便在直肠内停留时间过长,水分吸收过多,粪便变得干硬而不易排出,称为便秘。临床上,由于直肠黏膜炎症(如痢疾或肠炎)使直肠壁压力感受器敏感性提高,直肠内只要有少量粪便或黏液即可引起便意和排便反射,有便而未尽的感觉,临床上称为"里急后重"。

当脊髓被横断,大脑皮质与腰骶段的神经联系中断时,大脑对排便反射的意识控制作用丧失,一旦直肠充盈,传入冲动通过兴奋低级排便中枢就会引起排便,临床上称为大便失禁。若低级排便中枢受损伤,则排便反射难以进行,粪便不能及时排出,称为大便潴留。

第三节 吸 收

学习导航

消化吸收功能中胃和小肠哪个更重要? 慢性腹泻伴随消瘦症状的原因是什么?

食物经口腔、胃和小肠的消化后,三大营养物质从不能吸收的大分子物质变成可被吸收的小分子物质,小分子物质通过消化管黏膜上皮细胞进入血液和淋巴液,为机体提供营养的过程,称为吸收。在消化管的不同部位,食物的吸收情况不一样,这与消化管黏膜的结构特点、食物被消化的程度,以及在消化管内停留的时间长短密切相关。

一、吸收的部位和途径

(一)吸收的部位

口腔和食管基本上没有吸收功能,但有些药物,如硝酸甘油含在舌下可被口腔黏膜吸收。胃的吸收能力很弱,仅吸收酒精、少量水及某些药物(如阿司匹林)。各种营养物质、维生素、电解质和水基本上都是在小肠被吸收;糖类、蛋白质和脂肪的消化产物等,大部分在十二指肠和空肠内被吸收,到达回肠时通常已吸收完毕。回肠是吸收的储备部位,主要吸收维生素 B_{12} 和胆盐等。大肠主要吸收水分和无机盐,但经肛门将某些药物注入直肠也可缓慢地被吸收。由此可见,小肠吸收的物质种类最多、量大,是吸收的最主要部位(图 6-9)。

小肠是营养物质吸收的主要部位,因为它有着极为有利的条件:① 食物在小肠内已被充分消化为可被吸收的小分子物质。② 食物在小肠内停留的时间较长(3~8 h),有充分的时间进行吸收。③ 小肠有巨大的吸收面积:成年人小肠长 4~5 m,小肠黏膜

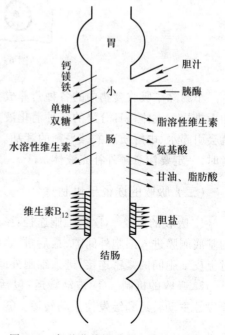

图 6-9 各种营养物质在小肠的吸收部位

有许多环状皱褶,皱褶上有大量的绒毛;每条绒毛的表面又覆盖一层柱状上皮细胞,每个柱状上皮细胞的顶端又有微绒毛,使小肠的吸收面积增大了约 600 倍,总面积可达 200 m^2(图 6-10)。④ 小肠绒毛内有丰富的毛细血管、毛细淋巴管和平滑肌纤维、神经纤维网等结构。平滑肌的舒缩,可使绒毛进行节律性伸缩和摆动,促进绒毛内的血液和淋巴液流动,有利于吸收。

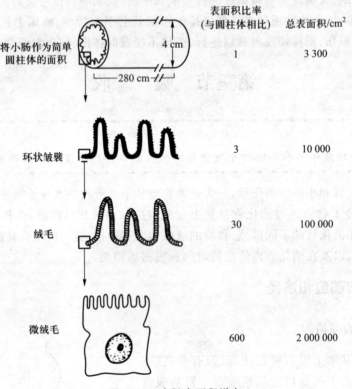

	表面积比率 (与圆柱体相比)	总表面积/cm^2
将小肠作为简单圆柱体的面积	1	3 300
环状皱襞	3	10 000
绒毛	30	100 000
微绒毛	600	2 000 000

图 6-10 小肠表面积增大

小肠除了吸收食物中的各种营养成分、维生素、水和无机盐外,还吸收消化液中大量的水和无机盐。人体每日分泌的各种消化液总量达 6~8 L,如果这样大量的消化液不能被重吸收,就会引起水、电解质和酸碱平衡的紊乱。因此,临床上作胃肠道引流或治疗急性呕吐、腹泻患者时,一定要注意额外补充液体。

(二)吸收的途径与机制

1. 吸收的途径 ① 跨细胞途径:肠腔内物质由肠上皮细胞顶端膜进入细胞,再通过细胞的基底侧膜进入细胞外间隙,最后进入血液或淋巴液的过程。② 细胞旁途径:肠腔内物质通过上皮细胞间的紧密连接,进入细胞外间隙,然后再进入血液或淋巴液的过程。

2. 吸收的机制 ① 被动转运:包括单纯扩散、易化扩散与渗透作用。② 主动转运:包括原发性主动转运和继发性主动转运。③ 入胞和出胞。

二、主要营养物质在小肠内的吸收

（一）糖的吸收

糖类需被分解成单糖才能被小肠主动吸收。肠道中被吸收的单糖主要是葡萄糖,另外还有少量半乳糖和果糖。单糖的吸收以半乳糖和葡萄糖最快,果糖次之,甘露糖最慢。葡萄糖的吸收是逆浓度差进行的主动转运过程,其能量来自钠泵,属继发性主动转运。肠绒毛上皮细胞膜上有钠泵,腔面膜上有与 Na^+ 和葡萄糖结合的载体。由于钠泵的运转,造成细胞膜外即肠腔中 Na^+ 的高势能, Na^+ 与载体和葡萄糖形成 Na^+-载体-葡萄糖的复合物,有选择性地把各种单糖从肠腔面转运入细胞内,再扩散入血液。而 Na^+ 则由钠泵驱出细胞(图 6-11)。因载体蛋白对各种单糖的结合能力不同,故各种单糖的吸收速率也不相同。

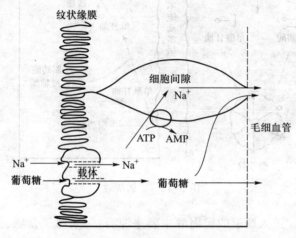

图 6-11 葡萄糖的吸收机制

（二）蛋白质的吸收

食物中的蛋白质经消化分解成氨基酸后,被小肠主动吸收入血液。氨基酸的吸收部位是小肠,尤其是小肠上段。氨基酸的吸收机制与葡萄糖的吸收机制相似,即通过继发性主动转运而被吸收。氨基酸吸收的途径是血液。氨基酸的转运也是通过与 Na^+ 耦联,由 Na^+ 主动吸收提供能量,当 Na^+ 泵的活动被阻断后,氨基酸的吸收便不能进行。二肽和三肽也能以完整的形式转运进入细胞,在细胞内酶的作用下水解成氨基酸再进入血液。

婴儿的肠上皮细胞可通过入胞和出胞方式吸收适量的未经消化的蛋白质。如母亲初乳中的免疫球蛋白 A(IgA)可被婴儿完整地吸收,进入血液产生被动免疫。随年龄增大,小肠吸收完整蛋白质的能力减弱,外来蛋白质被吸收后,不但无营养作用,还会引起过敏反应。

（三）脂肪和胆固醇的吸收

1. 脂肪的吸收　在小肠内,脂肪消化分解为甘油、脂肪酸、单酰甘油,它们大多不溶于水,必须与胆盐结合形成水溶性混合微胶粒。由于胆盐具有亲水性,它能携带脂肪消化产物,通过覆盖在小肠绒毛表面的静水层到达微绒毛上。在这里,脂肪酸、单酰甘油和胆固醇等又逐渐从混合微胶粒中释出,它们通过微绒毛的脂蛋白膜而进入上皮细胞,胆盐则留在肠腔内被再利用。脂肪的吸收有血液和淋巴两种途径,中、短链三酰甘油水解产生的单酰甘油和脂肪酸,在小肠上皮细胞内不再变化,能溶于水,可直接吸收进入血液;长链脂肪酸在细胞内又重新合成三酯甘油,再与细胞中的载脂蛋白形成乳糜微粒,乳糜微粒释出进入细胞间隙,再扩散到淋巴液(图 6-12)。由于人体摄入的动、植物油中长链脂肪酸较多,所以脂肪的吸收途径以淋巴为主。

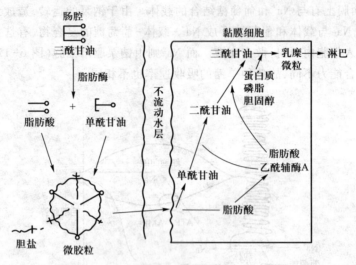

图 6-12 脂肪吸收

2. 胆固醇的吸收 进入肠道的胆固醇主要来源有:一来源于食物,二是来源于肝细胞分泌的胆汁。来源于胆汁的胆固醇是游离的,而源于食物的胆固醇部分是酯化的。酯化的胆固醇必须在肠腔中经消化液中的胆固醇酯酶的作用,水解为游离胆固醇后才能被吸收。游离的胆固醇通过形成混合微胶粒,在小肠上部被吸收。被吸收的胆固醇大部分在小肠黏膜中又重新酯化,生成胆固醇酯,最后与载脂蛋白一起组成乳糜微粒,经淋巴系统进入血液循环。

胆固醇的吸收会受到很多因素的影响。食物中的脂肪和脂肪酸有促进胆固醇吸收的作用,而各种植物胆固醇(如豆固醇)则抑制其吸收。胆盐可与胆固醇形成混合微胶粒而有助于胆固醇的吸收。食物中不能被利用的纤维素、果胶、琼脂等容易和胆盐结合形成复合物,阻止微胶粒的形成,从而能抑制胆固醇的吸收。

(四)无机盐的吸收

一般来说,单价碱性盐类如钠、钾、铵盐的吸收很快,多价碱性盐类则吸收很慢。凡是能与钙结合形成沉淀的盐,如磷酸钙、草酸钙、硫酸钙等,均不能被吸收。

1. 钠的吸收 肠内容物中 97%~99% 的钠被吸收回血液。因此,一旦消化腺分泌的钠大量丢失,例如严重腹泻时,体内储存的钠在数小时内可降至很低,甚至危及生命的水平。钠的吸收是主动的,是肠上皮细胞基底侧膜上钠泵将细胞内 Na^+ 泵入细胞间液,使细胞内浓度降低,肠腔内钠浓度高于细胞内,因而通过肠上皮细胞刷状缘扩散到细胞内,再由钠泵转运出细胞进入血液。钠的主动吸收为单糖和氨基酸的吸收提供动力。另外,钠主动吸收造成的电位差,促使肠腔内的负离子 Cl^- 和 HCO_3^- 吸收入血。

2. 铁的吸收　人每日吸收的铁约为 1 mg,仅为食物中含铁量的 5%~10%。铁的吸收是一个主动过程,吸收主要部位在十二指肠和空肠,吸收量多少与人体对铁的需要量有关。当机体缺铁时,如儿童、孕妇及失血者对铁需要较多,铁的吸收量就增加。铁的吸收形式是 Fe^{2+},食物中的铁大部分是 Fe^{3+},不易被吸收,须还原为 Fe^{2+} 才能被吸收。酸性环境有利于铁的溶解,促进其吸收,所以胃液中盐酸有促进铁吸收的作用。胃次全切除的患者胃酸分泌不足,食物快速进入空肠,使铁吸收减少,常会伴有缺铁性贫血。维生素 C 能使 Fe^{3+} 还原成 Fe^{2+},促进其吸收。临床上给贫血的患者补充铁时,常选用硫酸亚铁,并应注意配合口服维生素 C 或稀盐酸。

3. 钙的吸收　钙的吸收是一个主动过程,吸收主要部位在小肠(十二指肠最强)。食物中的结合钙要转变为离子钙才能被吸收。食物中的钙只有一小部分被吸收,大部分随粪便排出体外。影响钙吸收的主要因素有维生素 D 和机体对钙的需要状况。维生素 D 能促进钙的吸收;机体钙缺少或对钙的需要增加时(如儿童、孕妇),钙的吸收增加;体内钙较多时,钙的吸收减少。肠腔中酸性环境增加钙的溶解,利于钙的吸收;碱性环境则降低钙的吸收。凡能与钙结合形成沉淀的物质(如磷酸盐)都能阻止钙的吸收。脂肪食物对钙的吸收有促进作用。

(五)水的吸收

成年人每日由胃肠吸收的水量高达 8 L 左右。水的吸收是被动的,吸收主要部位在小肠。水的吸收靠渗透作用,随着各种溶质,特别是 NaCl 的主动吸收,小肠上皮细胞内的渗透压升高,于是水就顺渗透压差扩散而被吸收。严重呕吐、腹泻时,可大量丢失水分和电解质,引起人体脱水和电解质紊乱。

(六)维生素的吸收

维生素分为脂溶性维生素和水溶性维生素。脂溶性维生素 A、维生素 D、维生素 E、维生素 K 可溶于脂类,其吸收机制与脂肪吸收相似,先与胆盐结合形成水溶性复合物,再透过细胞膜进入血液或淋巴液。水溶性维生素一般通过扩散方式在小肠上段被吸收,但维生素 B_{12} 必须先与内因子结合成复合物,通过回肠被主动吸收。

第四节　消化器官活动的调节

学习导航

　　长期精神紧张、焦虑的人为什么会厌食,并加重胃溃疡? 闻到食物的香味为什么会"垂涎欲滴"?

消化系统各部位的活动在神经和体液两方面的共同调节下,互相配合,成为完整的统一体,使消化器官的活动适应人体的需要。

一、神经调节

(一)消化器官的神经支配及其作用

支配消化器官的神经有外来神经和内在神经,两者相互协调,共同完成对消化管运动和消化腺分泌的调节。

1. 外来神经　支配消化器官的外来神经包括交感神经和副交感神经(图 6-13)。消化器官除口腔、咽、食管上段及肛门外括约肌受躯体神经支配外,其余各部均为平滑肌,受交感神经和副交感神经双重支配。

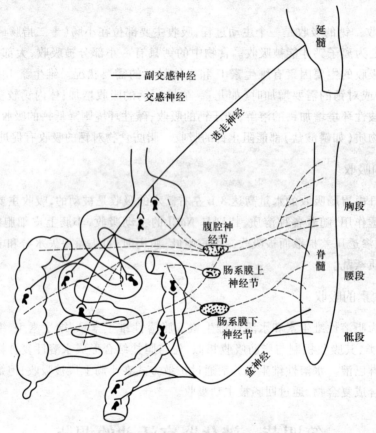

图 6-13　胃肠道自主神经支配

(1)交感神经　支配消化器官的交感神经从脊髓第 5 胸段至第 2 腰段侧角发出,其节前纤维在腹腔神经节、肠系膜神经节或腹下神经节内换神经元,而后发出节后纤维支配唾液腺、胃、小肠、结肠、肝、胆囊和胰腺。交感神经兴奋时,节后纤维末梢释放去甲肾上腺素,消化管运动减弱,消化液分泌减少,但唾液腺(如下颌下腺)分泌增多;胆总管括约肌、回盲括约肌、肛门内括约肌收缩;交感神经对壁内神经元有抑制作用。

(2)副交感神经　支配消化器官的副交感神经有迷走神经、盆神经和第Ⅶ、Ⅸ对脑神经中的副交感神经纤维。迷走神经起自延髓的迷走神经背核,支配食管下段、胃、小肠、结肠右2/3、肝、胆囊和胰腺。盆神经起自脊髓骶段,支配远端结肠和直肠。第Ⅶ、Ⅸ对脑神经中的副交感纤维支配唾液腺。支配消化器官的副交感神经的节前纤维先与器官旁神经节或壁内神经丛的神经节细胞发生联系,发出节后纤维支配消化管壁的平滑肌和腺体。副交感神经兴奋时,除少数纤维外,大多数节后纤维释放乙酰胆碱,通过激活 M 受体,使消化管运动增强,消化液的分泌增多,胆囊收缩,括约肌松弛,胆汁排放。副交感神经对壁内神经元有兴奋作用。

一般来说,交感神经和副交感神经对同一器官的调节作用既相互拮抗,又相互协调,但以副交感神经的作用占优势。此外,消化管的功能状态不同,它们的作用也会发生改变。如胃幽门处于收缩状态时,刺激迷走神经能使之舒张,而幽门处于舒张状态时,刺激迷走神经则使之收缩。

2. 内在神经 内在神经是指分布在消化管管壁内的神经丛,又称为壁内神经丛,分布于食管中段至肛门的绝大部分消化管壁内,包括位于环行肌和黏膜层之间黏膜下神经丛和位于环行肌与纵行肌之间的肌间神经丛。每一神经丛内部及两种神经丛之间都有神经纤维互相联系,共同组成一个消化管内在的神经系统,称为肠神经系统。黏膜下神经丛、肌间神经丛与胃肠道壁内的各种感受器、效应器、外来神经和壁内神经元联系在一起,形成了一个相对独立的局部反射系统,在胃肠活动调节中具有重要的作用。当食物刺激消化管壁时,不需要中枢参与就可通过壁内神经丛完成局部反射。当切断外来神经后,局部反射仍可进行,但正常情况下,壁内神经丛的活动受外来神经的调节(图 6-14)。

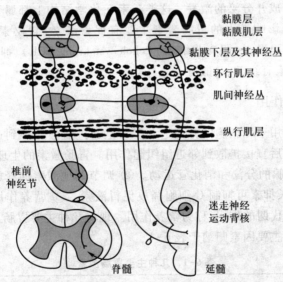

图 6-14 胃肠壁内神经丛及外来神经的联系

(二)消化器官活动的反射性调节

消化器官反射性调节的中枢在延髓、下丘脑、边缘叶及大脑皮质等处。反射性调节包括非条件反射和条件反射。非条件反射主要是由食物对消化管的机械、化学刺激直接作用于消化管壁上的感受器而引起的消化管运动和消化腺分泌的改变。条件反射是指食物的形状、色泽、气味、进食的环境及有关食物的语言、文字,通过视觉、听觉、嗅觉器官的感受器而引起消化管运动和消化腺分泌的改变。

1. 口腔　唾液分泌的基本中枢在延髓,高级中枢分布于下丘脑和大脑皮质等处。进食时唾液的分泌完全是神经反射性调节,包括条件反射和非条件反射。在进食之前,食物的形状、颜色、气味和与进食有关的环境刺激,甚至对食物的联想所引起的唾液分泌,都是条件反射性分泌。如"望梅止渴"就是条件反射性唾液分泌的典型例子。进食过程中,食物对口腔黏膜的机械、温度和化学刺激,促进唾液分泌,同时胃液、胰液、胆汁等消化液分泌也增多,这些分泌为非条件反射性分泌。

2. 胃　食物进入胃,对胃产生机械性和化学性刺激,引起胃液分泌;食物对胃的扩张刺激,通过迷走-迷走反射引起胃运动加强,胃液、胰液、胆汁等消化液分泌增多。食物进入胃通过壁内神经反射引起胃运动加强和胃液分泌增多等均属于条件反射;咀嚼和吞咽时,食物刺激口腔、咽部感受器引起胃液分泌为非条件反射。

3. 小肠　食糜的扩张刺激和化学刺激直接作用于十二指肠和空肠上部,一方面通过迷走-迷走反射引起胃液、胰液、胆汁等消化液分泌增多;另一方面通过肠-胃反射抑制胃的运动,通过壁内神经丛反射促进小肠运动。食物是刺激胰液、胆汁分泌和排出的自然刺激物,所以上述反射为非条件反射。食物的形状、颜色、气味刺激通过条件反射也可引起胰液分泌。

二、体液调节

消化器官的体液调节主要是指胃肠激素的作用。胃肠激素(gastrointestinal hormone)是指由胃肠的内分泌细胞合成并分泌的激素。这类激素在化学结构上都属于肽类物质,故又称胃肠肽。对消化器官功能影响较大的胃肠激素主要有促胃液素(胃泌素)(gastrin)、促胰液素(胰泌素)(secretin)、缩胆囊素(胆囊收缩素)(cholecystokinin,CCK)、抑胃肽(gastric inhibitory tide),其他体液调节因素有组胺、盐酸等。

(一)胃肠激素的作用

胃肠激素分泌后作用于靶细胞的方式绝大多数是通过血液循环到达靶细胞发挥作用,也有部分胃肠激素自分泌后直接扩散到邻近组织起作用。胃肠激素的生理作用主要表现在以下三个方面:① 调节消化腺的分泌和消化管运动。② 调节其他激素的释放,例如抑胃肽有促进胰岛素分泌的作用;生长抑素可抑制 G 细胞释放促胃液素。③ 营养作用,一些胃肠激素具有促进消化管组织生长和代谢的作用,称为营养作用。现将几种主要胃肠激素的分布部位、主要生理作用及引起释放的主要因素归纳于表6-1。

表 6-1　几种主要胃肠激素

激素名称	分布部位及细胞	引起释放的因素	主要生理作用
促胃液素	胃窦、十二指肠上部 G 细胞	迷走神经、蛋白质消化产物	促进胃液、胰液、胆汁分泌,加强胃肠运动和胆囊收缩,促进消化管黏膜生长
促胰液素	小肠上部 S 细胞	盐酸、脂肪酸、蛋白质分解产物	促进胰液(以分泌 H_2O 和 HCO_3^- 为主)、胆汁、小肠液分泌,胆囊收缩,抑制胃肠运动和胃液分泌
缩胆囊素	小肠上部 I 细胞	蛋白质消化产物、脂肪酸	促进胆液、胰液(以消化酶为主)、胆汁、小肠液分泌,加强胃肠运动和胆囊收缩,促进胰外分泌部的生长
抑胃肽	小肠上部 K 细胞	脂肪、葡萄糖、氨基酸	抑制胃运动和胃液分泌,促进胰岛素释放

研究证明,一些肽类物质,既存在于消化管内,又存在于脑。这些双重分布的肽类激素称为脑-肠肽(brain-gut peptide)。已知的脑-肠肽有 20 多种,如促胃液素、生长抑素、缩胆囊素等。脑-肠肽概念的提出,揭示了神经系统和消化系统之间存在着密切的内在联系。

(二) 其他体液因素

1. 组胺 胃黏膜泌酸腺区内含有大量的组胺。组胺是由肥大细胞产生的。正常情况下,胃黏膜释放少量的组胺,通过局部弥散与邻近胃黏膜的壁细胞上组胺 2 型受体(H_2 受体)结合,促进胃酸的分泌。H_2 受体阻断药西咪替丁(甲氰咪胍)可阻断组胺与壁细胞的结合,减少胃酸分泌,因此临床上可用于消化管溃疡病的治疗。

2. 盐酸 盐酸既是胃腺分泌的产物,又是它的调节物。当胃窦或十二指肠内盐酸增多时,可抑制 G 细胞分泌促胃液素,从而使胃液分泌减少。盐酸对胃液分泌的这种负反馈作用在胃液分泌调节中具有重要意义。

三、社会、心理因素对消化功能的影响

胃肠道的运动、分泌、血流及免疫功能受自主神经支配。下丘脑是自主神经的皮质下中枢,是联络大脑与低位中枢的重要环节。中枢神经系统、自主神经系统、肠神经系统通过神经体液免疫机制联系起来,称为"脑-肠轴"。社会、心理因素可以通过影响脑-肠轴引起胃肠道运动障碍和感觉异常,从而导致胃肠道的功能异常。长期不良的心理因素不仅影响正常的消化功能,而且可以导致消化系统的某些疾病。如果人长期生活在精神紧张、愤怒、焦虑和悲伤等情况下,会使胃酸分泌功能紊乱,胃黏膜屏障功能减弱,体内促肾上腺皮质激素和糖皮质激素分泌增多,糖皮质激素促进胃酸分泌,加重或诱发胃溃疡。精神乐观、情绪稳定可使消化器官活动旺盛,促进食欲,有益健康。

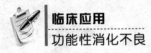
临床应用
功能性消化不良

功能性消化不良(functional dyspepsia,FD)是指具有由胃和十二指肠功能紊乱引起的症状,经检查排除引起这些症状的器质性疾病的一组临床综合征,主要症状包括上腹痛、上腹灼热感、餐后饱胀和早饱之一种或多种,可同时存在上腹胀、嗳气、食欲缺乏、恶心和呕吐等。FD 是临床上最常见的一种功能性胃肠病。

已证明的 FD 病理生理学改变:① 动力障碍,包括胃排空延迟、胃十二指肠运动协调失常、消化间期Ⅲ相胃肠运动异常等。② 内脏感觉过敏,FD 患者胃的感觉容量明显低于正常人。③ 胃底对食物的容受性舒张功能下降,部分 FD 患者进食后胃底舒张容积明显低于正常人。

精神社会因素一直被认为与 FD 的发病有密切关系。调查表明,FD 患者存在个性异常,焦虑、抑郁积分显著高于正常人和十二指肠溃疡组。目前多数学者认为幽门螺杆菌感染及慢性胃炎在 FD 发病中不起主要作用。

讨论角

1. 临床观察表明,长期精神紧张、焦虑或情绪波动的人易患消化性溃疡,为什么?
2. 胃次全切除患者为什么会出现贫血?
3. 为什么胆囊炎、胆石症的患者要禁食,少食脂肪?

（林亚珍　林佩璜）

第七章 能量代谢和体温

学习目标

1. 说出基础代谢率、体温的概念;描述影响能量代谢的因素,基础代谢率测定意义,体温的正常值及生理变异,机体的主要产热器官;运用皮肤散热方式相关知识解释临床物理降温措施。

2. 说出温度感受器,体温调节中枢的位置,体温调节机制,调定点学说。

3. 认知机体能量的来源和去路。

第一节 能 量 代 谢

学习导航

生命活动所需能量从哪来?住院病人为何要在起床第一时间量体温?基础状态下测定的能量代谢率有何临床用途?

新陈代谢是人体生命活动的基本特征。新陈代谢过程中,物质代谢与能量代谢是相伴随发生的。物质分解过程中伴有能量的释放,物质合成过程中则伴有能量的贮存和利用。生理学中将生物体内物质代谢过程中伴随的能量的释放、转移、储存和利用,称为**能量代谢**(energy metabolism)。

一、机体能量的来源、转移与利用

(一)能量的来源

人体的能量主要来源于糖类、脂肪、蛋白质三大营养物质的氧化分解,三大营养物质分子结构中碳氢键蕴藏着化学能。当这些营养物质被氧化分解时碳氢键断裂,释放出能量。

1. 糖类 人体所需要的能量70%以上由糖类氧化分解提供的。在供氧充足的情况下,绝大多数组织细胞通过糖的有氧氧化,生成 CO_2 和水,1 mol 葡萄糖完全氧化所释放的能量可合成38 mol ATP;在氧供应不足时,葡萄糖进行无氧酵解,生成乳酸,1 mol 葡萄糖无氧酵解所释放的能量可合成 2 molATP。一般情况下,机体以有氧氧化供能为主,无氧酵解是人体处于缺氧状态下的重要供能方式,是人体的能源物质唯一不需氧的供能途径。体内的糖代谢主要是葡萄糖的代谢。正常人脑组织所需能量主要来自葡萄糖的有氧氧化,因此,脑组织对缺氧非常敏感,机体缺氧或血糖浓度过低可导致意识障碍,甚至昏迷。剧烈运动时,骨骼肌因耗氧明显增加而处于相对缺氧状态,可通过糖酵解供给部分能量需求。机体处于饥饿状态,储存的糖原几乎耗竭时,脂肪则成为主要的供能物质。

2. 脂肪　脂肪在体内的功能是储存和供给能量。脂肪通过被分解为甘油和脂肪酸,在细胞内氧化释放能量。每克脂肪在体内氧化所释放的能量约为糖的 2 倍。饥饿情况下,体内储存的肝糖原被耗尽后,机体会动员脂肪供能,所以脂肪是体内能源物质储存的主要形式。

3. 蛋白质　生理状态下蛋白质的主要功能是构成组织细胞的成分,实现组织的自我更新,合成激素、酶等生物活性物质,一般不作为供能物质。只有在特殊情况下,如长期饥饿而体内的糖原、脂肪储备耗竭时,才依靠蛋白质分解提供能量和维持必需的生理功能活动。

(二) 能量的转移、储存和利用

糖类、脂肪、蛋白质等能源物质在体内氧化分解释放的能量,约 50% 以上转化为热能,维持体温并不断通过体表散发;其余以化学能形式转移到 ATP 中的高能磷酸键中储存。当机体需要时,ATP 的高能磷酸键断裂,转变为腺苷二磷酸(ADP),同时释放能量,供各种生理活动的需要,如神经纤维兴奋的传导、肌肉的收缩、细胞内外的主动转运等(图 7-1)。因此,ATP 既是体内重要的储能物质,又是直接的供能物质。体内还有另一种储能物质磷酸肌酸(CP),在能量产生过剩时,ATP 可将高能磷酸键转移给肌酸(C),形成磷酸肌酸,通过合成 CP 而将能量储存起来。CP 主要存在于肌肉组织中,只是储能形式,不能直接供能。在 ATP 转化成 ADP 并释放出能量后,CP 可将所储存的能量再转给 ADP,生成 ATP,以补充 ATP 的消耗。因此,CP 可看作是 ATP 的储存库。

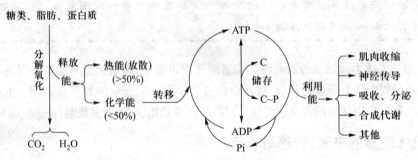

图 7-1　体内能量的释放、转移、储存和利用
C 肌酸;Pi 无机磷酸;C~P 磷酸肌酸

二、能量代谢的测定

体内营养物质氧化分解时释放的能量除部分转移到 ATP 以外,大部分直接以热能的形式散发出来,转移到 ATP 的能量在用于各种功能活动时,除做功外,最终也将转变为热能。所以,测定一定时间内机体所发散的总热量,就可估计机体在一定时间内所消耗的能量,即能量代谢率(energy metabolic rate)。测定机体的产热量有直接测热法和间接测热法两种。以下主要介绍与能量代谢测定有关的基本概念和简易的测算方法。

(一) 与能量代谢测定有关的基本概念

1. 食物的热价　1 g 某种食物氧化(或在体外燃烧)时所释放的能量称为该种食物的热价

(thermal equivalent of food)，也称卡价，可分为生物热价和物理热价。食物在体内氧化时释放出的热量称生物热价，在体外燃烧时释放的热量称物理热价。糖类和脂肪两者的物理热价与生物热价相等，而蛋白质在体内不能完全氧化，有一部分能量以尿素的形式排出体外。其物理热价与生物热价不等。三种主要营养物质的热价见表 7-1。

表 7-1 糖类、脂肪和蛋白质氧化时的热价、耗氧量、CO_2 产生量、呼吸商和氧热价

	热价/$(kJ \cdot g^{-1})$		耗氧量/$(L \cdot g^{-1})$	CO_2 产生量/$(L \cdot g^{-1})$	呼吸商	氧热价/$(kJ \cdot L^{-1})$
	物理热价	生物热价				
糖类	17.25	17.25	0.83	0.83	1.00	21.1
脂肪	39.75	39.75	2.03	1.43	0.71	19.6
蛋白质	23.43	17.99	0.95	0.76	0.80	18.9

2. 食物的氧热价　某种食物氧化时消耗 1 L 氧所产生的热量称为该种食物的氧热价 (thermal equivalent of oxygen)。氧热价是用耗氧量推算产热量的基础。利用氧热价计算产热量公式为：

　　某种食物的产热量＝该食物的氧热价×氧化该食物的耗氧量

三种主要营养物质的氧热价见表 7-1。

3. 呼吸商　机体依靠呼吸功能从外界环境中摄取氧，以满足生理活动的需要，同时将 CO_2 呼出体外。一定时间内机体呼出的 CO_2 量与吸入的 O_2 量的比值称为呼吸商 (respiratory quotient，RQ)。

$$RQ = \frac{CO_2 \text{ 的产生量(mol 数或 mL 数)}}{O_2 \text{ 耗量(mol 数或 mL 数)}}$$

测定 RQ 可以估计在某一时间内，机体氧化营养物质的种类和大致比例。如某人的 RQ 接近 1.00，可推测此人主要以糖氧化供能；RQ 接近 0.71，表示机体氧化供能主要为脂肪；在正常情况下，我国饮食结构一般是混合型膳食(糖类、脂肪、蛋白质三种营养物质)，其 RQ 为 0.85。糖尿病患者，因葡萄糖的利用发生障碍，机体主要依靠脂肪代谢供能，因此呼吸商偏低，接近于 0.71；在长期饥饿的情况下，人体的能量主要来自蛋白质的分解时，则呼吸商接近于 0.80。

在一般情况下，体内能量主要来自糖类和脂肪的氧化，蛋白质的代谢可忽略不计。因此为了计算方便，可根据糖和脂肪按不同比例混合氧化时所产生的二氧化碳量及消耗氧的量计算出相应的呼吸商。这样计算出的呼吸商称为非蛋白呼吸商(non-protein respiratory quotient，NPRQ)。表 7-2 列出了几种不同比例的糖类和脂肪混合物的非蛋白呼吸商及其所对应的氧热价。

表 7-2 不同比例糖类、脂肪混合物的非蛋白呼吸商与氧热价

非蛋白呼吸商	氧化百分比		氧热价/$(kJ \cdot L^{-1})$
	糖类/%	脂肪/%	
0.71	0.00	100.0	19.7
0.75	15.6	84.4	19.8
0.80	33.4	66.6	20.1
0.82	40.3	59.7	20.2
0.85	50.7	49.3	20.3

非蛋白呼吸商	氧化百分比		氧热价/(kJ·L^{-1})
	糖类/%	脂肪/%	
0.90	67.5	32.5	20.6
0.95	84.0	16.0	20.9
1.00	100.0	0.0	21.1

(二) 能量代谢率的简易测算方法

在临床实践中,通常采用简易方法测算能量代谢率,其基本步骤如下。

1. 测出单位时间内的氧耗量和二氧化碳产生量,算出呼吸商。

2. 以算出的呼吸商作为非蛋白呼吸商(蛋白质用于供能的量极小),从非蛋白呼吸商与氧热价对应关系表(表7-2)中查得相应的氧热价。

3. 利用公式:产热量=氧热价(kJ/L)×O_2耗量(L),求出单位时间内的产热量,即能量代谢率。

三、影响能量代谢的因素

影响能量代谢的主要因素有肌肉活动、环境温度、食物的特殊动力效应和精神活动。

(一) 肌肉活动

肌肉活动对能量代谢的影响最显著且最重要。人体轻微的活动即可提高能量代谢。活动强度越大,耗氧量就越多,能量代谢越高。人在劳动和运动时,耗氧量和产热量都显著增加,最多可达安静时的10~20倍。所以,能量代谢率可作为评价劳动强度的指标。机体维持一定程度的肌紧张和保持一定的姿势也要消耗能量。

(二) 环境温度

人体在安静状态下,环境温度为20~30℃能量代谢最稳定。当环境温度低于20℃时,为维持体温,寒冷刺激反射性引起肌紧张和寒战反应,使能量代谢增加;环境温度高于30℃时,体内生化反应加快,出汗、呼吸和循环功能增强,能量代谢增加。

(三) 食物的特殊动力效应

人体在进食后一段时间内,即使处于安静状态,其产热量也会比进食前有所增加,能量代谢率增加。由食物引起机体额外产生热量的现象称为食物的特殊动力效应(specific dynamic effect)。食物的特殊动力效应意味着食物能够为机体提供的能量被这种"额外"的消耗减少了。进食蛋白质的特殊动力效应最为显著,可增加额外热量30%,糖类和脂肪分别为6%和4%,进食混合食物约为10%。临床上为病人配餐时,应考虑这部分能量消耗,并给予相应的能量补充。对于久病初愈的人应慎重补充蛋白质食物,以免加重胃肠负担。目前认为,食物的特殊动力效应与食物在消化道内的消化和吸收无关,可能与肝处理氨基酸或合成糖原有关。

（四）精神活动

人在精神紧张、激动、恐惧和焦虑情况下，能量代谢率常常显著升高。这是由于无意识的肌紧张和交感神经兴奋，肾上腺素和甲状腺激素分泌增多，使能量代谢增强所致。

四、基础代谢

（一）基础代谢、基础代谢率的概念

基础代谢（basal mentabolism）是指人体在基础状态下的能量代谢。单位时间内的基础代谢称为基础代谢率（basal mentabolic rate，BMR）。所谓的基础状态是指人体处在清晨、清醒、静卧、空腹（禁食 12 h 以上）、环境温度在 20~25℃、精神安宁的状态。在这种状态下，体内能量消耗只用于维持血液循环、呼吸等基本的生命活动，能量代谢较稳定。基础代谢率比一般安静时的代谢率低，但不是最低，睡眠或长期饥饿时的能量代谢率更低。基础状态是排除肌肉活动、食物特殊动力效应、环境温度、精神活动对能量代谢的影响。

（二）基础代谢率测定的意义

基础代谢率可随年龄、性别等不同而有生理变化。为了比较不同个体之间的能量代谢情况，基础代谢率以每小时每平方米体表面积的产热量为单位，通常以 $kJ/(m^2 \cdot h)$ 表示。人体的体表面积可应用 Stevenson 公式推算：

$$体表面积（m^2）= 0.006\,1 × 身高（cm）+ 0.012\,8 × 体重（kg）- 0.152\,9$$

临床上测定基础代谢率通常采用简略法来测定和计算。测定时只需测出体表面积和基础状态下一定时间（通常为 6 min）内的耗氧量，根据公式：产热量 = 20.2（kJ/L）× 耗氧量（L/h）÷ 体表面积（m²），即可算出基础代谢率。公式中 20.2 kJ/L 是基础状态下的非蛋白呼吸商定为 0.82，其对应的氧热价。我国正常人的基础代谢率见表 7-3。

表 7-3 我国正常人基础代谢率的平均值〔$kJ/(m^2 \cdot h)$〕

年龄/岁	11~15	16~17	18~19	20~30	31~40	41~50	51 以上
男性	195.5	193.4	166.2	157.8	158.6	154.0	149.0
女性	172.5	181.7	154.0	146.5	146.9	142.4	138.6

在临床工作中，常用基础代谢率的相对值表示测定结果，其计算公式：

$$基础代谢率 = \frac{实际测得值 - 正常平均值}{正常平均值} × 100\%$$

基础代谢率的相对值与同性别、同年龄组的平均值进行比较，相差在 ±15% 以内都属正常。如果相差超过 ±20%，则可能是病理变化。很多疾病都伴有基础代谢率的改变，如甲状腺功能亢进症、糖尿病、肾上腺皮质功能亢进症常伴有基础代谢率的增高，甲状腺肾上腺皮质和垂体功能减退时，基础代谢率降低。发热时基础代谢率升高，通常体温每升高 1℃，基础代谢率将升高 13% 左右。但甲状腺功能改变对基础代谢率影响最为显著。甲状腺功能亢进时，基础代谢

率可比正常值高出 25%~80%；甲状腺功能减退时，基础代谢率可比正常值低 20%~40%。因此，基础代谢率的测定是临床上某些疾病的辅助诊断方法之一，尤其是用于甲状腺疾病的辅助诊断。

第二节 体 温

学习导航

机体体温靠什么维持？体温为什么会恒定在37℃左右？体温的相对恒定对人体有什么重要意义？有的疾病为什么会引起病人发热？发热病人如何降温？

人体的温度分为体表温度和深部温度。临床上所说的体温(body temperature)是指机体深部组织的平均温度。人体体温的相对稳定是机体内环境稳态的主要指标之一，是机体新陈代谢和一切生命活动正常进行的必要条件。机体的新陈代谢是以酶促反应为基础的，酶必须在适宜的温度条件下才具有较高的生物活性。体温过低，酶的活性降低，细胞代谢受到抑制。体温低于 34℃时，意识丧失，低于 25℃时呼吸、心脏停搏。体温过高，可引起酶和蛋白质变性，功能发生改变，甚至导致细胞实质性损害。当体温持续高于 41℃时，可出现神经系统功能障碍，甚至永久性脑损伤，超过 43℃将有生命危险。

一、正常体温及其生理变动

（一）正常体温

机体深部的温度虽然相对稳定，但身体各组织器官的代谢水平和散热条件不同，其温度也会略有差异。由于血液不断循环，将热量传向全身各处，不同组织器官之间的热量得到交换，故各个组织器官的温度趋于一致。血液的温度虽然能较好地反映机体深部的平均温度，但是血液的温度不容易测量，临床上通常采用测量直肠温度、口腔温度或腋窝温度来代表体温。直肠温度最高，接近机体深部的温度，正常值为 36.7~37.7℃；口腔温度为 36.2~37.2℃；腋窝温度为 36.0~37.0℃。临床测定体温最常用的方法是测定腋窝温度，因测定腋窝温度不易发生交叉感染，但是由于腋窝皮肤表面温度较低，不能准确反映体温，只有让被测者将上臂紧贴胸廓，测量时间至少需要 10 min，并保持腋窝干燥，测出的体温才能反映深部温度。测定口腔温度也是临床上常用的测温方法，对于不能配合测量的患者，如哭闹的小儿和精神病患者，不宜测口腔温度。

（二）体温的生理变动

在生理情况下，体温可随昼夜、性别、年龄等因素发生变动，但这种变动的幅度一般不超过 1℃。

1. 昼夜的变化 正常成年人体温呈现昼夜周期性波动，清晨 2:00—6:00 时体温最低，午后 13:00—18:00 时最高。波动幅度一般不超过 1℃。人体体温的这种昼夜周期性波动称为体温的昼夜节律或日节律。与机体的精神或肌肉活动状态等没有因果关系，是内在的生物节律所决定的。体温的日节律受下丘脑的控制。

2. 性别的差异 在相同状态下,成年女性的平均体温比男性略高0.3℃,女性基础体温随月经周期发生规律性变化。从月经期至排卵之前这段时间体温较低,排卵日体温最低,排卵后体温升高0.3~0.6℃(图7-2)。排卵后体温升高与黄体分泌的孕激素有关。通过每天测定成年女性的基础体温有助于了解受试者是否有排卵和排卵的日期。女性的基础体温是指在早晨醒后起床前测定的体温。

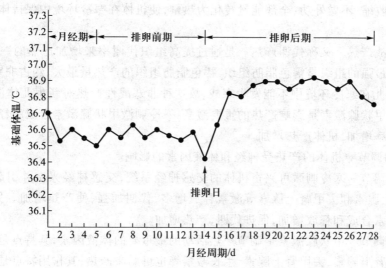

图7-2 女性月经周期中基础体温曲线

3. 年龄差异 不同年龄的人,能量代谢水平不同,体温也不同。儿童高于成年人,成年人高于老年人。新生儿体温不规则,无日节律性变化。新生儿(尤其是早产儿),体温调节中枢发育不完善,体温调节能力差,其体温易受环境温度变化的影响。如不注意保温,洗澡时婴儿的体温可变化2~4℃。因此,对婴幼儿应注意保温护理。老年人因基础代谢率低,体温偏低,也应注意保温。

4. 精神因素与肌肉活动 精神紧张、情绪激动时,肌张力增加和激素的作用,使产热量增加,体温升高。剧烈运动时体温可升高1~2℃,肌肉活动停止后可逐渐恢复。所以,临床上测定体温之前应先让病人休息一段时间。测定小儿体温时,应防止其哭闹。

5. 其他因素 进食、环境温度过高或过低均可影响体温。麻醉药可抑制体温调节中枢,还能扩张皮肤血管,增加散热,降低机体对寒冷环境的适应能力,故对于麻醉手术的病人,在术中、术后都应注意保温。

二、机体的产热与散热

人体体温之所以保持相对恒定,是机体在体温调节机构的控制下,产热和散热过程保持动态平衡的结果。

(一)产热过程

1. 产热的器官 人体的主要产热器官是内脏和骨骼肌。安静时,机体主要产热器官是内脏,尤其是肝脏;运动或劳动时,骨骼肌为主要产热器官。在新生儿,还有褐色脂肪组织参与非寒战产热。

2. 产热的方式 机体有多种产热形式,如基础代谢产热、骨骼肌的运动产热、食物的特殊动力效应产热、寒战产热和非寒战产热等。机体安静时在寒冷环境中主要依靠寒战产热和非寒战产热两种形式增加产热量。

(1)寒战产热 寒战是在寒冷环境中,骨骼肌发生不随意的节律性收缩。此时骨骼肌伸肌和屈肌同时收缩,不做外功,全部能量转化为热量,使机体在寒冷环境中保持体热平衡,维持体温相对稳定。

(2)非寒战产热 又称代谢产热。是通过提高组织代谢率来增加产热的一种形式,非寒战性产热作用最强的组织是褐色脂肪组织,褐色脂肪组织的产热量最大,约占非寒战产热总量的70%。新生儿在寒冷环境中不能发生寒战,故这种非寒战性产热对新生儿体温调节显得格外重要。另外甲状腺激素是影响产热的重要激素,寒冷刺激甲状腺激素合成和释放增加,引起全身细胞代谢率增加,机体产热增加。

3. 产热的调节 机体的产热受神经和体液因素的影响。

(1)神经调节 寒冷刺激可兴奋机体的交感神经系统,交感神经兴奋并引起肾上腺髓质活动增强,肾上腺素和去甲肾上腺素等激素释放增多,代谢加强,使产热增加。另一方面也可引起甲状腺激素合成和释放增加,促进代谢,产热增加。

(2)体液调节 甲状腺激素是调节产热活动的最重要的体液因素,其特点是作用缓慢,但持续时间长。肾上腺素、去甲肾上腺素、生长激素等也可刺激产热,其作用特点是作用迅速,但维持时间短。

(二)散热过程

1. 散热的部位 人体散热的主要途径有皮肤、消化道、呼吸道、泌尿道等,皮肤是人体的主要散热部位。当环境温度低于人的体表温度时,大部分体热通过皮肤的辐射、传导、对流等方式向外界散发,小部分体热随呼吸、尿、粪等排泄物散发到体外。当环境温度高于人的体表温度时,机体唯一有效的散热方式是蒸发散热。

2. 散热的方式 主要有辐射散热、传导散热、对流散热、蒸发散热等。

(1)辐射散热 辐射散热(thermal radiation)是指人体以热射线(红外线)的形式将体热传给外界较冷物质的散热方式。当机体安静地处于气温较低的环境时,辐射散热是机体散热的主要形式,其散热量的多少取决于皮肤与周围环境之间的温度差和机体的有效辐射面积。温度差越大,有效辐射面积越大,辐射散热就越多。反之,温度差和有效辐射面积减小,则辐射散热减少。如降低室温、增加皮肤暴露面积,可使辐射散热增强。反之,如果环境温度高于皮肤温度时,机体不但不能散热,反而将吸收周围环境中的热量。如高温下作业等。

(2)传导散热 传导散热(thermal conduction)是指机体将热量直接传给与它接触的较冷物体的一种散热方式。其散热量多少取决于皮肤温度与接触物体之间的温度差、接触面积以及接触物体的导热性能。棉、毛织物是热的不良导体,所以穿棉、毛织物衣服可以保暖;水和冰的导热性能好,所以临床上常采用冰袋、冰帽加强传导散热,给高热病人降温。

(3)对流散热 对流散热(thermal convection)是指通过气体流动来交换热量的一种散热

方式。当热量传给与皮肤接触的一薄层空气后该空气温度升高,密度变小而离开皮肤,而未加热新的空气又与皮肤接触,由于空气不断流动,将体热散发到空间。可见,对流散热是传导散热的一种特殊形式。散热的多少,取决于皮肤与周围环境的温度差、有效散热面积和气体的流速。如风速越大,对流散热越多。如开门、开窗或使用电风扇,可通过加快室内空气流动而加强对流散热。

(4)蒸发散热 蒸发散热(evaporation)是指水分在体表发生汽化时吸收热量而散发体热的一种形式。体表每蒸发 1 g 水可吸收体热 2.43 kJ。体表水分的蒸发是一种很有效的散热途径。临床上高热患者采用酒精擦浴进行降温,就是利用蒸发散热的原理。蒸发散热受空气的湿度影响很大,空气湿度越大,蒸发散热就越少。因此,在高温高湿的环境中,皮肤的辐射、传导、对流的散热停止,蒸发散热也减少,造成体热淤积,人会感到闷热,易发生中暑。

蒸发散热的形式分为不感蒸发(不显汗)和可感蒸发(发汗)两种。

1)不感蒸发:不感蒸发(insensible perspiration)是指水分从皮肤和黏膜表面不断渗出而被汽化的散热方式,不被人们所察觉,水分直接渗透到体表汽化蒸发,这种蒸发与汗腺活动无关,也称不显汗。不感蒸发在身体表面上弥漫性持续进行,即使在寒冷季节也依然存在。不感蒸发每天蒸发水量可达 1 000 mL,其中皮肤蒸发的水量为 600~800 mL,呼吸蒸发水量为200~400 mL。在肌肉活动或发热状态下,不感蒸发可增加。婴幼儿不感蒸发的速率比成年人大,因此在缺水的情况下,更容易发生严重脱水。临床上给病人补液时,应注意补充因不感蒸发丢失的这部分体液。不感蒸发受体温和环境温度的影响较大,体温每上升 1℃,不感蒸发的量增加约 15%。

2)发汗:发汗(sweating)是指汗腺主动分泌汗液,通过汗液蒸发带走大量体热的散热形式。在皮肤的表面有明显汗滴存在,可被意识到,又称可感蒸发(sensible evaporation)。正常人在安静状态下,当环境温度达 30℃ 时,便开始发汗。如果空气湿度大,衣着较多时,气温达到 25℃ 也可以引起发汗。劳动或运动时,气温虽在 20℃ 以下也可以发汗。通过汗液蒸发可以散发大量体热,防止体温骤升。先天性汗腺缺乏者,在冷环境中反应与正常人无差异,但在外界温度高于体温时,由于不能正常分泌汗液,蒸发散热受阻,容易发生中暑。

正常情况下,汗液中水分占 99% 以上,固体成分约 1%,主要以 NaCl 为主,也有少量的 KCl 和尿素等。汗液刚从汗腺细胞分泌出来时是等渗的,在流经汗腺管腔时,汗液中 NaCl 被重吸收,最后排出的汗液是低渗的。当机体大量出汗时,水分丢失增多,导致血浆晶体渗透压升高,造成高渗性脱水。但当发汗速度快时,汗腺管腔不能充分吸收 NaCl,汗液中的 NaCl 浓度高,机体丢失大量水分的同时也丢失大量 NaCl,所以大量出汗时,在补充水分的同时要注意补充食盐,以免引起水、电解质紊乱,避免由于神经系统和骨骼肌组织的兴奋性改变而发生热痉挛。

临床应用
高热病人物理降温有哪些方法?

体温相对稳定是机体新陈代谢和一切生命活动正常进行的必要条件。体温过高,可引起酶和蛋白质变性,功能发生改变,甚至导致细胞实质性损害。要及时降温。根据散热原理,给高热病人物理降温的方法有:① 使用冰帽、冰袋,增加传导散热。② 酒精擦浴,加快蒸发散热。

③ 通风、减少衣着,增加对流散热。④ 温水擦浴,使皮肤血管扩张,血流量增加,散热增加。

3. 散热的调控 机体主要通过调节皮肤的血流量和发汗来调控散热。

(1)皮肤血流量的调节 皮肤通过辐射、传导、对流方式散热量的多少,取决于皮肤和环境之间的温度差。皮肤温度主要由皮肤血流量控制。皮肤血管收缩,血流量减少;皮肤血管舒张,血流量增多。皮肤血管功能状态受交感神经控制。在炎热环境中,交感神经活动减弱,皮肤血管扩张,血流量增加,较多的体热从机体深部被带到体表,皮肤温度升高,增强了散热作用。在寒冷环境中,交感神经活动增强,皮肤血管收缩,血流量减少,皮肤温度降低,散热减少。

(2)发汗的调节 发汗是一种反射活动。管理发汗的反射中枢最主要的是在下丘脑,它可能在体温调节中枢或其附近。汗腺接受交感神经胆碱能纤维支配,乙酰胆碱对汗腺有促进分泌的作用。当环境温度升高时,刺激皮肤中的温觉感受器,冲动传至发汗中枢,反射性引起胆碱能纤维兴奋,促使汗液分泌。劳动或运动时,也会反射性引起胆碱能纤维兴奋,促使汗腺分泌。这种由体内外温热性刺激引起的发汗称温热性发汗,见于全身各处,参与体温调节。情绪激动和精神紧张也可引起发汗,称为精神性发汗,主要见于手掌、足跖和前额等部位,与体温调节关系不大。

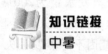

知识链接

中暑

机体处在高温、高湿的环境时,若体热积聚在体内不能适当向外发散,则发生高热症状,俗称中暑。中暑可引发身体出现以下各种症状。

(1)热痉挛 在高温环境下进行剧烈运动,机体大量出汗,而在补充水分的同时没有给予足够的盐,由于丢失大量的 NaCl 而呈现低渗性脱水,导致肌肉的兴奋性增强,引起下肢骨骼肌痉挛,有时也引起腹肌痉挛,此时,体温正常。

(2)热衰竭 患心脏疾病、高血压等慢性疾病的老年人。在高热、高湿的环境下,发汗增强,体液和 NaCl 大量丢失,表现为疲乏、无力,头痛、眩晕,恶心、呕吐,体温略有升高。此外,伴有呼吸和循环功能的改变。

(3)热射病 在高温环境下进行重体力劳动或剧烈运动,或由于体温调节功能障碍,使散热减少,引起高热(体温可达 40℃ 以上),出现意识丧失,甚至导致多脏器损伤,病死率很高。

三、体温调节

机体的体温调节主要分为自主性体温调节(autonomic thermoregulation)和行为性体温调节(behavioral thermoregulation)。机体通过自主性体温调节和行为性体温调节,使机体的产热和散热活动保持动态平衡,从而维持体温相对稳定。

(一)自主性体温调节

自主性体温调节是在下丘脑体温调节中枢的控制下,通过增减皮肤血流量、发汗、寒战等生理反应,使人体的产热和散热保持动态平衡,从而维持体温的相对稳定。自主性体温调节是体温调节的基础。

1. 温度感受器 是感受机体各个部位温度变化的特殊结构。根据感受器分布位置不同分为外周温度感受器和中枢温度感受器;根据感受器感受温度的性质不同分为冷感受器和热感受器。

（1）外周温度感受器 是指存在中枢神经系统以外如皮肤、黏膜、内脏和肌肉的温度感受器。外周温度感受器为游离神经末梢,包括冷感受器和热感受器。当局部温度升高时,热感受器兴奋;温度降低时冷感受器兴奋。皮肤中的冷感受器数量较多,对寒冷刺激比较敏感。

（2）中枢温度感受器 是指存在中枢神经系统内的与体温调节有关的温度敏感神经元。中枢温度敏感神经元包括热敏神经元(温度增高时放电频率增加)和冷敏神经元(温度降低时放电频率增加)。在局部组织温度升高时发放冲动频率增加的神经元称为热敏神经元;在局部组织温度降低时发放冲动频率增加的神经元称为冷敏神经元。脊髓、脑干网状结构和下丘脑等处都含有温度敏感神经元。在下丘脑的视前区-下丘脑前部(PO/AH),热敏神经元较多,对温热刺激比较敏感。在脑干网状结构和下丘脑的弓状核中以冷敏神经元较多。

2. 体温调节中枢 从脊髓到大脑皮质的整个中枢神经系统中都存在参与调节体温的神经元。但实验证明,只要保持下丘脑及其以下的神经结构完整,恒温动物就能保持体温相对恒定。而破坏下丘脑,动物的体温不能维持相对稳定,这说明下丘脑是体温调节的基本中枢。实验进一步证明:下丘脑 PO/AH 是体温调节中枢中实现整合作用的中心部位。PO/AH 的温度敏感神经元既能感受人体深部组织温度变化的刺激,又能对由其他途径传入的温度变化信息作整合处理。如体温升高时,热敏神经元兴奋,冷敏神经元被抑制,机体散热增加,产热减少,体温下降。反之,当体温降低时,冷敏神经元兴奋,热敏神经元抑制,机体产热增加,散热减少,体温回升。

PO/AH 中的温度敏感神经元能直接对致热原或 5-羟色胺、去甲肾上腺素及多肽类物质发生反应,使体温发生改变。

3. 体温调节机制 体温的调节是通过神经-体液的作用实现的。当体内外温度变化时,外周和中枢的温度感受器感受到内、外环境温度变化的刺激,将温度变化的信息传达到下丘脑 PO/AH,下丘脑 PO/AH 对信息进行整合,通过以下三条途径调节体温:① 通过躯体神经引起骨骼肌的紧张性变化或寒战反应。② 通过交感神经调节皮肤血流量、汗腺的分泌和褐色脂肪分解。③ 通过内分泌系统分泌激素如甲状腺激素、肾上腺髓质激素等调节机体的代谢水平。

4. 体温调定点学说 正常人体温始终保持在 37℃ 左右,不受内外环境变化的干扰而变化。生理学上目前可用体温调定点学说解释。该学说认为,体温的调节类似于恒温器的调节,PO/AH 的中枢温度敏感神经元在体温调节中起调定点作用。PO/AH 的温度敏感神经元对温度的感受有一定的兴奋阈值,正常人一般为 37℃ 左右,这个温度就是调定点温度值,也称调定点阈值。所以说调定点(set point)就是机体控制体温稳定的平衡点。

当体温高于 37℃ 时,热敏神经元活动增强,散热增加,产热减少,使升高的体温下降到 37℃,使产热、散热达到动态平衡。当机体体温低于 37℃ 时,冷敏神经元兴奋,产热增加,散热减少,使降低的体温回升到 37℃,又达到产热和散热的动态平衡。这样,机体的体温始终稳定地保持在37℃左右的水平。

发热是临床上常见的症状。发热是某种原因导致调定点向高温侧移动。如细菌感染所致的发热,就是由于致病菌释放致热原,作用于调定点,使体温调定点重新设置,称为重调定。如调定点阈值由正常的37℃上移到39℃,由于在发热初期体温低于重调定的温度,机体通过加强产热和减少散热,引起寒战、皮肤血管收缩等反应,使实际体温上升,直至新的调定点39℃,此时,产热和散热过程在新的调定点水平达到平衡。只要致热因素不消除,产热和散热过程就继续在此新的体温水平上保持平衡。当引起高热的因素被去除后,调定点又降回到正常水平37℃,此时,实际体温高于调定点,使机体散热活动加强,通过皮肤血管扩张和发汗等散热反应,使体温下降,直至回到正常调定点。此种发热,体温调节功能并无障碍,只是调定点阈值被致热原作用上移所致。而环境温度过高引起机体中暑时,体温也升高,但这种情况并不是体温调节中枢调定点的上移,而是由于体温调节中枢本身的功能障碍所致的。

知识链接
退热药如何起到退热作用?

退热药(如阿司匹林)可使被致热原升高的调定点降到正常水平,通过皮肤血管扩张和发汗等途径增加散热,使体温下降,故具有退热作用。

(二)行为性体温调节

行为性体温调节是指人有意识地通过一定的行为对体温进行调节。如:在不同的温度环境中,为了保暖或降温而有意识地采取伸展肢体或紧缩一团、增减衣物、使用冷暖空调等特殊的姿势和行为。行为性体温调节是以自主性体温调节为基础的,是对自主性体温调节的补充。

讨论角

某成年男性,受凉后出现咳嗽、全身乏力、寒战,随后体温升高至39.8℃。经乙醇擦浴后体温降低至37.2℃;2h后体温再次升高。经全面检查,临床诊断为重度感冒。问题:

1. 寒战后为什么会出现体温升高?

2. 乙醇擦浴后体温为什么降低?

3. 乙醇擦浴后体温降低后2h,体温为何再次升高?

4. 请说明治疗该感冒患者发热的有效措施。

(林亚珍 林佩璜)

第八章　肾的排泄功能

学习目标

1. 描述尿液生成的基本过程,分析尿液生成的影响因素,解释临床常见的几种少尿和血尿的原因;说出肾小球滤过率的概念及正常值;肾小球有效滤过压公式;说出血管升压素及醛固酮对尿生成的调节作用;复述正常尿量和异常尿量。

2. 区分渗透性利尿、水利尿的概念及机制;说出肾糖阈的概念及正常值,解释糖尿病患者多尿和糖尿的现象;举例说明肾小管、集合小管的重吸收及分泌机制;能运用排尿反射反射弧分析常见的排尿异常原因。

3. 认知肾的结构和血液循环特点及肾的功能,尿液浓缩和稀释的过程,血浆清除率的概念及临床应用。

排泄(excretion)是指机体将代谢终产物、过剩及有害的物质,经血液循环,由排泄器官排出体外的过程。人体的排泄途径主要有呼吸道、消化管、皮肤、肾等,由直肠排出的食物残渣,因为不经血液循环,所以不属于排泄。

肾是最重要的排泄器官,通过尿液的生成实现排泄功能。尿液的生成包括三个基本过程:① 血浆在肾小球滤过,形成超滤液;② 超滤液流经肾小管和集合小管时选择性重吸收;③ 肾小管和集合小管的分泌和排泄。肾通过排泄功能调节水、电解质和酸碱平衡,维持机体内环境相对稳定。

肾还具有内分泌功能,可合成和分泌多种激素。如肾素,参与动脉血压的调节;促红细胞生成素,调节骨髓红细胞的生成;肾还参与维生素 D_3 的活化,调节钙的吸收和血钙水平;肾还能生成激肽、前列腺素等。本章重点讨论肾的排泄功能。

第一节　肾的结构和血液循环特点

> **学习导航**
>
> 人体的肾质量不大,却是复杂而惊人的器官,扮演着许多重要的生物角色。
>
> 任何全身或本系统的疾病,都可能损害肾功能。肾疾病的发病率很高,全世界8%~10%的成年人群有不同形式的肾损害,每年有数百万人死于慢性肾疾病(CKD)。肾疾病的严重结果是肾衰竭(尿毒症),需要进行透析或肾移植才能存活,但其治疗费用高昂,大多数患者只能在痛苦中挣扎,饱受疾病折磨。为何肾衰竭的机体无法存活?

一、肾的结构特点

（一）肾单位和集合管

肾单位是尿液生成的最基本结构和功能单位。其中,肾小球滤过形成超滤液,肾小管和集合管完成重吸收、分泌与排泄,远端小管和集合管是尿液浓缩和稀释的主要部位。肾单位根据所在部位可分为皮质肾单位和近髓肾单位,其结构特点和组成简示如图 8-1,表 8-1。

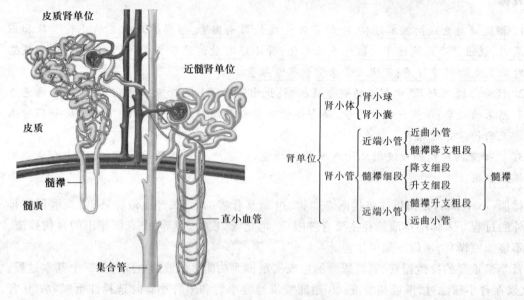

图 8-1　肾单位及肾单位的组成

表 8-1　皮质肾单位和近髓肾单位的区别

区别点	皮质肾单位	近髓肾单位
分布	皮质中、外层	皮质内层
数量	80%~90%	10%~15%
肾小球体积	小	大
入球、出球小动脉口径	入球小动脉>出球小动脉	差异较小
出球小动脉分支	形成肾小管周围毛细血管网	形成肾小管周围毛细血管网和 U 形直小血管
髓襻	短,只达外髓层	长,达内髓层
功能	主要参与尿液形成	主要参与尿液浓缩

（二）球旁器

球旁器主要分布于皮质肾单位,由球旁细胞、球外系膜细胞、致密斑三部分组成(图 8-2)。球旁细胞能分泌肾素;致密斑能感受小管液中 NaCl 浓度变化,并调节球旁细胞对肾素的分泌和肾小球滤过率;球外系膜细胞具有吞噬和收缩等功能,并参与肾小球免疫介导性炎症。

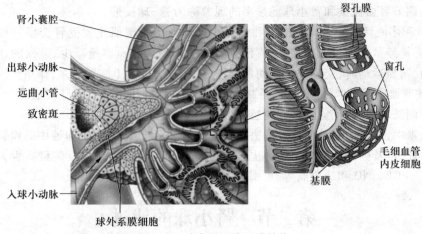

图 8-2 球旁器和滤过膜结构

二、肾血液循环特点及调节

(一)肾血液循环特点

1. 血流量大,主要集中在皮质 安静状态下,正常成年人每分钟两肾血流量占心输出量的 20%~25%(1 200 mL/min),其中 94%供应肾皮质。

2. 各段毛细血管血压及功能不同 由于(皮质肾单位的入球小动脉口径较出球小动脉粗,形成肾小球毛细血管血压呈高压状态,有利于血浆的滤过;血液流经肾小球毛细血管时大量水分被滤出,形成肾小管周围毛细血管血压呈低压状态,再加上血浆胶体渗透压较高,有利于肾小管的重吸收;因此,皮质肾单位是尿生成的主要结构。近髓肾单位髓袢 U 形直小血管的双向流动有利于维持肾髓质高渗梯度。

(二)肾血流量的调节

肾血流量的调节包括自身调节、神经调节和体液调节。

1. 自身调节 安静、无外来神经作用的情况下,肾动脉灌注压在 80~180 mmHg 波动时,肾血流量保持相对稳定的现象,称为肾血流量的自身调节。超出上述范围,肾血流量将随灌注压的改变而变化。自身调节可避免肾的排泄功能因动脉血压在正常范围内变化而出现大幅度波动,保持肾小球滤过率相对稳定。

自身调节的机制可用肌源性学说和管-球反馈解释。肌源性学说认为当肾动脉灌注压在 80~180 mmHg 升高时,肾入球小动脉受到的牵张刺激增强,平滑肌的紧张性收缩增强,动脉口径缩小,血流阻力增大,使肾血流量不至于过多。反之,当灌注压降低时,肾入球小动脉平滑肌舒张,阻力降低,使肾血流量不至于过少,通过肾入球小动脉平滑肌的舒缩调节,保证肾血流量相对稳定。当肾血流量和肾小球滤过率增加时,流经远端小管致密斑的小管液流量增加,Na^+、K^+、Cl^- 的转运速率也相应增加,致密斑将信息反馈至肾小球,使入球小动脉和出球小动脉收缩,肾血流量和肾小球滤过率降至正常水平;反之,当肾血流量和肾小球滤过率减少时,致密斑又将信息反馈至肾小球,使肾血流量和肾小球滤过率增加至正常水平。这种通过小管液流量变化反馈调节肾血流量和肾小球滤过率的现象称为管-球反馈。

2. 神经和体液调节　入球小动脉和出球小动脉血管平滑肌主要受肾交感神经支配。安静时,肾交感神经紧张性较低,对肾血流没有明显的影响。在血容量减少、强烈的伤害性刺激或情绪激动、剧烈运动时,交感神经活动加强,末梢释放去甲肾上腺素增多,作用于血管平滑肌 α 受体,可使肾血管强烈收缩,肾血流量减少。反之,当血容量增加或心肺容量感受器、动脉压力感受器受刺激增强时,反射性抑制交感神经的活动,肾血流量增加。

体液因素中,如肾上腺髓质释放的去甲肾上腺素和肾上腺素,循环血液中的血管升压素和血管紧张素 II,以及内皮细胞分泌的内皮素等,均可引起血管收缩,肾血流量减少。肾组织中生成的 PGI_2、PGE_2、NO 和缓激肽等,可引起肾血管舒张,肾血流量增加。

第二节　肾小球的滤过

学习导航

尿是从哪儿来的? 尿中会测得到血细胞和蛋白质吗? 为什么? 从本节内容你能找到尿中出现血细胞和蛋白质的病因所在。

血液流经肾小球毛细血管时,除大分子蛋白质以外的血浆成分,通过滤过膜进入肾小囊腔形成超滤液的过程称为肾小球的滤过(glomerular filtration),肾小球滤过的过程也称原尿的生成过程。滤过的结构基础是滤过膜,滤过的动力是有效滤过压。

一、滤过膜结构及其通透性

滤过膜是肾小球滤过的必经结构,由有孔型毛细血管内皮细胞、基膜和足细胞(肾小囊脏层上皮细胞)三层构成(图 8-2)。滤过膜形成两道屏障作用:① 机械屏障作用。内层毛细血管内皮细胞上有许多直径为 70~90 nm 的窗孔,主要阻止血细胞通过;中层基膜上有直径为 2~8 nm 的多角形网孔,主要阻止血浆蛋白通过,是滤过膜的主要屏障。足细胞突起之间的裂隙膜上有直径 4~11 nm 的小孔,是防止中、大相对分子质量蛋白质漏出的最后一道屏障。② 电学屏障作用。滤过膜三层都富含带负电荷的蛋白质,如内皮细胞的唾液酸蛋白,基膜的硫酸肝素和蛋白聚糖、足细胞裂隙膜的 nephrin 蛋白,可阻碍带负电荷的血浆蛋白通过。

正常人两侧肾滤过膜面积有 1.5 m^2 左右,且保持相对稳定。不同物质通过滤过膜的能力取决于分子大小及其所带的电荷。一般情况下,分子有效半径<2.0 nm 的电中性物质可自由滤过(如葡萄糖);有效半径>4.2 nm 的物质则不能滤过;有效半径在 2.0~4.2 nm 的各种物质随有效半径的增加,其滤过量逐渐降低且受所带电荷影响。如有效半径为 3.6 nm 的血浆蛋白分子很难通过滤过膜。

综上所述,滤过膜通过其两道屏障阻止流经肾小球毛细血管的血液中有形成分和血浆蛋白滤过,使原尿成为血浆的超滤液,除血浆蛋白外,原尿中其他成分与血浆中浓度相似。

二、有效滤过压

有效滤过压(effective filtration pressure,EFP)是肾小球滤过的有效动力,是滤过动力和阻

力的差值(图 8-3),其公式如下:

肾小球有效滤过压=(肾小球毛细血管血压+肾小囊超滤液胶体渗透压)-(血浆胶体渗透压+肾小囊内静水压)

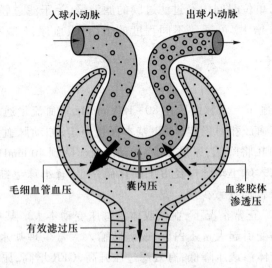

图 8-3　肾小球有效滤过压

因为超滤液几乎没有蛋白质,肾小囊超滤液胶体渗透压接近于零,所以公式简化如下:

肾小球有效滤过压=肾小球毛细血管血压-(血浆胶体渗透压+囊内压)

正常情况下,肾小球毛细血管全段并非都有滤过功能。血液流经肾小球毛细血管时,由于水分和晶体物质不断滤出,血浆蛋白浓度逐渐升高,血浆胶体渗透压也升高,有效滤过压逐渐减小,在未达出球小动脉端时,有效滤过压已下降为零,即达到滤过平衡(filtration equilibrium),滤过也随之停止。

肾小球滤过功能的衡量指标有肾小球滤过率和滤过分数。

肾小球滤过率(glomerular filtration rate,GFR)指单位时间内两侧肾生成的超滤液量,正常成年人安静时约为 125 mL/min。GFR 是衡量肾滤过功能的重要指标,也是评估肾损害的重要指标之一,临床上采取留血、尿标本测定肌酐清除率(参见第六节)的方法进行 GFR 的评估。

肾小球滤过率与肾血浆流量的比值称为**滤过分数**(filtration fraction,FF),正常成年人安静时的肾血浆流量约为 660 mL/min,肾小球滤过率约为 125 mL/min,则滤过分数约为 19%,表明当血液流经肾时,约有 19%的血浆形成超滤液。

三、影响肾小球滤过的因素

(一)滤过膜的通透性和面积

1. 滤过膜通透性　各种肾小球疾病如急性肾小球肾炎,因滤过膜损伤,通透性增大,可导致尿液成分发生改变。若是滤过膜上带负电荷的糖蛋白减少或消失,电学屏障作用减弱,使正常不能滤过的血浆蛋白通过滤过膜,可出现不同程度的蛋白尿;若是滤过膜机械屏障作用减弱,将导致红细胞滤出出现血尿。

2. 滤过面积 各种肾小球病变如急性肾小球肾炎、梗阻性肾病、肾小球纤维化或玻璃样变等,由于肾小球毛细血管管腔狭窄、阻塞,可使滤过面积减小,尿量减少。

滤过膜通透性和滤过面积对肾小球滤过率的影响可用滤过系数(K_f)表示。K_f是指在单位有效滤过压的驱动下,单位时间内经过滤过膜的滤液量,等于滤过膜有效通透系数(k)和滤过膜面积(s)的乘积。k增大,可导致不同程度的蛋白尿、血尿;k减小或s减小可导致尿量减少。

(二)有效滤过压

1. 肾小球毛细血管血压 动脉血压在80~180 mmHg肾血流量通过自身调节可以维持相对稳定,肾小球毛细血管血压相对稳定,GFR基本保持恒定;如动脉血压降到80 mmHg以下,肾毛细血管血压下降,GFR将降低,尿量减少;如动脉血压降到40 mmHg以下,GFR急剧下降,导致无尿。高血压晚期,入球小动脉口径由于硬化而缩小,肾小球毛细血管血压可明显降低,有效滤过压下降,GFR降低而导致少尿。

2. 血浆胶体渗透压 正常情况下,血浆胶体渗透压变动不大。某些疾病如肝病变引起血浆蛋白合成减少,或肾病变引起大量蛋白尿,或静脉输入大量生理盐水使血浆稀释,均可使血浆蛋白浓度下降,血浆胶体渗透压降低,有效滤过压升高,GFR增高,尿量增加。

3. 囊内压 正常情况下,囊内压比较稳定。当肾盂或输尿管结石、肿瘤压迫或其他原因引起输尿管阻塞时,小管液或终尿排出困难,肾盂内压力升高,导致肾小囊内压升高,有效滤过压降低,滤过减少。此外,肾小管管型的形成导致肾小管梗阻,管内压增加,囊内压增高,也会导致滤过减少。

(三)肾血浆流量

前文所述,肾小球毛细血管在靠近出球小动脉端存在滤过平衡,滤过平衡点有效滤过压为零,滤过平衡点之后的血管没有滤过功能。肾血浆流量主要通过改变滤过平衡点的位置来影响肾小球滤过。肾血浆流量增大时,血浆胶体渗透压的上升速度减慢,有效滤过压下降至零的速度减慢,滤过平衡点向出球小动脉端移动,有滤过功能的血管长度增加,故GFR增高;反之,当肾血浆流量减少时,血浆胶体渗透压的上升速度加快,有效滤过压下降至零的速度加快,滤过平衡点向入球小动脉端移动,有滤过功能的血管长度缩短,故GFR降低。剧烈运动、失血、缺氧和中毒性休克等情况下,肾交感神经强烈兴奋引起入球小动脉收缩,阻力明显增加时,肾血流量和肾血浆流量减少,GFR显著降低。

第三节 肾小管和集合管的重吸收及分泌

学习导航

男性,65岁,近2个月来出现多尿现象,体重下降5 kg,到医院就诊,查出尿中葡萄糖浓度升高。请分析该患者多尿现象与尿中葡萄糖浓度升高的关系及可能的病因。

超滤液进入肾小管后称为小管液,小管液流经肾小管和集合管后形成终尿。同血浆、超滤液相比,终尿的质和量均发生了明显变化,表明肾小管和集合管具有重吸收和分泌功能(表8-2)。

一、肾小管和集合管的重吸收

小管液流经肾小管和集合管时,水和溶质部分或全部经小管上皮细胞转运至管周毛细血管的过程,称为肾小管和集合管的重吸收(reabsorption)。

(一)重吸收的部位和特点

肾小管和集合管各段都有重吸收的能力,但近端小管重吸收的物质种类多,数量大,能力强,是重吸收的主要部位。

表 8-2 血浆、超滤液、终尿成分比较及其重吸收率

成分	血浆/(g·L⁻¹)	超滤液/(g·L⁻¹)	终尿/(g·L⁻¹)	滤过总量/(g·d⁻¹)	排出量/(g·d⁻¹)	重吸收率/%
Na^+	3.3	3.3	3.5	594.0	5.3	99
K^+	0.2	0.2	1.5	36.0	2.3	94
Cl^-	3.7	3.7	6.0	666.0	9.0	99
HCO_3^-	1.5	1.5	0.07	270.0	0.1	99
磷酸盐	0.03	0.03	1.2	5.4	1.8	67
尿素	0.3	0.3	20.0	54.0	30.0	45
尿酸	0.02	0.02	0.5	3.6	0.75	79
肌酐	0.01	0.01	1.5	1.8	2.25	0
氨	0.001	0.00	0.4	0.18	0.6	0
葡萄糖	1.0	1.0	0.00	180	微量	100*
蛋白质	80.0	0.00	0.00	微量	微量	100*

①* 几乎为100%;② 滤过总量按超滤液量 180 L/d 计算,排出量按终尿量 1.5 L/d 计算

重吸收的特点:① 选择性,葡萄糖和氨基酸等营养物质几乎全部重吸收,Na^+、HCO_3^-、Cl^-、水等大部分重吸收,而肌酐、H^+、氨以分泌为主。② 有限性,小管上皮细胞对物质的重吸收能力有一定限度,例如葡萄糖,当小管液中某种物质浓度过高超过重吸收限度时,不能重吸收的部分则随尿液排出体外。

(二)重吸收的方式和途径

肾小管和集合管重吸收的方式有主动和被动两种。① 被动重吸收,包括单纯扩散、易化扩散、渗透等,如水、HCO_3^- 和大部分 Cl^- 的重吸收。② 主动重吸收,包括原发性和继发性两种。原发性如钠泵、质子泵和钙泵的转运,继发性如 Na^+-葡萄糖、Na^+-氨基酸同向转运、K^+-Na^+-$2Cl^-$ 同向转运、Na^+-H^+ 逆向转运等。此外,肾小管上皮细胞还可通过入胞方式重吸收少量小分子蛋白质。

重吸收途径:① 跨细胞转运途径。小管液的溶质先通过管腔膜进入小管上皮细胞内,再经过基底侧膜进入组织间隙液,如小管液中的 Na^+ 经管腔膜顺电化学梯度转运入上皮细胞,然后由基底侧膜上的钠泵泵出细胞进入组织液,最后进入管周毛细血管(图 8-4)。② 细胞旁途径。小管液的溶质直接通过小管上皮细胞间的紧密连接进入组织间隙液,然后进入管周毛细血管(图 8-4),水分子和部分 Cl^-、Na^+ 以细胞旁途径重吸收。

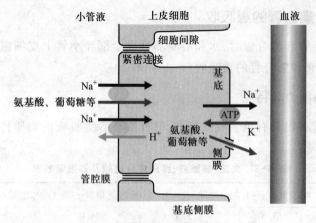

图 8-4　近端小管前半段重吸收 Na^+、Cl^- 和水

（三）Na^+、Cl^-、水的重吸收

肾小管各段和集合管对 Na^+、Cl^- 和水的重吸收机制不同。

1. 近端小管　重吸收 65%~70% 的 Na^+、Cl^- 和水。

Na^+ 的重吸收以近端小管前半段为主，在上皮细胞基底侧膜钠泵的作用下，细胞内 Na^+ 转运至细胞间隙，使细胞内 Na^+ 浓度降低，小管液中的 Na^+ 经管腔膜通过 Na^+-H^+ 逆向转运、Na^+-葡萄糖、Na^+-氨基酸同向转运进入上皮细胞内，进入上皮细胞的 Na^+ 经基底侧膜上的钠泵转运至细胞间隙，葡萄糖和氨基酸以易化扩散的方式通过基底侧膜进入细胞间隙，再随水一起进入血液循环，而细胞内的 H^+ 则被分泌到小管液中。

近端小管前半段，Na^+-H^+ 交换使 HCO_3^- 优先重吸收，而 Cl^- 不重吸收，结果小管液中 Cl^- 浓度高于细胞间隙。流经近端小管后半段时，小管液中的 Cl^- 顺浓度梯度经紧密连接被动扩散进入细胞间隙。

随着上述溶质的重吸收，细胞间隙溶质增多，渗透浓度增高，在渗透压的作用下，水不断从小管液进入上皮细胞，再从上皮细胞进入细胞间隙，造成管周组织间隙内静水压升高，促使溶质和水进入管周毛细血管。管周组织间隙静水压的升高，也可使少量 Na^+ 和水通过紧密连接回漏至小管液。完成水的重吸收，近端小管水的重吸收是等渗性重吸收。

2. 髓襻　重吸收约 20% 的 NaCl 和约 15% 的水。

髓襻降支细段钠泵活性很低，对 Na^+ 不易通透，对水通透性较高，水在组织间隙高渗作用下被渗透性重吸收。故小管液在流经髓襻降支细段时，渗透浓度逐渐升高。

髓襻升支细段对水不通透，对 Na^+ 和 Cl^- 易通透，NaCl 顺梯度扩散进入组织间隙，故小管液流经髓襻升支细段时，渗透浓度逐渐下降。

髓襻升支粗段是 NaCl 在髓襻主动重吸收的主要部位：① 升支粗段的管腔膜上有 Na^+-K^+-$2Cl^-$ 同向转运体，该转运体可使小管液中 1 个 Na^+、1 个 K^+ 和 2 个 Cl^- 同向转运入上皮细胞内（图 8-5）。② 细胞内的 Na^+ 通过基底侧膜的钠泵转运至组织间液，Cl^- 顺浓度梯度经基底侧膜上的 Cl^- 通道进入组织间液，而 K^+ 则顺浓度梯度经管腔膜返回小管液中，并使小管液呈正电位,这一电位差又使小管液中的 Na^+、K^+ 和 Ca^{2+} 等正离子经细胞旁途径被动重吸收。呋塞米(速尿)可抑制 $Na^+-K^+-2Cl^-$ 同向转运,抑制 NaCl 的重吸收,故可降低外髓组织的高渗程度,从而降低管内、外渗透浓度梯度,使水重吸收减少,产生利尿效应。

3. 远端小管和集合管 重吸收约 12% 的 NaCl,水不同程度被重吸收,并受机体水、盐平衡状况的影响,同时 Na^+ 的重吸收主要受醛固酮调节,水的重吸收主要受血管升压素(VP)调节。

远端小管初段对水不通透,对 NaCl 主动重吸收。小管液中的 Na^+ 和 Cl^- 经管腔膜上的 Na^+-Cl^- 同向转运体进入细胞内,再由基底侧膜的钠泵将 Na^+ 泵至组织间隙,Cl^- 经基底侧膜扩散至组织间隙(图 8-6A)。噻嗪类利尿药通过抑制此处的 Na^+-Cl^- 同向转运产生利尿效应。

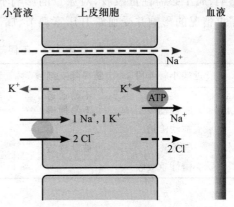

图 8-5 髓襻升支粗段重吸收
Na^+、Cl^- 和水

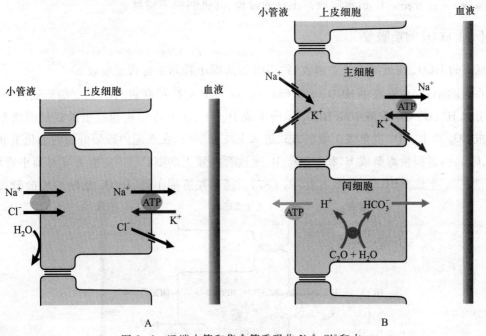

A   B

图 8-6 远端小管和集合管重吸收 Na^+、Cl^- 和水
A. 远端小管初段;B. 远端小管后段和集合管

远端小管后段和集合管上的主细胞亦可主动重吸收 Na^+,其基底侧膜的 Na^+ 泵活动造成细胞内低 Na^+,小管液中 Na^+ 顺浓度梯度经管腔膜 Na^+ 通道进入细胞内,Na^+ 的重吸收造成小管液呈负电位,为达电荷平衡,小管液中的 Cl^- 经细胞旁途径被动重吸收进入细胞内,而 K^+ 从细胞内分泌入小管腔(图 8-6B)。

远端小管和集合管对水的重吸收主要通过主细胞上的水通道蛋白,水的吸收量取决于水通道蛋白的开放数量,并受血管升压素影响。

近端小管对水的等渗性重吸收不因机体对水的需求情况发生改变,也不受血管升压素的影响,属于必需性重吸收,对尿量的影响不大。远端小管和集合管对水的重吸收受到体内对水需求情况的影响并受血管升压素调节,属于调节性重吸收,是影响终尿量的关键(表 8-3)。

表 8-3　不同部位 Na^+、Cl^-、水重吸收方式

	近端小管前段	髓襻降支细段	髓襻升支细段	髓襻升支粗段	远端小管后段和集合管
Na^+	主动	不易通透	被动	主动	主动
Cl^-	被动	不易通透	被动	继发性主动	被动
	被动渗透				被动渗透
水	等渗	被动渗透	不通透	不通透	非等渗
	必需性重吸收				调节性重吸收

(四) K^+ 的重吸收

65%~70% 的 K^+ 在近端小管重吸收,25%~30% 在髓襻重吸收,远端小管和集合管对 K^+ 既有重吸收,又有分泌。K^+ 的重吸收是主动的过程,其机制尚不清楚。

(五) HCO_3^- 的重吸收

80% 的 HCO_3^- 在近端小管重吸收,约 20% 在远端小管和集合管重吸收。

在近端小管,小管液中 HCO_3^- 的重吸收与 Na^+-H^+ 交换耦联进行。上皮细胞通过 Na^+-H^+ 交换分泌 H^+,H^+ 与小管液中的 HCO_3^- 结合生成 H_2CO_3,在上皮细胞顶端膜的碳酸酐酶作用下分解成 CO_2 和水,CO_2 以单纯扩散的方式进入上皮细胞内,在细胞内碳酸酐酶的催化下和水形成 H_2CO_3,后者很快离解成 H^+ 和 HCO_3^-,H^+ 通过管腔膜上的 Na^+-H^+ 交换又分泌到小管液中,HCO_3^- 与 Na^+ 生成 $NaHCO_3$ 转运入血(图 8-7)。所以在近端小管,HCO_3^- 是以 CO_2 的形式被动

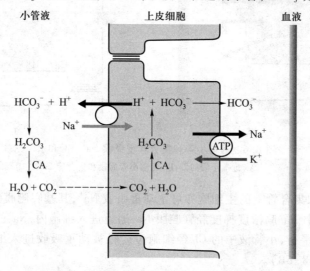

图 8-7　近端小管分泌 H^+、重吸收 HCO_3^-

CA:碳酸酐酶

重吸收的。由于 CO_2 扩散的速度明显快于 Cl^- 的扩散速度,故 HCO_3^- 的重吸收优于 Cl^- 的重吸收。HCO_3^- 是体内重要的碱储备物质,HCO_3^- 的重吸收又能促进 H^+ 的分泌,故具有排酸保碱,维持酸碱平衡的作用。

(六)葡萄糖的重吸收

血浆中的葡萄糖可以 100% 通过滤过膜,又在近端小管近 100% 重吸收,因此,正常情况下尿中几乎不含葡萄糖。

葡萄糖重吸收机制是与 Na^+ 的重吸收相耦联的继发性主动转运。近端小管对葡萄糖的重吸收有一定限度,当血糖浓度达 10.0 mmol/L(180 mg/dL)时,有一部分肾小管对葡萄糖的吸收已达极限,尿中开始出现葡萄糖。尿中开始出现葡萄糖时的最低血糖浓度称为**肾糖阈**(renal threshold for glucose)。糖尿病患者血糖浓度升高,超过肾糖阈,滤过的葡萄糖在近端小管不能全部重吸收而随尿液排出,则出现糖尿。妊娠期肾血浆流量和肾小球滤过率增大,而肾小管对葡萄糖的重吸收能力不能相应增加,故孕妇餐后可出现生理性糖尿。

二、肾小管和集合管的分泌

肾小管和集合管上皮细胞将自身产生的物质或血液中的物质转运至小管液的过程称为肾小管和集合管的分泌(secretion)。

(一)H^+ 的分泌

肾小管各段和集合管均具有泌 H^+ 功能,近端小管的泌 H^+ 功能最强,主要通过 Na^+-H^+ 交换进行(参见图 8-7)。在上皮细胞基底侧膜钠泵的作用下,细胞内 Na^+ 转运至组织间隙,使细胞内 Na^+ 浓度降低,小管液中的 Na^+ 经管腔膜顺电化学梯度转运入上皮细胞。Na^+ 顺电化学梯度转运释放的能量通过 Na^+-H^+ 逆向转运,将上皮细胞内的 H^+ 继发性主动转运至小管液中。

远端小管和集合管的闰细胞可主动分泌 H^+(图 8-6B)。远端小管和集合管的管腔膜上的 H^+ 泵(H^+-ATP 酶),可将细胞内 H_2CO_3 解离出的 H^+ 泵入小管液中,而 HCO_3^- 通过基底侧膜重吸收入血液。

分泌至小管液中的 H^+ 可与 HCO_3^- 结合,形成 H_2O 和 CO_2,CO_2 再扩散进入上皮细胞内生成 H_2CO_3。H^+ 还可与 NH_3 反应生成 NH_4^+,促进 NH_3 的排泄。肾小管上皮细胞每分泌一个 H^+,既可重吸收一个 $NaHCO_3$ 入血,因此,泌 H^+ 具有排酸保碱的作用,也是正常尿液呈酸性的原因。

(二)NH_3 的分泌

远端小管和集合管上皮细胞内谷氨酰胺代谢不断产生 NH_3(图 8-8)。NH_3 是脂溶性分子,极易以单纯扩散的方式通过管腔膜进入小管液,进入小管液的 NH_3 与分泌的 H^+ 结合成 NH_4^+,随尿排出体外。NH_3 的分泌促进 H^+ 的分泌与排泄,H^+ 的分泌又促进 HCO_3^- 的重吸收,因此,泌 NH_3 也具有排酸保碱,维持酸碱平衡的作用。

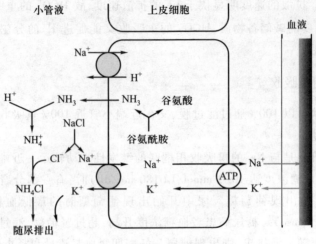

图 8-8　NH_3 和 K^+ 分泌机制

（三）K^+ 的分泌

决定尿 K^+ 排出量最重要的因素是远端小管和集合管对 K^+ 的分泌量,其分泌量的多少取决于血 K^+ 浓度,并受醛固酮的调节。

远端小管和集合管上皮细胞对 K^+ 的分泌主要通过 $K^+ - Na^+$ 交换。上皮细胞基底侧膜上的钠泵可将细胞内的 Na^+ 泵出细胞,同时将细胞外液中的 K^+ 泵入细胞,细胞内的 K^+ 浓度升高,K^+ 再顺电化学梯度通过管腔膜上的 K^+ 通道进入小管液。

$K^+ - Na^+$ 交换和 $H^+ - Na^+$ 交换存在竞争性抑制关系,即当其中一种交换增强时,另一种交换则减弱。例如,酸中毒时,小管上皮细胞内碳酸酐酶活性增强,$H^+ - Na^+$ 交换增强,$K^+ - Na^+$ 交换则减弱,K^+ 随尿液排出减少,血钾升高。同理,高血钾时,$K^+ - Na^+$ 交换增强而 $H^+ - Na^+$ 交换减弱,导致血 H^+ 浓度升高。因此,临床上,在纠正酸碱平衡素乱和电解质代谢失调时要注意两者的关系。

此外,肾是排 K^+ 的主要器官。正常情况下,人体内 K^+ 的代谢具有“多吃多排,少吃少排,不吃也排”的特点。因此,临床上对于不能进食的患者,可适当补 K^+,以免发生低钾血症,对于肾功能不全的患者,要警惕高钾血症。

临床应用
临床常用利尿药作用部位、机制及效应（表8-4）

表 8-4　常用利尿药作用部位、机制及效应

药物	作用部位	机制	效应
呋塞米	髓襻升支粗段	抑制 $Na^+ - K^+ - 2Cl^-$ 同向转运体	排钠利尿
氢氯噻嗪	远端小管初段	抑制 $Na^+ - Cl^-$ 转运体	排钠利尿
螺内酯	远端小管后段和集合管	颉颃醛固酮受体	排钠利尿保钾
氨苯蝶啶	远端小管后段和集合管	抑制 $Na^+ - K^+$ 交换	排钠利尿保钾
甘露醇	近端小管、髓襻升支粗段	提高小管液渗透压	对抗水渗透性重吸收

第四节　尿的浓缩和稀释

学习导航

　　为何夏天大量出汗后尿量减少且变浓,而大量饮水后尿量增多且变稀? 其主要发生部位和原理如何?

　　尿液的浓缩和稀释,是将终尿的渗透浓度和血浆的渗透浓度相比较而言。正常血浆渗透浓度约为 300 mOsm/L,若终尿的渗透浓度高于血浆渗透浓度,称为高渗尿,表明尿液被浓缩;若终尿的渗透浓度低于血浆渗透压,称为低渗尿,表明尿液被稀释。正常情况下,机体可排出高渗或低渗尿,与机体缺水与否相关,但如果排出等渗尿(终尿的渗透浓度和血浆相等或相近),则表明肾的浓缩功能障碍,见于慢性肾盂肾炎、急慢性肾衰竭累及肾小管和间质等肾疾病。

一、尿液浓缩和稀释的过程

　　如图 8-9 所示,小管液在流经近端小管、髓襻直至远端小管初段时,其渗透浓度的变化基本是固定的。近端小管水的重吸收为等渗性重吸收,故在近端小管末端,小管液渗透浓度仍与血浆相等。其后,因髓襻各段对水和溶质的通透性和重吸收机制不同,使小管液渗透浓度先升高后降低,至髓襻升支粗段末端,小管液为低渗。

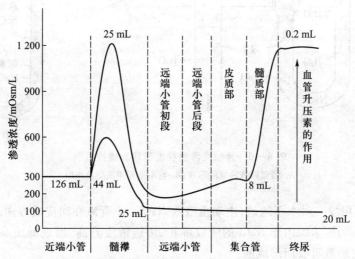

图 8-9　肾小管和集合管各段小管液渗透浓度和流量的变化
(Guyton & Hall Textbook of Mddical Physiology, 10th edition)

　　自远端小管后半段起,小管液的渗透浓度可随机体内水和溶质的情况发生较大幅度的变化。如果机体内水过多,血浆晶体渗透压下降,导致血管升压素释放减少,远端小管和集合管对水的通透性很低,水不能被重吸收,而 NaCl 可继续主动重吸收,所以小管液的渗透浓度降低,形成低渗尿,即尿液被稀释。在失水、禁水等情况下,血浆晶体渗透压升高,血管升压素释放增多,远端小管和集合管对水的通透性增加,在髓质组织液高渗的作用下,水的重吸收增加,小管液的渗透浓度升高,形成高渗尿,即尿液被浓缩。

因此,尿液的浓缩和稀释的关键部位是远端小管后半段和集合管,髓质高渗是小管液中水重吸收的动力,而血管升压素是决定远端小管和集合管对水通透性的关键激素。

二、肾髓质高渗梯度的形成

肾小管和集合管对水的渗透性重吸收,要求小管周围的渗透浓度高于小管液的渗透浓度,因此,肾髓质的高渗梯度是尿浓缩的必备条件。用冰点降低法测定鼠肾的渗透浓度,表明皮质的组织液是等渗,而从外髓到内髓,组织液渗透浓度逐渐升高,分别为血浆的 2.0、3.0 和 4.0 倍。

肾髓质高渗梯度的形成与髓襻的形态和通透性有关(图 8-10)。

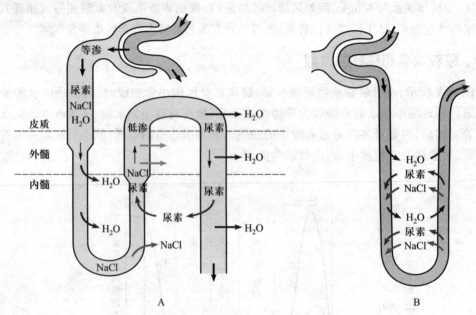

图 8-10　肾髓质渗透梯度形成和维持机制
A. 髓质渗透梯度的形成;B. 直小血管逆流交换作用

1. 髓襻升支粗段　对水不通透,主动重吸收 NaCl。小管液在向皮质方向流动时渗透浓度逐渐降低,而小管周围组织由于 NaCl 的吸收堆积,渗透浓度升高,形成髓质高渗,故外髓部组织高渗是 NaCl 主动重吸收而形成的。

2. 髓襻降支细段　对水通透,对 NaCl 和尿素相对不通透。由于髓质高渗梯度,降支中的水不断进入组织间隙,小管液渗透浓度逐渐升高,至髓襻折返处,渗透浓度达到峰值。

3. 髓襻升支细段　对水不通透,对 NaCl 能通透,尿素中等度通透。结果 NaCl 被重吸收,小管液的渗透浓度逐渐降低,内髓部组织间液渗透浓度逐渐升高。

4. 远端小管和集合管　对水通透(有血管升压素时),主动重吸收 NaCl,内髓部集合管对尿素高度通透,其他部位对尿素不通透或通透性很低。

当小管液流经远端小管时,水被重吸收,小管液内尿素浓度逐渐升高,到达内髓部集合管时,上皮细胞对尿素高度通透,尿素扩散到内髓部组织液,使内髓部组织间液的尿素浓度升高,同时渗透浓度进一步增加,所以内髓部组织高渗是由 NaCl 和尿素共同构成的。由于升支细段对尿素中等通透,且髓质组织液中的尿素浓度比小管液高,故尿素扩散到升支细段小管液内,流经内髓集合管时重新扩散进入内髓组织间液,这一过程称为尿素的再循环(urea recycling)。

三、肾髓质高渗梯度的维持

肾髓质高渗主要是 NaCl 和尿素在小管外组织间液中积聚形成的,这些物质要持续滞留在该部位不被血液循环带走,才能维持肾髓质的高渗环境,这就要依靠直小血管的逆流交换作用。直小血管位于髓质中,与髓袢伴行。当血液流经直小血管降支时,组织间液中的 NaCl 和尿素浓度比血浆中的高,NaCl 和尿素顺浓度差向血管内扩散,而血浆中的水则进入组织间液,血浆渗透浓度逐渐增高,并在折返处达最高值。当血液继续流经直小血管升支时,血管内 NaCl 和尿素浓度比组织间液高,NaCl 和尿素又向组织间液扩散,而水又从组织间液向血管中渗透(图 8-10)。这一逆流交换的结果是当直小血管升支离开外髓部时,仅带走多余的水,而 NaCl 和尿素继续保持在肾髓质堆积,从而使肾髓质的渗透梯度得以维持。

第五节　尿生成的调节

学习导航

大量饮清水、糖尿病患者、大量静脉输液都可以引起多尿,为什么? 机制一样吗?

机体对尿生成的调节主要是调节尿生成的三个基本过程,包括自身调节、神经调节和体液调节。在生理情况下,由于近端小管对溶质和水的重吸收存在球-管平衡现象,所以,肾小球滤过量的变化对终尿量影响不大。尿量的多少主要取决于远端小管和集合管,并主要受血管升压素调节。

一、肾内自身调节

(一)小管液溶质的浓度

小管内、外渗透压梯度是水重吸收的动力。如果小管液内溶质浓度升高,小管内、外渗透压梯度减小,则水的重吸收减少,尿量增多,这种现象称为**渗透性利尿**(osmotic diuresis)。糖尿病患者,因为血糖浓度超过肾糖阈,近端小管处的葡萄糖不能全部被重吸收,余留的葡萄糖提高了小管液的渗透浓度,小管内外渗透压梯度减小,水重吸收减少,尿量增多。静脉注射甘露醇或山梨醇,也可产生渗透性利尿效应。血浆中的甘露醇、山梨醇可自由通过滤过膜,但在近端小管处不能被重吸收,从而提高小管液溶质的渗透浓度,小管内外渗透压梯度减小,水的重吸收减少,尿量增多。

（二）球-管平衡

近端小管对溶质(主要是 Na^+)和水的重吸收可随肾小球滤过率的变化而改变。无论肾小球滤过率增多或减少,近端小管的重吸收率始终占肾小球滤过率的65%~70%,这种现象称为球-管平衡,亦称近端小管的定比重吸收。球-管平衡可以保持尿量和尿钠的相对稳定。

二、体液调节

（一）血管升压素

1. 合成和释放部位　血管升压素(vasopressin,VP)亦称抗利尿激素(antidiuretic hormone, ADH),由下丘脑视上核和室旁核的神经元合成,经下丘脑-神经垂体束运输到神经垂体储存并释放。生理剂量主要调节肾远端小管和集合管对水的重吸收,较大剂量具有收缩全身小动脉(包括冠状动脉),升高血压的作用。

2. 生理作用及机制　血管升压素主要的生理作用是增加远端小管和集合管对水的通透性,促进水的重吸收,使尿量减少。VP 与远端小管和集合管上皮细胞管腔膜上的 V_2 受体结合,通过 G 蛋白-AC-cAMP 途径激活蛋白激酶 A,后者促使含水孔蛋白 AQP-2 的小泡镶嵌在管腔膜上,形成水通道,增加管腔膜对水的通透性,从而引起抗利尿作用(图 8-11)。

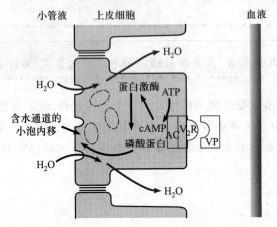

图 8-11　血管升压素作用机制

VP:血管升压素　AC:腺苷酸环化酶　cAMP:环腺苷酸　V_2R:V_2 受体

3. 分泌的调节　调节血管升压素释放的主要因素如下。

（1）血浆晶体渗透压　血浆晶体渗透压的改变可作用于下丘脑附近的渗透压感受器,反射性调节血管升压素的释放。血浆晶体渗透压的变化是调节血管升压素分泌的最敏感因素。

当机体大量失水(大量出汗、严重呕吐或腹泻等)时,血浆晶体渗透压升高,渗透压感受器兴奋,血管升压素合成、释放增多,作用于远端小管和集合管,水的重吸收增多,尿量减少(图 8-12)。相反,大量饮清水后,血浆晶体渗透压降低,血管升压素合成、释放减少,远端小管和集合管对水的重吸收减少,尿量增加。这种大量饮清水引起尿量增多的现象,称为水利尿(water diuresis)。

(2) 循环血量 循环血量的改变可作用于位于心房、心室和肺循环大血管壁的心肺感受器,反射性调节血管升压素的释放。

循环血量减少时(大失血),心肺感受器(也称容量感受器)所受的牵张刺激减弱,经迷走神经传至下丘脑,血管升压素合成、释放增多,水重吸收增多,尿量减少,有利于循环血量的恢复(图 8-12)。相反,当循环血量增多(静脉大量输液),回心血量增加时,心肺感受器刺激增强,迷走神经抑制下丘脑的作用增强,血管升压素合成释放减少,水重吸收减少,尿量增多。动脉血压的改变也可通过压力感受器对血管升压素的释放进行调节。当动脉血压在正常范围时,压力感受器传入冲动对血管升压素的释放起抑制作用,当动脉血压低于正常时,血管升压素的释放增加。

在下丘脑病变、其他原因导致血管升压素分泌不足,或肾对血管升压素反应缺陷时,肾小管对水的重吸收能力下降,从而引起多尿、烦渴、多饮与低密度尿和低渗尿为特征的综合征,称为尿崩症。

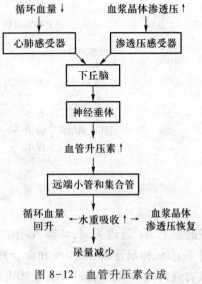

图 8-12 血管升压素合成
和释放调节

(二)醛固酮

1. 分泌部位 醛固酮(aldosterone)由肾上腺皮质合成并分泌。

2. 生理作用 醛固酮主要的生理作用是促进远端小管和集合管对 Na^+ 和水的重吸收,同时促进 K^+ 的分泌。

3. 分泌的调节 调节醛固酮释放的主要因素如下。

(1) 肾素-血管紧张素-醛固酮系统 当循环血量减少或动脉血压降低时,入球小动脉血压降低,对牵张感受器刺激减弱,球旁细胞释放肾素增多;同时,肾血流量减少,肾小球滤过率减少,流经致密斑小管液中 Na^+ 含量也减少,致密斑感受器兴奋,肾素释放增多;此外,肾交感神经兴奋,释放去甲肾上腺素,可直接刺激球旁细胞释放肾素增多。肾素释放入血后,作用于血管紧张素原(主要在肝产生),生成血管紧张素I(Ang I),Ang I在血管紧张素转化酶(ACE,在肺循环内分布最丰富)的作用下生成 Ang II,Ang II在氨基肽酶的作用下降解成血管紧张素III(Ang III)。Ang II和 Ang III均可刺激肾上腺皮质分泌醛固酮。

(2)血 K^+、血 Na^+ 浓度 血 K^+ 浓度升高,或血 Na^+ 浓度降低时,均可刺激肾上腺皮质分泌醛固酮增多,反之,分泌受抑制。醛固酮的分泌对血 K^+ 浓度的变化更敏感(图 8-13)。

(三)心房钠尿肽

心房钠尿肽(atrial natriuretic peptide,ANP)是由心房肌细胞合成并释放的肽类激素,其作用是使血管平滑肌舒张并促进肾排钠排水。心房钠尿肽释放的刺激因素有循环血量增多使心房扩张、心房壁受牵拉或摄入钠过多等。心房钠尿肽的作用机制包括:① 使集合管上皮细胞

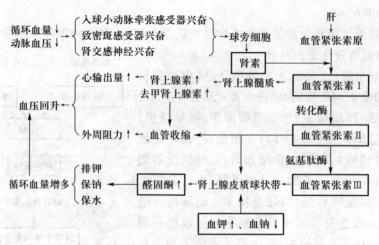

图 8-13　醛固酮分泌的调节

管腔膜上 Na^+ 通道关闭,抑制 Na^+ 的重吸收。② 使入球小动脉舒张,增加肾血流量和肾小球滤过率。③ 抑制肾素、醛固酮和血管升压素的分泌,减少 Na^+ 和水的重吸收。因此,心房钠尿肽具有强大的排 Na^+ 利尿作用,是体内调节水盐代谢的重要体液因素。

三、神经调节

肾交感神经兴奋时,末梢释放去甲肾上腺素,可通过以下机制使尿量减少。

1. 对肾血管的作用　激活肾血管平滑肌的 α 受体,引起肾血管收缩,且入球小动脉比出球小动脉收缩更明显,肾小球毛细血管血压下降,肾小球滤过率下降。

2. 对球旁器的作用　激活球旁细胞的 β 受体,释放肾素增多,继而使血管紧张素Ⅱ和醛固酮浓度增加,增强肾小管和集合管对 Na^+ 和水的重吸收。

3. 对肾小管的作用　直接促进肾小管(主要是近端小管)对 NaCl 和水的重吸收。

第六节　血浆清除率

学习导航

为什么要测定血浆清除率?

血浆清除率(clearance,C)是指双肾在单位时间内,能将多少毫升血浆中所含的某种物质完全清除。计算公式如下:

$$C = U \times V / P$$

其中,C 为清除率(mL/min),U 为尿中某种物质的浓度(mg/100 mL),V 为每分钟尿量(mL/min),P 为血浆中某种物质的浓度(mg/100 mL)。例如,测得菊粉的血浆浓度为 1 mg/100 mL,尿量为 1 mL/min,尿中菊粉浓度为 125 mg/100 mL,则菊粉的清除率为$125 \times 1/1 = 125$(mL/min)。

血浆清除率测定的意义如下。

1. 测定肾小球滤过率 菊粉可全部由肾小球滤过,并且在肾小管既不重吸收,也不分泌,测定菊粉的血浆清除率,可完全代表 GFR。肌酐可全部由肾小球滤过,不被肾小管重吸收,很少被肾小管分泌,可基本代表 GFR。

2. 测定肾血浆流量 碘锐特或对氨基马尿酸,可全部由肾小球滤过,在肾小管无重吸收但有分泌。因此,如果血浆中的该物质在经过肾循环一周后能被完全清除,则每分钟尿中该物质的排出量($U×V$)应等于每分钟肾血浆流量与血浆中该物质浓度(P)的乘积,据此可推出肾血浆流量。

3. 推测肾小管功能 假设某种物质能全部由肾小球滤过,若其清除率<125 mL/min,说明该物质在肾小管必然被重吸收,但不排除分泌;若其清除率>125 mL/min,说明该物质在肾小管必然被分泌,但不排除重吸收;若其清除率=125 mL/min,说明该物质在肾小管既无重吸收,也无分泌。

第七节　尿液及其排放

学习导航

术后患者无法自行排尿须给予导尿,请问原因是什么?

一、尿液

正常成年人尿量为 1 000~2 000 mL/d,平均 1 500 mL/d。尿量<400 mL/d 称为少尿,尿量<100 mL/d 称为无尿,少尿即意味着肾衰竭。尿量>2 500 mL/d 称为多尿,尿量>4 000 mL/d 称为尿崩。

正常新鲜尿液清澈透明,一般呈淡黄色至深黄色,受食物、尿色素、药物等影响。尿液 pH 约为 6.5,波动在 4.5~8.0,密度为 1.015~1.025,晨尿密度最高。

正常成年人尿液成分中水占 95%~97%,其余为电解质和非蛋白含氮化合物。经肾小球滤过的原尿中 95%以上的蛋白质可被近端小管重吸收,此外,远端小管和髓襻升支、尿道组织亦可分泌微量蛋白质,所以,正常成年人尿中可含有微量的蛋白质,但临床上尿常规的定性试验不能测出。当滤过膜上带负电荷的蛋白质减少或远端小管和髓襻升支、尿道组织分泌蛋白质增多,使尿蛋白超过 150 mg/d 时,尿蛋白定性试验阳性,称为蛋白尿。正常成年人尿中亦可有微量葡萄糖,常规定性试验亦不能测出,当血糖浓度超过肾糖阈,或肾糖阈下降时,尿中可出现大量的葡萄糖,尿糖定性试验阳性,称为糖尿。

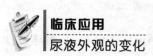

临床应用

尿液外观的变化

尿液的外观在生理或病理情况下可发生改变。如食用大量胡萝卜或维生素 B_2,尿液可呈亮黄色;镜检时,红细胞>3/HP,称为镜下血尿,每升尿液中含血量超过 1 mL 即可出现淡红色尿,称为肉眼血尿。血尿多见于泌尿系统炎症、结石、肿瘤等;若尿中出现血红蛋白或肌红蛋白,尿液可呈浓茶色或酱油色,分别称为血红蛋白尿和肌红蛋白尿;若尿液中含有大量结合胆红素,尿液则呈豆油样,振荡后出现大量黄色泡沫,称为胆红素尿,常见于梗阻性黄疸和肝细胞性黄疸;当肾小球或肾小管病变时,蛋白质、细胞或碎片在肾小管管腔凝固,镜下出现圆柱状蛋白聚体,称为管型尿;镜检时,白细胞>5 个/HP,称为白细胞尿,如果主要为破坏或坏死的中性粒细胞,亦称为脓尿。如尿培养菌落计数超过 10^5 个/mL,称为细菌尿。白细胞尿或细菌尿常提示泌尿系统感染。

二、排尿反射

(一)排尿反射过程

原尿生成后,经肾小管、集合管、肾盏、肾盂和输尿管进入膀胱,在膀胱内储存达一定量时,即可引起排尿反射。

排尿反射(micturition reflex)的初级中枢位于脊髓骶段,高位中枢在脑干(脑桥)和大脑皮质,高位中枢可加强或抑制初级中枢的活动。

当膀胱内尿量达到 400~500 mL 时,膀胱壁尤其是后尿道的感受器受牵张刺激兴奋,冲动沿盆神经传至排尿反射初级中枢,同时,冲动也上传到排尿反射高位中枢,并产生尿意。如果环境条件允许,高位中枢发出兴奋性冲动,加强初级中枢的活动,盆神经兴奋,膀胱逼尿肌收缩,尿道内括约肌舒张;阴部神经抑制,尿道外括约肌舒张,尿液排出。尿液流经后尿道时,刺激后尿道壁感受器,可进一步反射性加强初级中枢的活动,所以,排尿反射是一个正反馈的过程。另外,腹壁肌和膈肌有力的收缩、腹压增加亦可加强排尿。如果环境条件不允许,人可有意识地通过高级中枢的活动来抑制排尿反射(图 8-14)。

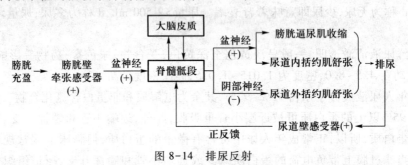

图 8-14 排尿反射

婴幼儿因大脑皮质发育不完善,对排尿反射初级中枢的控制能力较弱,排尿次数较多,且易发生夜间遗尿。

(二)排尿异常

排尿反射弧的任何一个部位受损,或排尿反射初级中枢与高位中枢失去联系,都将导致排尿异常。

1. 尿频、尿急、尿痛 每天正常成年人白天排尿 4~5 次,夜间 0~1 次,排尿次数明显增多(>8 次/d)称为尿频。尿急是指一旦有尿意需即刻排尿。尿痛是指排尿时膀胱区或尿道有疼痛或烧灼感。尿频、尿急、尿痛亦称膀胱刺激征,多因尿路感染、结石、肿瘤等刺激膀胱壁和尿道的感受器所致。

2. 尿潴留　膀胱内充满尿液无法自行排出,称为尿潴留,见于排尿反射初级中枢受损,传导通路神经损伤、阻滞或尿路梗阻,如手术腰麻患者,在麻醉药药效未退时患者出现尿潴留现象,此时须导尿。

3. 尿失禁　若高位脊髓受损,导致初级排尿中枢与大脑皮质断离联系,排尿反射初级中枢的活动不能得到高位中枢的控制,或因尿道括约肌损伤,丧失排尿自控能力,使尿液不自主地流出,称为尿失禁。

讨论角

　　患者,男,15 岁,因颜面水肿 12 d,尿量减少 10 d 入院。12 d 前发热、咽痛后出现颜面、眼睑水肿,晨起为重,10 d 前出现尿少,尿呈浓茶色。既往无特殊。查体:BP 146/90 mmHg,HR 76 次/min,一般情况尚可,心、肺、腹部大致正常。血常规:Hb 110 g/L,WBC $7.2×10^9$/L。尿常规:尿蛋白(+++)、尿红细胞满视野/HP。请用所学知识分析本案例患者出现相关临床表现的原因。

（林　莉　林佩璜）

第九章 感觉器官

学习目标

1. 认知感受器的生理特性、眼的调节、声音的传导途径。
2. 说出眼折光异常的类型和纠正方法、与视觉有关的生理现象,比较两种感光细胞的功能。
3. 知道前庭器官的功能。

第一节 概 述

学习导航

我们前面学过的颈动脉窦和主动脉弓与本章要学习的感觉器官有区别吗?

感觉是人们认知过程的开始,感受器和感觉器官是认知过程的起始结构。感觉是由感受器或感觉器官接受内外环境的变化,并将其转变为神经冲动,沿一定的神经通路传导到大脑皮质的一定区域,经脑的分析综合而产生的。因此,感觉的产生是感受器或感觉器官、神经传导通路、感觉中枢共同作用的结果。人体主要的感觉有视觉、听觉、嗅觉、味觉、躯体感觉(包括皮肤感觉与深部感觉)和内脏感觉等。

一、感受器与感觉器官的概念和分类

感受器(receptor)是指位于体表或体内,专门感受机体内、外环境变化的结构或装置。感受器种类多,分类方法各异。根据所感受刺激的性质,可分为机械感受器、化学感受器、光感受器和温度感受器等。根据所感受刺激的来源和存在部位可分为外感受器和内感受器。外感受器多分布在体表,感受外环境变化的信息,通过感觉神经传到中枢,可引起清晰的主观感觉;内感受器存在于身体内部的器官或组织中,感受内环境变化的信息。根据引起感觉的类型和性质不同,可分为痛、温、触、视、嗅和听等感受器。

感觉器官(sense organ)除含有感受器外,还包含一些非神经性附属结构。如视觉器官,除含有感光细胞外,还包括眼球壁的一些其他结构和眼球的内容物等。人体主要的感觉器官有视觉器官、听觉器官、前庭器官、嗅觉器官和味觉器官。

二、感受器的生理特性

(一)感受器的适宜刺激

各种感受器通常都有其最敏感的特定形式的刺激,称为该感受器的适宜刺激(adequate

stimulus)。如 20~20 000 Hz 的声波是耳蜗毛细胞的适宜刺激,而波长 380~760 nm 的光波是视网膜感光细胞的适宜刺激。故当机体的内外环境发生变化时,这些变化形成的刺激常只引起特定的感受器发生反应,从而使机体能够准确地对内外环境中的各种变化进行灵敏的感受和精确的分析。适宜刺激必须具有一定的刺激强度才能引起感觉。引起某种感觉所需要的最小刺激强度称为感觉阈值,对于一种感受器来说,某些非适宜刺激也可能会引起感受器发生一定的反应,但所需的阈值则要大得多。

(二)感受器的换能作用

感受器具有把外界各种形式的刺激能量转换为生物电的作用,称为感受器的换能作用(transduction)。因此可以将感受器看成生物换能器。感受器在换能过程中,一般不是把刺激能量直接转变成神经冲动,而是先在感受器细胞内引起过渡性电变化,称为感受器电位(receptor potential)。感受器电位与终板电位一样,是一种局部电位,可发生总和,当它达到阈值,或经过一定的信息处理过程后,便可触发传入神经纤维产生动作电位。

(三)感受器的编码作用

感受器把外界刺激转换成神经动作电位时,不仅仅是发生了能量形式的转换,更重要的是把刺激所包含的环境变化的各种信息也转移到了动作电位的序列之中,这就是感受器的编码(coding)作用。例如,耳蜗受到声波刺激时,不但能将声能转换成动作电位,而且,还能把声音的音量、音调、音色等信息编排在动作电位的序列中,感觉中枢便可以根据传入神经动作电位的序列变化,进行分析综合,最终获得对外界的各种主观感觉。

(四)感受器的适应现象

当某一相同强度的刺激持续作用于某种感受器时,感觉神经纤维上动作电位的频率会逐渐降低,这种现象称为感受器的适应现象(adaptation)。适应现象虽然是感受器的一个共同特性,但不同感受器适应的速度有所不同。有的较快,称为快适应感受器,如嗅觉和触觉感受器;有的较慢,称为慢适应感受器,如肌梭、颈动脉窦压力感受器、痛觉感受器等。快适应有利于机体再接受新刺激,慢适应则利于机体对某些功能状态进行长时间的监测,并根据其变化随时调整机体的功能状态。如颈动脉窦压力感受器属于慢适应感受器,对血压经常性的波动长期进行实时监测和调节,有利于维持血压的相对稳定。

第二节 视觉器官

学习导航

人眼如果不做调节是否能看清近物或远物?人为什么会近视和远视?维生素A缺乏对视力有何影响?为什么?

眼是人体最重要的感觉器官。人脑所获得的关于周围环境的信息中,绝大部分来自视觉。

视觉(vision)是中枢对视网膜传入信息处理后形成的主观感觉,是通过视觉器官、视神经和视觉中枢的共同活动来完成的。眼是视觉器官,它由折光系统(附属结构)和感光系统(含有感光细胞的视网膜)组成(图9-1)。相对应的,眼具有两种功能:即折光成像和感光换能。外界物体的反射光线,经眼的折光系统折射后,成像于视网膜上,视网膜的感光细胞包括视锥细胞和视杆细胞是视觉感受器,视觉感受器的适宜刺激是380~760 nm的电磁波。视网膜的视杆细胞和视锥细胞能将外界光刺激所包含的视觉信息在视网膜内进行编码、加工,转变成神经冲动,沿着视神经传到视觉中枢,最后形成视觉。

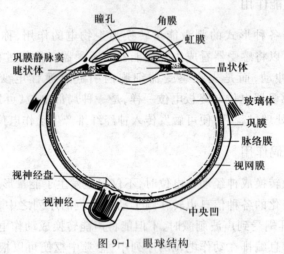

图9-1 眼球结构

一、眼的折光功能

(一)眼的折光与成像

眼的屈光系统(dioptric system)由角膜、房水、晶状体和玻璃体组成,这四种折光体都是透明且无血管分布的,但其折光率和曲率半径各不相同。

眼的成像机制与凸透镜的成像机制基本相似,但由于眼的屈光系统是由四个折光率和曲率半径各不相同的折光体所构成的复合透镜,因而光线在眼内的行进途径和成像相当复杂。为了研究和应用的方便,通常将这一复杂的屈光系统设计成与正常眼折光效果相同,但结构更为简单的等效光学系统或模型,称为简化眼。简化眼假定眼球的前后径20 mm,内容物为均匀的折光体,折光指数1.333,外界光线进入眼时,只发生一次折射。此球面的曲率半径为5 mm,即节点n在球形界面后5 mm的位置,后主焦点在节点后方15 mm处,相当于视网膜的位置。此模型与正常安静时的人眼一样,能使平行光线在视网膜上聚焦,形成清晰的物像(图9-2)。利用简化眼可以方便地计算出远近不同的物体在视网膜上成像的大小。

根据相似三角形原理,其计算公式为:

$$\frac{AB(物体的大小)}{Bn(物体到节点的距离)} = \frac{ab(物像的大小)}{bn(节点到视网膜的距离)}$$

其中bn不变,为15 mm,根据物体距节点的距离和物体的大小,就可算出物像的大小。

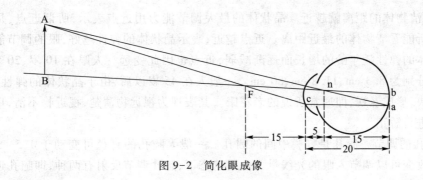

图 9-2 简化眼成像

（二）眼的调节

在日常生活中，眼所看到的物体远近不同、亮度不同，为了看清物体，眼睛要根据物体的距离和明暗情况进行调节。对于正常眼来说，视远物（6 m 以外）时，物体进入人眼的光线相当于平行光线，故不需要调节，光线经折射后可聚焦到视网膜上形成清晰的物像。而视近物（6 m 以内）时，入眼的光线呈辐射状，光线不经调节将聚焦到视网膜后方成像，眼必须进行相应的调节才能使折射后的光线聚焦到视网膜上成像从而被看清。眼的调节包括晶状体的调节、瞳孔的调节和眼球会聚，这三种调节方式是同时进行的，其中以晶状体的调节最为重要。

1. 晶状体调节　晶状体是一种富有弹性的折光体，呈双凸形，其周边部位借睫状小带附着在睫状体上。睫状体内有平滑肌，称为睫状肌，受动眼神经中的副交感神经纤维支配。晶状体的调节是根据所看物体的远近，通过反射活动改变晶状体的凸度，从而改变它的折光力，使入眼的光线经折射后总能聚焦在视网膜上。眼视远物时，睫状肌舒张，睫状小带拉紧，晶状体被拉成扁平状，折光能力减弱；眼视近物时，其光线呈辐射状，物像将落在视网膜的后面，在视网膜上形成模糊的物像，此信息传到视觉中枢后，反射性地引起睫状肌收缩，睫状小带松弛，晶状体靠自身的弹性变凸，折光能力增强，物像前移。晶状体随物体远近程度而进行不同程度的调节，最终使得物像总能落在视网膜上（图 9-3）。由于看近物时睫状肌处于收缩状态，所以，长时间地看近物，眼睛会感到疲劳，若经常超出调节限度，会使晶状体变凸，眼球比正常突出，最终导致近视。

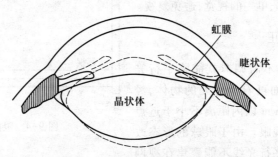

图 9-3　视近物晶状体和瞳孔的调节

晶状体的调节能力是有限的，主要取决于晶状体的弹性，弹性越好，晶状体变凸的能力就越强,能看清物体的距离就越近。晶状体的最大调节能力用近点表示,所谓近点,是指眼作最大调节时所能看清物体的最近距离。近点越近,表示晶状体的弹性越好,眼的调节能力也就越强。晶状体的弹性随年龄的增长而逐渐减弱,近点也因此变远。人眼在 10 岁、20 岁、60 岁的平均近点分别为 8.3 cm、11.8 cm、80 cm。一般人在 45 岁以后,由于晶状体的弹性下降,调节力减退加快,形成老视,即通常所说的老花眼。其表现为视远物清楚,视近物不清,可配戴适宜的凸透镜进行矫正。

2. 瞳孔的调节 瞳孔是虹膜中间的圆孔。一般人瞳孔的直径可变动于 1.5~8.0 mm,瞳孔大小的改变可以调节入眼的光线量。生理状态下,瞳孔调节反射有两种,即瞳孔近反射和瞳孔对光反射。

物体移近,在晶状体变凸的同时,瞳孔缩小,以限制进入眼球的光量。这种视近物时反射性引起双眼瞳孔缩小的现象称为瞳孔近反射。这种调节的意义在于,视近物时可减少由折光系统造成的球面像差和色像差,使视网膜成像更为清晰。

当光线强时,瞳孔缩小;当光线弱时,瞳孔变大。瞳孔这种随着光照强弱而改变大小的现象称为瞳孔对光反射。瞳孔对光反射具有双侧效应,即光照一侧瞳孔,两侧瞳孔同时缩小。其反射过程是,当强光照射到视网膜上时,产生的冲动经视神经传到瞳孔对光反射中枢,由动眼神经中的副交感神经纤维传出,使瞳孔括约肌收缩,瞳孔缩小。瞳孔对光反射的生理意义在于随着所视物体的明亮程度,改变瞳孔的大小,调节进入眼内的光线,使视网膜上的物像保持适宜的亮度,以便既可以在光线弱时能看清物体,又可以避免眼在光线强时受到损伤。瞳孔对光反射的中枢在中脑,临床上常把它作为判断中枢神经系统病变部位、全身麻醉的深度和病情危重程度的重要指标。

3. 眼球会聚 当双眼看近物时,两眼视轴向鼻侧会聚的现象,称为眼球会聚,也称辐辏反射。眼球会聚是由两眼球的内直肌收缩来完成的,是一种反射活动。其反射途径是在上述晶状体调节中传出冲动到达中脑的正中核后,再经动眼神经传到内直肌,引起该肌肉收缩,从而使双眼球会聚。两眼球会聚可使物像落在双眼视网膜的对称点上,从而产生立体、单一的视觉,避免复视。

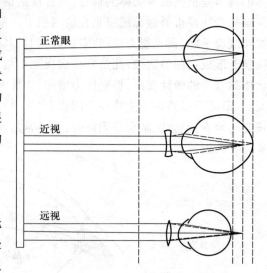

图 9-4 眼的屈光不正

（三）眼的屈光不正

正常眼的屈光系统不需调节就能将平行光线聚焦在视网膜上,因而可看清远处的物体,经过眼的调节,也能看清 6 m 以内距离不小于近点的物体,这种眼称为正视眼。由于眼球的形态改变或屈光系统异常,使平行光线不能聚焦在视网膜上,称为屈光不正,也称为折光异常,它包括近视、远视、散光三种(图 9-4)。其产生原因和矫正方法见表 9-1。

表 9-1 三种屈光不正的比较

屈光不正	原因及成像部位	特点	矫正方法
近视	眼球前后径过长或折光力过强,物像落在视网膜之前	远点、近点都近移	凹透镜
远视	眼球前后径过短或折光力过弱,物像落在视网膜之后	视物易疲劳及近点远移	凸透镜
散光	角膜经纬曲率不同,不能清晰成像	视物不清或物像变形	柱状透镜

 知识链接

预防近视的"三要四不看"

预防近视应坚持做到

(1) 三要:① 读写姿势要正确,眼与书的距离要在 33 cm 左右。② 看书、看电视或使用电脑 1 h 后要休息一下,要远眺数分钟。③ 要定期检查视力,认真做眼保健操。

(2) 四不看:① 不在直射的强光下看书。② 不在光线暗的地方看书。③ 不躺卧看书。④ 不走路看书。

二、眼的感光功能

视网膜是一层透明的神经组织膜,分为色素细胞层、感光细胞层、双极细胞层和神经节细胞层(图 9-5)。在视网膜的感光细胞层中,有视杆细胞和视锥细胞两种感光细胞,它们的功能是感光换能。由于两种感光细胞的结构和功能的不同,形成了功能上相互独立的两种感光系统,即视杆系统和视锥系统。当来自外界物体的光线,通过屈光系统进入眼内并在视网膜上形成物像时,物像就被感光系统所感受,并转变成神经冲动沿视神经传入中枢,经中枢分析处理后,最终形成主观意识上的视觉。

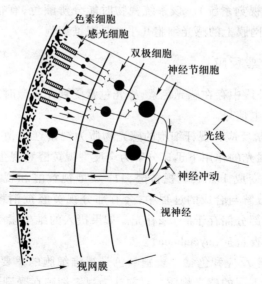

图 9-5 视网膜的结构及其联系

（一）视网膜的感光系统

视杆细胞和视锥细胞在形态上都可分为四部分,由外向内依次为外段、内段、胞体和终足（图9-6）。其中外段是感光色素集中的部位,在感光换能过程中起重要作用。视杆细胞外段呈长杆状,视锥细胞外段呈圆锥状。两种感光细胞都通过终足与双极细胞发生突触联系,双极细胞再和神经节细胞联系,神经节细胞的轴突构成视神经。在视神经穿过视网膜的地方形成视神经盘（又称视神经乳头）,此处没有感光细胞,故没有感光功能,是生理性盲点（blind spot）,大约在中央凹鼻侧的 3 mm 处。如果一个物体的成像正好落在此处,人将看不到该物体。正常时由于两眼视物,一侧盲点可被另一侧视觉补偿,所以,平时人们并不觉得有盲点的存在。

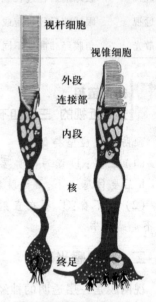

图 9-6　视杆细胞和
视锥细胞的结构

1. 视杆系统　是指由视杆细胞和与它有关的传递细胞等共同组成的感光换能系统。视杆细胞（rods）主要分布在视网膜的周边部,对光的敏感性高,能感受弱光刺激,故视杆系统又称为晚光觉系统（或暗视觉系统）。该系统不能分辨颜色,只能区别明暗,分辨率较低,视物时的精细程度较差。自然界以晚间活动为主的动物,如鼠、猫头鹰等,它们的感光细胞以视杆细胞为主。

2. 视锥系统　是指由视锥细胞和与它有关的传递细胞共同组成的感光换能系统。视锥细胞（cones）主要分布在视网膜的中央部,它对光的敏感性较低,只感受强光刺激,故视锥系统又称为昼光觉系统（或明视觉系统）。该系统视物时能分辨颜色,有很高的分辨率,白天活动的动物,如鸡、鸽等,其视网膜上的感光细胞几乎全是视锥细胞。

（二）视网膜的光化学反应

视网膜感光细胞的外段中存在感光色素,感光色素受到光刺激时,能产生一系列的光化学反应,把光能转换成生物电信号。

1. 视杆细胞的光化学反应　视杆细胞的感光物质为视紫红质,它由视蛋白和 11-顺型视黄醛构成。视紫红质在强光的作用下迅速分解为全反型视黄醛和视蛋白,在暗处,在异构酶的作用下,全反型视黄醛转变成 11-顺型视黄醛,11-顺型视黄醛和视蛋白重新合成视紫红质（图9-7）。视紫红质在分解与合成的过程中,会有部分视黄醛被消耗,视黄醛的生成有赖于食物中的维生素 A（相当部分储存于肝）来补充。如果摄入的维生素 A 长期不足,将导致视紫红质的再合成障碍,引起夜盲症（nyctalopia）。

2. 视锥细胞的光化学反应和色觉　辨别颜色是视锥细胞的重要功能。视网膜上有三种视锥细胞,分别含有三种不同的感光物质。目前认为视锥细胞在受到光照时,也发生了与视杆细胞类似的光化学反应,只是视蛋白分子结构的差异,决定了它们最敏感颜色的光波各不相同。关于色觉的形成,目前广为接受的是 20 世纪初提出的三原色学说。该学说认为,视网膜

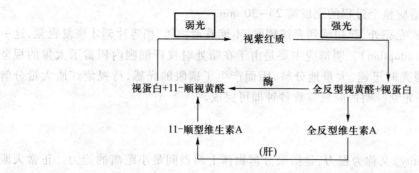

图 9-7 视紫红质的光化学反应

上有三种视锥细胞,分别能感受红、绿、蓝三种基本颜色。不同波长的光线作用于视网膜时,三种视锥细胞发生不同程度的兴奋,因而产生不同的色觉,如用红的单色光刺激,红、绿、蓝三种视锥细胞兴奋程度的比例为 4∶1∶0,产生红色色觉;比例为 2∶8∶1 时,产生绿色色觉。色觉是由于不同波长的光线作用于视网膜后在人脑引起的主观感觉,这是一种复杂的物理和心理现象。人眼大致可区分约 150 种颜色。

若视锥细胞数量或功能异常,则可出现色盲和色弱。色盲是一种色觉障碍,表现为对全部颜色或部分颜色缺乏分辨能力,因此色盲可分为全色盲或部分色盲。全色盲表现为不能分辨任何颜色,只能分辨光线的明暗,呈单色视觉。全色盲的人很少见,较为常见的是部分色盲。部分色盲又可分为红色盲、绿色盲和蓝色盲。色盲绝大多数是由遗传因素引起的,只有极少数是由视网膜的病变引起的。色弱是由于某种视锥细胞的反应能力较弱引起的,表现为对某种颜色的识别能力较正常人稍差。

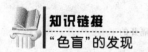
"色盲"的发现

色盲是指缺乏或完全没有辨别色彩的能力。那么,是谁发现了色盲症呢?18 世纪英国著名的化学家兼物理学家道尔顿在其母亲过生日的时候,买了一双"灰色"的袜子送给他母亲,母亲很奇怪,说:"你怎么让我穿这么鲜艳的樱桃红的袜子?"道尔顿觉得很惊讶,于是道尔顿就让其他家人来看,结果大家都说袜子是樱桃红色的。

道尔顿最后发现自己和弟弟的色觉与大多数人不同,他把这个现象称为"色盲",并发表了论文《论色盲》。道尔顿和他的弟弟是世界上最先被发现的色盲患者,色盲症又被称为"道尔顿症"。

三、与视觉有关的几种生理现象

(一)暗适应与明适应

人从光亮处突然进入暗处时,起初看不清物体,经过一段时间后,能逐渐看清暗处的物体,这一过程称为暗适应(dark adaption)。暗适应是由于在光亮处视杆细胞中的视紫红质大量分解,剩余量少,到暗处后视紫红质的再合成增多,暗视觉逐渐恢复,可见暗适应过程是视紫红质逐渐合成的过程。暗适应整个过程的完成需 25~30 min。

人从暗处突然进入光亮处,起初感到光线耀眼,不能看清物体,稍等片刻才恢复视觉,这一过程称为明适应(light adaption)。明适应主要是由于在暗处时视杆细胞内积蓄了大量的视紫红质,到光亮处遇到强光时迅速、大量地分解,因而产生了耀眼的光感,待视紫红质大量分解后,视锥细胞即恢复昼光觉。明适应只需数秒钟即可完成。

(二)视敏度

视敏度(visual acuity)又称为视力,是指眼分辨物体上两点间最小距离的能力。正常人眼的视敏度以人所能看清楚的最小视网膜像的大小为指标,大致相当于视网膜中央凹处一个视锥细胞的平均直径(4~5 μm)。通常以视角(visual angle)的大小来衡量,视角是指物体上两点发出的光线射入眼球后,在节点交叉时所形成的夹角。眼能辨别两点所构成的视角越小,表示视力越好。视力表就是根据这个原理设计的,视力表上 1.0 行的 E 字符号,每一字画的宽度和每两笔之间的距离均为 1.5 mm。此时相距 1.5 mm 的两个光点所发出的光线交叉所形成的夹角(即视角)为 1 分角,利用简化眼可算出此时视网膜像的大小正好为 5 μm。因此把能够辨认1.0行 E 字作为眼的正常视力的判断标准(图 9-8)。

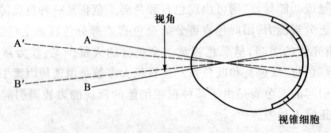

图 9-8 视力与视角示意

A,B 两点光源发出的光经节点不折射,形成的物像兴奋了两个被隔开的
视锥细胞,人眼能分辨出两点;A′,B′为远移了的两点光源,
形成的物像集中在一个视锥细胞上,人眼不能分辨出两点

(三)视野

单眼固定凝视正前方一点时,该眼所能看到的空间范围称为视野。由于感光细胞在视网膜上分布不同,在同一光照条件下,各种颜色的视野大小依次为:白色>黄色、蓝色>红色>绿色。另外,由于面部结构特征的影响,鼻侧与上侧视野较小,颞侧与下侧视野较大。临床上检查视野,有助于对某些视网膜、视觉传导通路病变的诊断。

第三节 听觉器官

学习导航

临床上耳聋分为传导性聋和感音性聋,两者在听力上有何异常?

听觉是由耳、听神经和听觉中枢的共同活动完成的。耳既是听觉器官,也是位置觉器官,包括外耳、中耳和内耳三部分。其中内耳可分骨迷路和膜迷路。膜迷路中不仅有听觉感受器,还有位置觉感受器。

一、外耳和中耳的功能

听觉的外周感觉器官是耳,听觉的适应刺激是频率为 20~20 000 Hz 的声波。每一种频率的声波都有一个刚能引起听觉的最小强度,称为听阈。耳分为外耳、中耳和内耳三部分,其中外耳和中耳是传音系统,内耳的耳蜗是感音系统,内耳的前庭和半规管则是位置觉和运动觉的感受器,与人体平衡功能有关(图 9-9)。听觉的产生过程是:声波通过传音系统(外耳和中耳)传到内耳,经内耳的换能作用将声波转化为神经冲动,沿着听神经传导至大脑皮质的听觉中枢,产生主观意识上的听觉。

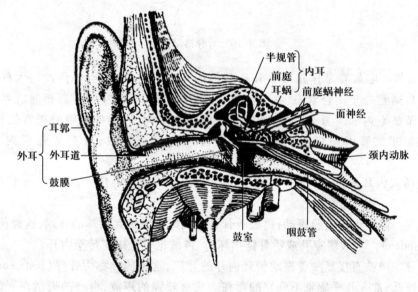

图 9-9　耳的结构

1. 外耳的功能　外耳由耳郭和外耳道组成。耳郭的形状有利于收集声波,还有助于判断声源方向,外耳道是声波传入的通道。

2. 中耳的功能　中耳主要包括鼓膜、鼓室、听骨链和咽鼓管等结构。中耳的主要功能是将空气中的声波振动高效地传到内耳淋巴液,其中鼓膜和听骨链在声音传递过程中起重要作用。

(1)鼓膜　鼓膜是椭圆形稍向内凹的半透明薄膜,是外耳道与鼓室的分界膜。它的形态和结构特点使它的振动与声波振动同步,能如实地将声波传递给听小骨。

(2)听骨链　听骨链由三块听小骨构成,从外到内依次为锤骨、砧骨和镫骨,锤骨柄附着于鼓膜,镫骨底与前庭窗相连(图 9-10)。三块听小骨形成固定角度的杠杆系统,声波由鼓膜经过听骨链传到前庭窗时,振动的幅度减小而压强增大,这样既可提高传音的效率,又可避免内耳损伤。

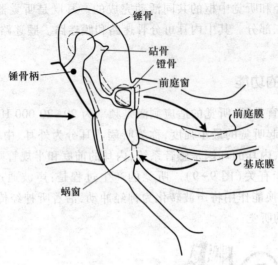

图 9-10 听骨链结构

（3）咽鼓管 咽鼓管是连接鼓室和鼻咽部的管道，鼓室内的空气借此与大气相通。其鼻咽部的开口通常处于闭合状态，在打呵欠、吞咽时开放，使鼓室与外界相通。咽鼓管的主要功能是调节鼓室内的压力，使之与外界大气压保持平衡，以维持鼓膜的正常位置、形状和振动性能。如咽鼓管因炎症被阻塞后，鼓室内的空气被吸收，可造成鼓膜内陷而影响听力。

3. 声波传入内耳的途径 声波可通过气导和骨导两种途径传入内耳，正常情况下，以气导为主。

（1）气导 声波引起鼓膜振动，再经听骨链和前庭窗膜传到内耳的耳蜗，这种传导称为气导（air conduction）。当鼓膜穿孔或听骨链损坏时，声波也可经蜗窗传至内耳。

（2）骨导 声波直接经颅骨振动传到内耳的耳蜗，这种传导称为骨导（bone conduction）。骨导的效率较低，常人几乎感觉不到它的存在。只有较强的声波、自己的说话声、气导障碍或将振动的物体直接和颅骨接触时，才以骨导为主。

临床工作中，常用音叉检查患者气导和骨导情况，协助诊断听觉障碍的病变部位和性质。气导明显受损，骨导的作用相对增强，表明传导性聋；若气导、骨导的作用均减弱，则表明耳蜗病变引起感音性聋。

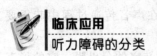

临床应用
听力障碍的分类

声波传导途径中任一部位受损都会产生听力障碍。临床上常用音叉检查气导和骨导受损情况，一般听力障碍可分为以下两种。

1. 传导性聋 一般指外耳或中耳的传导受到干扰所致的耳聋，常见的有中耳炎等。此类听力障碍可进行手术治疗改善听力。

2. 感音性聋 一般指内耳耳蜗神经受损所致的耳聋，常见的有先天性聋及药物中毒性聋等。此类耳聋的治疗效果较差，可使用助听器来帮助改善听力。

二、内耳的感音功能

内耳耳蜗是感音器官,它是一个形似蜗牛壳的骨质管道。在耳蜗的横断面上可见两个分界膜,一个是斜行的前庭膜、一个是横行的基底膜,这两个膜将耳蜗分成前庭阶、鼓阶和蜗管。前庭阶和鼓阶内充满外淋巴,两者通过耳蜗顶部的蜗孔相通。蜗管是一个盲管,里面充满内淋巴。基底膜上有螺旋器,为听觉感受器,由毛细胞及支持细胞等组成。毛细胞与耳蜗神经相连,每个毛细胞的顶端表面都有排列整齐的听毛,较长的听毛的顶端埋植在盖膜的胶状物质中,盖膜的内侧与耳蜗轴相连固定,另一侧悬浮于内淋巴中。这些装置共同构成感受声波的结构基础(图 9-11)。

1. 耳蜗的感音换能作用　耳蜗的感音换能作用是把传到耳蜗的机械振动转变成听神经上的神经冲动,即将机械能转变为生物电。在这个转变过程中,基底膜的振动至关重要。当声波传到内耳后,可通过内外淋巴振动继而引起基底膜振动,基底膜振动又带动螺旋器振动,于是毛细胞的顶端与盖膜之间发生移行运动,引起听毛弯曲,从而使毛细胞受到刺激而兴奋并产生电位变化即感受器电位,最后引起蜗神经产生动作电位,后者传入大脑皮质颞叶引起听觉。

2. 耳蜗对声音频率和强度的分析　耳蜗对声音频率的分析目前普遍采用行波学说来解释,该学说认为:基底膜的振动,首先发生在耳蜗底部,随后呈波浪状向耳蜗顶部传播。在振动传播过程中,幅度逐渐增大,到基底膜上的某一部位振幅达到最大。声波频率越高,行波传播得越近,最大振幅出现的部位越靠近基底膜底部;反之,声波频率越低,行波传播得越远,最大振幅出现的部位越靠近基底膜顶部。那么与该区域有关的毛细胞就会受到最大的刺激,来自基底膜不同区域的耳蜗神经纤维冲动传到听觉中枢,就能产生不同音调的感觉。

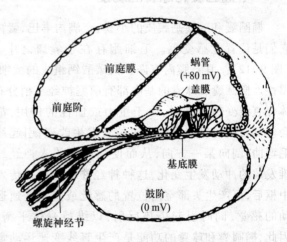

图 9-11　耳蜗蜗管切面结构

故临床上,耳蜗顶部受损主要影响低频听力,耳蜗底部受损主要影响高频听力。耳蜗对声音强度的分析,主要取决于基底膜振动幅度的大小。声音越强,基底膜振动幅度越大,受刺激而兴奋的耳蜗神经元数量越多,神经冲动的频率越高,传到中枢后,主观感觉声音的强度越强。

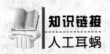

知识链接
人工耳蜗

人工耳蜗是一种植入式听觉辅助设备,其功能是使重度失聪的患者产生一定的声音知觉。与助听器等其他类型的听觉辅助设备不同,人工耳蜗的工作原理不是放大声音,而是利用植入内耳的电极,绕过内耳受损的部分,用电流直接刺激听神经,可使患者重获听觉。由于人工耳蜗是利用电刺激产生的听觉,因此植入者听到的不是自然声,而是一种畸变的声音,需要经过言语训练才能理解别人讲话。

大多数人工耳蜗设备由植入部分和体外部分组成。体外部分由麦克风、语音处理器,以及用于向植入部分发送指令的信号发射器组成。

第四节　前　庭　器　官

学习导航

为什么有的人容易晕车或晕船?

人在进行各种活动时正常姿势的维持依赖于视觉器官、前庭器官和本体感受器的协同活动,其中前庭器官的作用最为重要。前庭器官由椭圆囊、球囊和三个半规管组成,在调节肌紧张和维持身体平衡中发挥重要作用。

一、椭圆囊和球囊的功能

椭圆囊和球囊是膜质的小囊,充满内淋巴,囊内各有一囊斑,分别称为椭圆囊斑和球囊斑,它们是位置觉感受器。毛细胞存在于囊斑之中,其纤毛埋植在一种称为耳石膜的结构内(图9-12)。耳石膜内有许多由碳酸钙组成的微细耳石,相对密度大于内淋巴,因而有较大的惯性。椭圆囊和球囊的基底部有前庭神经末梢分布,当头部的空间位置发生改变时,或者当人体作直线变速运动时,由于重力或惯性的作用,都会使耳石膜与毛细胞的相对位置发生改变,引起纤毛弯曲,倒向某一方向,从而使相应的传入神经纤维发放的冲动发生变化,这种神经冲动的变化传入中枢后,可产生头部空间位置的感觉或直线变速运动的感觉,同时引起姿势反射,以维持身体平衡。因此,椭圆囊和球囊的功能是产生直线变速运动觉和头部空间位置觉。

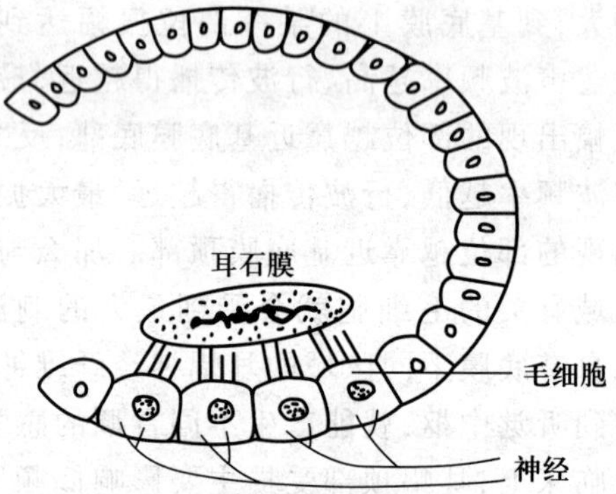

图9-12　囊斑结构

二、半规管的功能

半规管由三个互相垂直的半环形管道组成,分别代表空间的前、后、水平三个平面。每条半规管的一端都有一膨大的部分,称为壶腹。壶腹内有一块隆起的结构,称为壶腹嵴,壶腹嵴上有一排面对管腔的感受性毛细胞。半规管的功能是感受旋转变速运动。当身体围绕不同方向的轴做旋转运动时,相应半规管壶腹中的毛细胞因管腔中内淋巴的惯性运动而受到冲击,顶部纤毛向某一方向弯曲;当旋转停止时,又由于管腔中内淋巴的惯性作用,顶部纤毛向相反方向弯曲,从而使感受性毛细胞兴奋,神经冲动经前庭神经传入中枢,可引起眼震颤和躯体、四肢骨骼肌紧张性的改变,以调整姿势,保持平衡;同时冲动上传到大脑皮质,引起旋转的感觉。大脑正是根据两侧三对半规管传入的信号差别来判断旋转方向和旋转状态的。

三、前庭反应

当前庭器官受刺激而兴奋时,其传入冲动到达相应的神经中枢后,除引起运动觉和位置觉外,还可引起姿势调节反射和自主神经反应,这种现象称为前庭反应。

(一)前庭器官的姿势反射

当进行直线变速运动和头部运动时,可刺激椭圆囊和球囊,反射性引起颈部和四肢肌紧张的强度改变,以维持身体的平衡。例如,猫由高处跳下时,常常头部后仰而四肢伸直,作准备着地的姿势;而它一着地,则头前倾,四肢屈曲。这些都是直线加速运动引起前庭的姿势反射。当做旋转变速运动时,可刺激半规管,反射性地改变颈部和四肢的肌紧张,以维持姿势的平衡。例如,当人体向左侧旋转时,可反射性地引起左侧上、下肢伸肌和右侧屈肌的肌紧张加强,使躯干向右侧偏移,以防歪倒;而旋转停止时,可使肌紧张发生反向变化,使躯干向左侧偏移。综上所述,当发生直线变速运动或旋转变速运动时,产生的姿势反射常同发动这些反射的刺激相对抗,其目的在于使身体尽可能地保持原有的位置,以维持一定的姿势和平衡。

(二)前庭器官的自主神经反应

前庭器官受到过强、过久的刺激或前庭功能过敏时,常会引起自主神经功能失调,表现出一系列相应的内脏反应,如恶心、呕吐、眩晕、皮肤苍白、心率加快和血压下降等现象。晕车、晕船或晕机的原因就是前庭器官感受器受到过度刺激或前庭器官功能特别敏感所致。

(三)眼震颤

躯体做旋转运动时可引起眼球不随意的往返运动,称为眼震颤(nystagmus)。眼震颤主要是半规管受刺激引起的,不同的半规管受刺激引起的眼震颤的方向不同:两侧水平半规管受刺激时,引起水平方向的眼震颤;上后半规管受刺激时引起垂直方向的眼震颤。临床上常用检查眼震颤的方法来判断前庭器官的功能是否正常。

讨论角

正常人眼视 6cm 以内的近物时是如何进行调节的?

(陈慧勤　林佩璜)

第十章　神经系统功能

学习目标

1. 认知经典突触的概念及传递过程；外周神经递质（乙酰胆碱和去甲肾上腺素）及其受体；比较特异性投射系统和非特异投射系统，描述内脏痛的特征；叙述牵张反射的概念、类型和意义；说出自主神经系统的功能。

2. 说出神经纤维传导兴奋的特征；简述中枢神经元的联系方式，中枢兴奋传播的特征；简述大脑皮质第一体表感觉代表区及其投射规律；说出牵涉痛的概念及临床意义；叙述脑干对肌紧张的调节；简述小脑和基底核的运动调节功能；说出大脑皮质的主要运动区；自主神经系统的功能特征。举例说明人类条件反射的形成和生物学意义。

3. 简述自主神经系统的主要递质及其受体；简述突触后抑制的概念、特点和类型；躯体感觉的传入通路及丘脑在感觉传导方面的作用；自主神经的结构特征；列出各级中枢对内脏活动的调节。

神经系统是人体内起主导作用的调节系统，它可以直接或间接调控体内各系统和器官的功能活动，使之相互协调成为统一的整体，以适应机体内外环境的变化，维持生命活动的正常进行。神经系统由中枢神经系统和周围神经系统两大部分组成。中枢神经系统包括脑和脊髓，周围神经系统包括脑神经、脊神经和内脏神经。

第一节　神经元及反射活动的一般规律

> **学习导航**
>
> 神经系统是人体内起主导作用的调节系统，它要不断接受内、外环境变化的信息，通过信息传递使机体功能活动发生相应改变，以适应内外环境变化，从而维持生命活动的正常进行。神经系统是如何完成信息传递的？具有什么样的生理特征？

神经系统主要由神经细胞和神经胶质细胞构成。神经细胞又称神经元（neuron），具有接受刺激、传导冲动和整合信息的功能，是神经系统的结构和功能单位。神经胶质细胞简称胶质细胞，具有支持、保护和营养神经元的功能。

一、神经元和神经纤维

（一）神经元

神经元是神经系统的基本结构与功能单位，人类神经系统内约含 10^{11} 个神经元，虽然神经元的形状和大小差别很大,但一个典型的神经元分为胞体和突起两部分(图 10-1)。胞体可合成蛋白质,接受和整合传入的信息并发放冲动。突起分为树突和轴突。树突是由胞体向外延伸呈树枝状的分支,树突较短,一个神经元可有一至多个,主要功能是接受传入的信息。轴突只有一个,细而长,末梢有许多分支,每个分支末端膨大形成 **突触小体**(synaptosome)。轴突起始部分称为 **始段**(initial segment),神经元的动作电位一般在此处产生,以局部电流的形式沿轴突传导至末梢。轴突的主要功能是传导神经冲动,其末梢可释放递质。

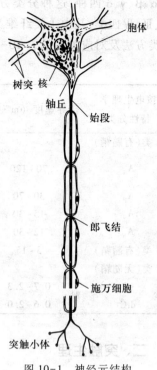

图 10-1 神经元结构

(二)神经纤维

1. 神经纤维的功能 神经纤维(nerve fiber)由神经元的长突起和外包髓鞘或神经膜组成。神经纤维的主要功能是传导兴奋,在神经纤维上传导的动作电位或兴奋称为神经冲动(nerve impulse)。神经纤维将兴奋传到神经末梢,通过释放神经递质来改变所支配组织的功能活动,这种作用称神经的功能性作用(functional action)。此外,神经末梢还经常释放某些营养性因子,持续地调整所支配组织的内在代谢活动,影响该组织的结构和生理功能,这种作用称为神经的营养性作用(trophic action)。在正常情况下神经的营养性作用不易被觉察,但在神经纤维损伤后就能明显地表现出来。例如,脊髓灰质炎患者一旦脊髓前角运动神经元受损,它所支配的肌肉将发生萎缩。

2. 神经纤维传导兴奋的特征

(1)双向性 实验条件下,刺激神经纤维上的任何一点,产生的动作电位可同时向两端传导,此即兴奋传导的双向性。

(2)生理完整性 神经纤维只有在其结构和功能都完整时才能传导兴奋。如果神经纤维受损(切断)、局部应用麻醉药物和冷冻,其结构或功能的完整性被破坏,均可使兴奋传导受阻。

(3)绝缘性 一条神经干内含有许多根神经纤维,但各条神经纤维在传导兴奋时一般不会相互干扰,此即神经纤维的绝缘性,其生理意义在于保证神经调节的精确性。

(4)相对不疲劳性 在实验条件下连续电刺激神经数小时,神经纤维可较持久地保持传导兴奋的能力,表现为相对不疲劳性,这是因为神经纤维兴奋的传导是通过局部电流传导的,传导具有不衰减性,且其传导兴奋时与突触传递相比耗能较少。

3. 神经纤维的传导速度 神经纤维传导兴奋的速度主要受纤维直径、髓鞘的有无、髓鞘的厚度及温度影响。一般直径较粗、有髓鞘的神经纤维传导速度较快,直径较细、无髓鞘的神经纤维传导速度较慢。在一定范围内,传导速度与温度成正比,当温度降至 0℃ 以下时就要发生传导阻滞,局部可暂时失去感觉,这就是临床上低温麻醉的依据。通过测定神经的传导速度,有助于诊断神经纤维的疾病和估计神经损伤的预后。

4. 神经纤维的分类 根据传导速度,可将神经纤维分为 A、B、C 三类,其中 A 类纤维又分为 α、β、γ、δ 四种,这种分类方法主要用于传出纤维;根据来源与直径,可将神经纤维分为 Ⅰ、Ⅱ、Ⅲ、Ⅳ四类,其中 Ⅰ 类纤维又分为 Ⅰa 和 Ⅰb 两种,这种分类方法主要用于传入纤维。两种分类方法及对应关系见表 10-1。

表 10-1 神经纤维的分类

按电生理学特性分类	传导速度/(m·s⁻¹)	纤维直径/μm	来源	按来源与直径分类
A 类(有髓鞘)				
Aα	70~120	13~22	肌梭、腱器官传入纤维 支配梭外肌的传出纤维	Ⅰ
Aβ	30~70	8~13	皮肤的触压觉传入纤维	Ⅱ
Aγ	15~30	4~8	支配梭内肌的传出纤维	
Aδ	12~30	1~4	皮肤痛、温觉传入纤维	Ⅲ
B 类(有髓鞘)	3~15	1~3	自主神经节前纤维	
C 类(无髓鞘)				
sC	0.7~2.3	0.3~1.3	自主神经节后纤维	
drC	0.6~2.0	0.4~1.2	背根中痛觉传入纤维	Ⅳ

二、突触生理

神经系统在发挥调节功能时,至少由两个或更多的神经元相互联系、共同协调来完成,神经元的联系方式最经典的是突触联系。突触(synapse)是神经元与神经元之间或神经元与效应器之间发生功能接触的部位,是传递信息的重要结构。

(一)经典的突触传递

1. 突触的分类 根据神经元相互接触的部位,突触通常分为轴-体突触、轴-轴突触和轴-树突触三类(图 10-2),其中,轴-树突触最为常见。

按突触后神经元的效应不同分为兴奋性突触和抑制性突触两类。按对突触后神经元的作用方式不同分为化学性突触和电突触。

2. 突触的微细结构 经典突触由突触前膜、突触间隙和突触后膜三部分构成(图 10-3)。突触前神经元轴突末梢分支膨大形成突触小体,贴附在另一个神经元表面,在此接触处各有一层膜隔开,突触小体的膜称为突触前膜,与之相对应的另一个神经元的胞体或突起的膜为突触后膜,突触前膜和突触后膜之间宽 20~40 nm 的间隙,称为突触间隙。突触前膜与突触后膜较一般的神经元膜稍厚,约 7.5 nm。突触小体的轴质内含有较多的线粒体和大量突触囊泡(也称为突触小泡)。突触囊泡直径为 20~80 nm,内含高浓度的神经递质。不同的突触小体内所含突触囊泡的大小、形状和递质种类不同,从而构成了人体内极为复杂的突触传递。

3. 突触传递的过程 突触前神经元的信息传递到突触后神经元导致其功能活动发生改变的过程称为**突触传递**(synaptic transmission)。经典的突触传递是一个电-化学-电的传递过程,其主要环节如下。

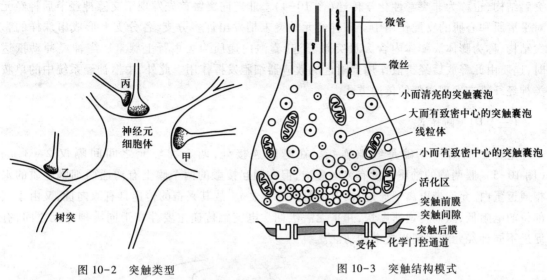

图 10-2 突触类型

甲:轴-体突触;乙:轴-树突触;丙:轴-轴突触

图 10-3 突触结构模式

突触前神经元兴奋,动作电位传至突触前神经元轴突末梢→突触前膜去极化→引起突触前膜上电压门控 Ca^{2+} 通道开放,Ca^{2+} 内流入突触小体→触发突触囊泡向前膜移动、融合,通过出胞作用,引起末梢递质的量子式释放→递质进入突触间隙后,经扩散抵达突触后膜,作用于后膜上特异性受体,引起后膜对某些离子通透性的改变→跨膜离子流动使突触后膜发生去极化或超极化的电位变化,产生兴奋性或抑制性突触后电位。

(1)兴奋性突触后电位 突触前神经元兴奋末梢释放兴奋性递质→递质经突触间隙扩散与突触后膜受体特异结合→提高了突触后膜对 Na^+、K^+,尤其是 Na^+ 的通透性,Na^+ 内流→突触后膜发生局部去极化电位变化,这种电位变化称为兴奋性突触后电位(excitatory postsynaptic potential,EPSP)。EPSP 是一种局部电位,当这种电位变化经总和达到阈电位水平时,便可激发突触后神经元产生动作电位,即产生兴奋效应。

(2)抑制性突触后电位 突触前神经元兴奋末梢释放抑制性递质→递质经突触间隙扩散与突触后膜受体特异结合→提高了突触后膜对 Cl^- 和 K^+,尤其是 Cl^- 的通透性,Cl^- 内流→突触后膜产生超极化电位变化,这种电位变化称为抑制性突触后电位(inhibitory postsynaptic potential,IPSP)。IPSP 也是一种局部电位,可以总和,它使突触后神经元的膜电位远离阈电位而不易爆发动作电位,即对突触后神经元产生了抑制效应。

实际上,一个突触前神经元的轴突末梢通常可发出多个分支,与多个突触后神经元构成突触联系,而一个突触后神经元也可与许多个神经元的轴突末梢构成突触联系,其中既有兴奋性突触,也有抑制性突触。他们分别产生的 EPSP 与 IPSP 可在突触后神经元的胞体进行整合。因此,一个神经元是兴奋还是抑制或兴奋与抑制的程度取决于这些突触传递产生的综合效应。

(二)非定向突触传递

非定向突触传递也是由神经递质作为媒介的化学性传递,但这种化学性传递没有经典的突触结构,也称为非突触性化学传递(图10-4)。非定向突触首先发现于交感神经节后神经元对平滑肌和心肌的支配作用中。该神经元轴突末梢发出许多分支,各分支上形成串珠样的膨大结构,称为膨体。膨体内含大量突触囊泡,囊泡内递质为去甲肾上腺素。当神经冲动抵达时,递质由此释放后经扩散作用到附近的效应器细胞发挥作用。此外,中枢神经系统中的单胺类神经纤维亦发现类似的传递方式。

(三) 电突触传递

电突触的结构基础是缝隙连接。在缝隙连接处,两个神经元之间间隔仅 2~3 nm (图10-5),膜两侧的轴质中没有突触囊泡,但在相互接触的两个膜上有沟通两细胞胞质的水相通道蛋白,允许带电离子通过;没有突触前后膜之分,故其兴奋的传递具有双向性;又由于该部位的电阻低,因而传递速度快,几乎无潜伏期。电突触传递主要存在于同类神经元之间,有促进不同神经元产生同步放电的功能。

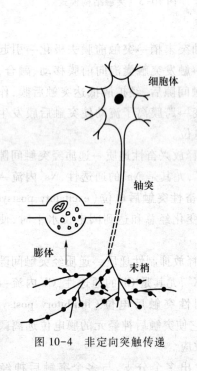

图 10-4 非定向突触传递

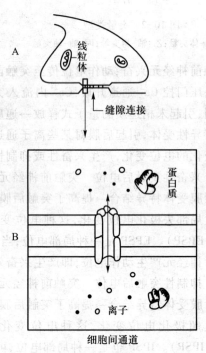

图 10-5 电突触传递
A. 缝隙连接处横切面　B. 为 A 图的放大模式图

三、神经递质

神经递质(neurotransmitter)是指由突触前神经元合成并释放,能特异性作用于突触后神经元或效应器细胞膜上的受体,并产生一定效应的特殊化学物质。神经递质的种类较多,按存在部位的不同,神经递质可分为外周神经递质和中枢神经递质两大类。

1. 外周神经递质　主要有乙酰胆碱(acetylcholine,ACh)和去甲肾上腺素(norepinephrine, NE 或 noradrenaline,NA),此外还发现有嘌呤类和肽类递质,它们主要存在于胃肠道。

2. 中枢神经递质

（1）乙酰胆碱　胆碱能神经元在中枢的分布极为广泛，在脊髓、脑干网状结构、丘脑、纹状体、边缘系统等处都有乙酰胆碱递质存在。乙酰胆碱是非常重要的神经递质，几乎参与了神经系统的所有功能，包括学习与记忆、觉醒与睡眠、感觉与运动、内脏活动等多方面的调节活动。

（2）胺类递质　包括多巴胺（DA）、去甲肾上腺素、肾上腺素、5-羟色胺（5-HT）和组胺等。它们分别组成不同的递质系统。

（3）氨基酸类递质　主要包括谷氨酸、γ-氨基丁酸和甘氨酸。

（4）神经肽　是指分布于神经系统中起递质或调质作用的肽类物质，包括速激肽、阿片肽、下丘脑调节肽、神经垂体肽、脑-肠肽（指在胃肠道和脑内双重分布的肽类物质）等，它们的种类和功能都极为复杂，在体内发挥着重要的作用。

（5）其他　嘌呤类递质主要有腺苷和ATP。腺苷是中枢神经系统中的一种抑制性调质，咖啡和茶的兴奋效应就是由于咖啡因和茶碱抑制腺苷的作用而产生的。气体分子一氧化氮（NO）和一氧化碳（CO），虽然不完全符合经典递质鉴定的一些条件，但所起的作用与递质完全相同，故也被视为神经递质。

四、反射中枢

神经调节的基本方式是反射（reflex）。有关反射及反射弧的基本概念已在绪论中讨论过，中枢神经系统是反射中枢所在之处，这里主要介绍中枢神经元的联系及中枢抑制。

（一）中枢神经元的联系方式

中枢神经元的联系方式很多，主要有辐散式、聚合式、链锁式、环式几种（图10-6）：

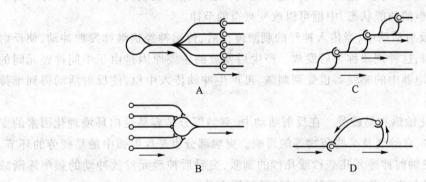

图 10-6　中枢神经元的联系方式
A. 辐散式；B. 聚合式；C. 链锁式；D. 环式

1. 辐散式联系　指一个神经元轴突末梢通过其分支与许多神经元形成突触联系，它能使一个神经元的兴奋引起许多神经元同时兴奋或抑制，有助于信息的扩散。该联系方式多见于传入通路。

2. 聚合式联系　指许多神经元通过其轴突末梢与一个神经元建立突触联系，有可能使来源于不同神经元的兴奋和抑制在同一个神经元上发生整合，导致后者兴奋或抑制。该联系方式有助于信息的总和，多见于传出通路。

3. 链锁式和环式联系

（1）中间神经元在扩布冲动的同时，通过其发出的侧支直接或间接地将冲动扩布到许多其他神经元，这种联系方式称链锁式。它可以在空间上扩大作用的范围。

（2）环式为一个神经元通过其轴突的侧支与中间神经元相连，中间神经元反过来再与该神经元发生突触联系，构成闭合环路。环式是后放和反馈的结构基础。

（二）中枢兴奋传播的特征

兴奋在中枢传递时需通过突触接替。这一过程比兴奋在神经纤维上的传导复杂得多，其特征主要表现为以下几个方面。

1. **单向传递**　经化学性突触传递时，兴奋只能由突触前神经元传递给突触后神经元，称为单向传递。这是因为神经递质通常由突触前末梢释放，与突触后膜的受体结合。

2. **中枢延搁**　兴奋通过中枢神经传播所需时间较长，这一现象称中枢延搁。中枢延搁主要消耗在突触传递上，包括突触前膜递质的释放、扩散，与突触后膜受体的结合，产生突触后电位等一系列过程。所以，在反射活动中，兴奋通过的突触数量越多，反射所需时间就越长。

3. **总和**　反射活动中，单根神经纤维传入冲动一般不能引起传出效应，而若干神经纤维的传入冲动同时到达同一中枢才可能产生传出效应。因为单根纤维传入冲动引起的突触后电位具有局部电位的性质，不足以引发外传性动作电位。但若干传入纤维引起的多个突触后电位可发生时间性总和与空间性总和，如达到阈电位即可爆发动作电位。若前一神经纤维是抑制性的，可发生抑制的总和。

4. **兴奋节律的改变**　反射活动中，传出神经（突触后神经元）与传入神经（突触前神经元）发放的冲动频率往往不同。这是因为传出神经的兴奋节律不仅取决于传入神经冲动的节律，还取决于反射中枢的功能状态，中枢可以改变兴奋的节律。

5. **后发放**　在反射活动中，当传入神经的刺激停止后，传出神经仍继续发放冲动，使反射活动仍持续一段时间，这种现象称为后发放。产生后发放的主要原因是由于中间神经元间的环式联系。此外，效应器中的感受器也受到刺激，可产生冲动传入中枢，使反射活动得到维持或纠正。

6. **对内环境变化敏感和易疲劳**　在反射活动中，突触部分是容易受内环境理化因素的变化，如缺氧、CO_2 过多、麻醉剂及某些药物等的影响。突触部分也是反射弧中最易疲劳的环节。在实验中连续给予突触前神经元几毫秒或几秒的刺激，突触后神经元发放冲动的频率逐渐减少。疲劳的产生可能与突触前神经元的神经递质耗竭有关。

（三）中枢抑制

中枢神经系统的反射活动既有兴奋，也有抑制，两者相辅相成，使反射活动按一定次序和强度协调地进行。根据抑制发生的部位，可将中枢抑制分为突触后抑制（postsynaptic inhibition）和突触前抑制（presynaptic inhibition）两类。

1. **突触后抑制（超极化抑制）**　突触后抑制由抑制性中间神经元释放抑制性递质，使突触后神经元产生抑制性突触后电位而引起。突触后抑制有以下两种形式。

（1）**传入侧支性抑制**　传入神经纤维兴奋某一中枢神经元的同时，经侧支兴奋一个抑制性中间神经元,进而使另一个中枢神经元抑制,这种现象称为传入侧支性抑制,又称交互抑制。例如,引起屈肌反射的传入纤维进入脊髓后,一方面兴奋支配屈肌运动的神经元,同时通过侧支兴奋抑制性中间神经元,进而抑制伸肌运动神经元,从而引起屈肌收缩而伸肌舒张,以完成屈肌反射(图 10-7)。其意义是使不同中枢之间的活动协调起来。

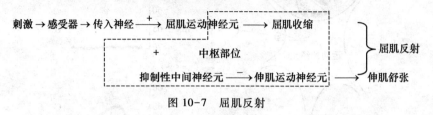

图 10-7 屈肌反射

(2)回返性抑制 一个中枢神经元的兴奋活动,可通过其轴突侧支兴奋一个抑制性中间神经元,后者经其轴突返回来抑制原先发动兴奋的神经元及同一中枢的其他神经元,这种现象称回返性抑制。例如,脊髓前角 α 运动神经元发出轴突支配骨骼肌运动,与此同时轴突发出侧支,兴奋闰绍细胞(抑制性中间神经元,递质是甘氨酸),闰绍细胞的轴突返回,与脊髓前角 α 运动神经元及协同肌运动神经元的胞体构成抑制性突触(图 10-8)。这种突触后抑制是一种负反馈抑制,其意义在于防止神经元过度、过久的兴奋,并促使同一中枢内许多神经元的活动同步化。

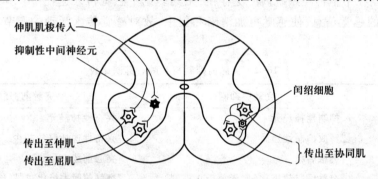

图 10-8 突触后抑制

左侧表示传入侧支性抑制,右侧表示回返性抑制

2. 突触前抑制(去极化抑制) 指通过改变突触前膜的活动而使突触后神经元兴奋性突触后电位降低而引起的抑制。其结构基础是轴-轴式突触(图 10-9)。轴突 A 与轴突 B 构成轴-轴式突触,轴突 A 的末梢又与运动神经元 C 的胞体形成轴-体式突触。当刺激轴突 A 时,可使神经元 C 产生 10 mV 的兴奋性突触后电位。当刺激轴突 B 时,该运动神经元不产生反应。如果先刺激轴突 B,在一定时间间隔后再刺激轴突 A,则可使神经元 C 产生的兴奋性突触后电位减小,仅有 5 mV。这说明轴突 B 的活动能降低轴突 A 的兴奋作用,也即产生突触前抑制。其原因可能是由于轴突 B 兴奋时,末梢释放递质 γ-氨基丁酸,使轴突 A 末梢去极化(跨膜静息电位减小),使传到末梢 A 的动作电位幅度变小,结果使进入末梢 A 的 Ca^{2+} 减少,从而使末梢 A 释放的兴奋性递质减少,最终导致该运动神经元 C 产生的兴奋性突触后电位幅度降低。

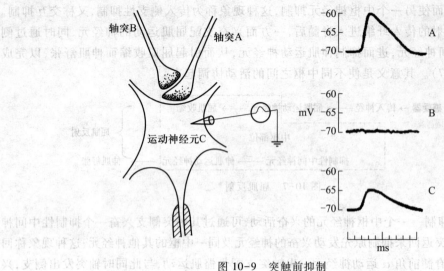

图 10-9 突触前抑制

A. 单独刺激轴突 A,引起兴奋性突触后电位;B. 单独刺激轴突 B,不引起突触后电位;

C. 先刺激轴突 B,再刺激轴突 A,引起的兴奋性突触后电位减小

突触前抑制在中枢神经系统内广泛存在,尤其多见于感觉传入途径中。其意义是控制从外周传入中枢的感觉信息,使感觉更加清晰和集中,故对感觉传入活动的调节具有重要作用(表 10-2)。

表 10-2 突触前抑制与突触后抑制比较

项目	突触后抑制	突触前抑制
突触前神经元	抑制性神经元	兴奋性神经元
递质释放	释放抑制性递质	兴奋性递质释放减少
抑制部位	突触后膜	突触前膜
抑制机制	突触后膜超极化(属于超极化抑制)	突触前膜去极化减弱(属于去极化抑制)
突触后电位变化	产生 IPSP	产生的 EPSP 减少或不产生
生理作用	调节传出神经元的活动,及时终止神经元活动,使不同中枢间或同一中枢内神经元活动相互协调	调节传入神经元的活动,控制外周信息的传入

第二节 神经系统的感觉功能

学习导航

人是如何产生感觉的?为什么睡眠状态下不能产生特定感觉?

体内外各种刺激作用于感受器,然后被转换成传入神经上的神经冲动,并通过特定的神经通路传向特定的中枢加以分析处理,从而产生各种特定的感觉。中枢神经系统的各级部位在感觉的产生中发挥着不同的作用。

一、脊髓的感觉传导功能

脊髓是重要的感觉传导通路。脊髓的感觉传导通路主要有躯干、四肢的浅感觉和深感觉传导通路。浅感觉传导通路主要传导痛觉、温度觉和粗略触压觉,其传入纤维经后根进入脊髓,在同侧脊髓后角更换神经元后交叉到中央管的对侧,再向上形成脊髓丘脑侧束和脊髓丘脑前束抵达丘脑。深感觉传导通路主要传导本体感觉、精细触压觉,其传入纤维由后根进入脊髓后,在同侧脊髓后索上行至延髓的薄束核和楔束核,换元后再交叉到对侧,通过内侧丘系抵达丘脑。由于浅感觉传导通路是先交叉再上行,而深感觉传导通路是先上行再交叉。当脊髓半离断时,离断的对侧断面以下的肢体发生浅感觉障碍,离断的同侧断面以下的肢体发生深感觉和辨别觉障碍。

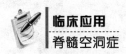

临床应用
脊髓空洞症

脊髓空洞症患者,中央管部分有空腔形成,破坏了在中央管前进行交叉的浅感觉传导路径,造成浅感觉障碍。但由于痛、温觉传入纤维进入脊髓,在进入水平的 $1 \sim 2$ 个节段内更换神经元交叉至对侧,而粗略触压觉传入纤维进入脊髓后分成上行与下行纤维,分别在多个节段内更换神经元交叉至对侧,因此较局限地破坏中央管前交叉的浅感觉传导路径,仅使相应节段双侧皮节的痛、温觉发生障碍。而粗略触压觉基本不受影响,造成脊髓空洞症患者痛、温觉和粗略触压觉障碍分离现象。

二、丘脑及其感觉投射系统

大脑皮质不发达的动物,丘脑是感觉的最高级中枢。在人类,除嗅觉以外的各种感觉传导通路都要在丘脑更换神经元,然后再由丘脑发出向大脑皮质的投射纤维。因此,丘脑是感觉传导的总换元站,在此对感觉传入信息进行粗略的分析与综合,并向大脑皮质发出纤维,决定大脑皮质的觉醒及感觉功能。

(一)丘脑的核团

丘脑是由大量神经元组成的神经核团集群,依功能大致分为三大类(图 10-10)。

1. 特异感觉接替核 主要有腹后核(包括腹后内侧核与腹后外侧核)、外侧膝状体、内侧膝状体等,它们接受感觉的投射纤维,经换元后发出纤维投射到大脑皮质特定的感觉区。此类核团是所有特定感觉(嗅觉除外)传向大脑皮质的换元接替站,对特异性感觉的形成起重要作用。

2. 联络核 主要有丘脑前核、腹外侧核、丘脑枕等。它们不直接接受感觉的投射纤维,而是接受丘脑特异感觉接替核和其他皮质下中枢的纤维投射,经换元后发出纤维投射到大脑皮质某一特定区域。它们是各种感觉通向大脑皮质的联系与协调部位。

3. 非特异投射核 主要是髓板内核群,包括中央中核、束旁核等。它们一般无直接投射到大脑皮质的纤维,而是通过多突触的换元接替,再弥散地投射到整个大脑皮质各区,与大脑

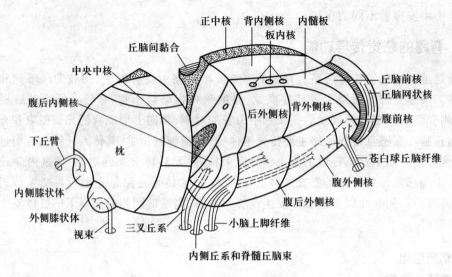

图 10-10 丘脑主要核团

皮质有着广泛的联系,对维持和改变大脑皮质的兴奋状态有重要作用。

(二)丘脑的感觉投射系统

根据丘脑各部分向大脑皮质投射特征的不同,可将丘脑的感觉投射系统分成两大系统(图 10-11)。

1. 特异投射系统 经典的感觉传导路(嗅觉除外)上行到丘脑,在丘脑的特异感觉接替核和联络核换元后,发出纤维投射到大脑皮质的特定区域称特异投射系统(specific projection system)。特异投射系统最终投射到大脑皮质的特定区域,具有点对点的投射关系,主要终止于皮质的第 4 层细胞,特异投射系统的主要功能是引起特定的感觉,并激发大脑皮质发出神经冲动。切断其中的某一传导路,则引起某种特定感觉障碍。

2. 非特异投射系统 经典的感觉传导路的第二级神经元的纤维通过脑干时,发出许多侧支,与脑干网状结构的神经元发生突触联系,经多次换元,抵达丘脑的髓板内核群,由此发出纤维,弥散性投射到大脑皮质的广泛区域,称为非特异投射系统(unspecific projection system)。该系统与皮质不具有点对点的投射关系,不能引起各种

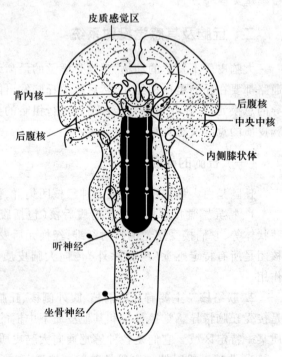

图 10-11 感觉投射系统

特定感觉,其主要功能是维持和改变大脑皮质兴奋状态。

正常情况下,只有在非特异投射系统维持大脑皮质清醒状态的基础上,特异投射系统才能发挥作用,形成清晰的特定感觉。而非特异投射系统的传入冲动又来源于特异投射系统的感觉传入信息,两者相互协调和配合,才能使人既处于觉醒状态,又产生各种特定的感觉(表 10-3)。

表 10-3　特异投射系统、非特异投射系统比较表

项目	特异投射系统	非特异投射系统
传导途径	有专一传导途径	无专一传导途径
传入神经元接替	经较少(一般为三级)神经元接替	经多个神经元接替
丘脑接替核群	感觉接替核及联络核	髓板内核群
投射部位	大脑皮质特定区域	大脑皮质广泛区域
感觉与大脑皮质	有点对点对应关系	无点对点对应关系的定位关系
主要功能	产生特定感觉,激发大脑皮质发出神经冲动	维持和改变大脑皮质兴奋性,使大脑维持觉醒状态
损伤表现	特定感觉丧失	昏睡

动物实验研究发现,电刺激中脑网状结构,可唤醒动物,出现觉醒状态的脑电波,若在中脑头端切断脑干网状结构,则引起类似睡眠的现象和相应的脑电波,这说明脑干网状结构内存在着具有上行唤醒作用的功能系统,这一系统被称为网状结构上行激活系统(ascending activating system)。现在认为,该系统的作用主要是通过丘脑非特异投射系统来完成的。动物实验及临床发现,损伤或阻断此系统,机体将处于昏睡状态。由于此系统是一种多突触换元接替,所以易受药物影响而发生传导阻滞。例如巴比妥类药物的催眠作用、乙醚的麻醉作用都与阻断上行激活作用有关。

三、大脑皮质的感觉分析功能

各种感觉传入冲动最终到达大脑皮质,经过精细的分析、综合产生相应的感觉。因此,大脑皮质是感觉分析的最高级中枢。

(一)体表感觉代表区

全身体表感觉在大脑皮质的投射区主要位于中央后回,称为第一感觉区。第一感觉区产生的感觉定位明确,性质清晰,投射规律为:① 交叉投射,即左侧躯体的感觉投射在右侧皮质,右侧躯体的感觉投射在左侧皮质,但头面部感觉的投射是双侧的。② 投射区域的空间排列是倒置的,但头面部的内部安排仍是正立的。③ 投射区的大小与躯体感觉的灵敏度有关,感觉灵敏度高的如拇指、示指、口唇的皮质代表区范围较大(图 10-12)。

在中央前回和岛叶之间还存在第二感觉区,其面积较小,向此区的感觉投射亦有一定的分野,但不如中央后回那么完善和具体,投射区域的空间安排是正立和双侧性的。第二感觉区对感觉仅有粗糙的分析作用,定位也较差,切除后并不产生显著的感觉障碍。此外,第二感觉区

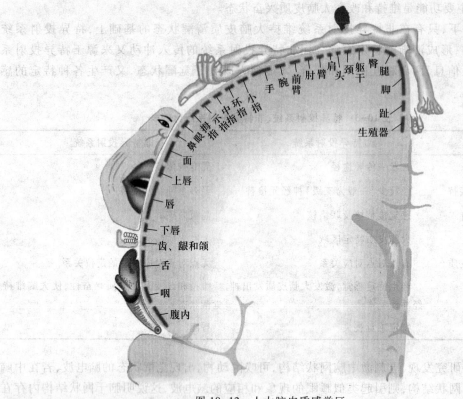

图 10-12　人大脑皮质感觉区

还接受痛觉传入的投射。

(二) 本体感觉代表区

本体感觉是指肌肉、关节等的位置觉与运动觉,代表区主要在中央前回(中央前回也是运动区)。它们接受来自肌肉、肌腱和关节等处的感觉信息,以感知身体在空间的位置、姿势及身体各部分在运动中的状态。

(三) 内脏感觉代表区

内脏感觉的代表区位于体表第一、二感觉区、运动辅助区和边缘系统等皮质部位。它与体表感觉投射区有较多重叠,但其投射区较小,且不集中,这可能是内脏感觉定位不够准确和性质模糊的原因之一。

(四) 视觉代表区

视觉代表区在枕叶距状裂的上、下缘。左眼颞侧和右眼鼻侧视网膜的传入纤维投射到左侧枕叶皮质,而右眼颞侧和左眼鼻侧视网膜的传入纤维投射到右侧枕叶皮质。另外,视网膜的上半部传入纤维投射到距状裂的上缘,下半部传入纤维投射到它的下缘,视网膜中央的黄斑区投射到距状裂的后部(图 10-13)。

(五) 听觉代表区

听觉代表区位于颞叶的颞横回和颞上回。听觉的投射是双侧性的,即一侧皮质代表区接受双侧耳蜗听觉感受器传来的冲动。不同音频的感觉信号在听觉皮质的投射有一定的分野。

(六) 嗅觉与味觉代表区

嗅觉代表区位于边缘叶的前底部,味觉代表区在中央后回头面部感觉区的下侧。

四、痛觉

痛觉是人体受到伤害性刺激时产生的一种复杂感觉,常伴有不愉快的情绪活动和防卫反应。作为机体受损害时的报警系统,痛觉具有保护性作用。疼痛常是许多疾病的一种症状,剧烈的疼痛还可引起休克,故认识疼痛的产生及其规律具有重要意义。

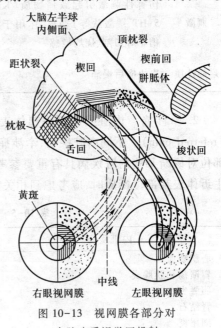

图 10-13 视网膜各部分对大脑皮质视觉区投射

(一) 痛觉感受器

痛觉感受器是游离的神经末梢,是一种化学感受器。当伤害性刺激作用于机体时,导致局部组织释放 K^+、H^+、组胺、缓激肽、前列腺素等内源性致痛因子,这些致痛因子可使游离神经末梢去极化,产生神经冲动传入中枢而引起感觉。

(二) 皮肤痛觉

当伤害性刺激作用于皮肤时,可先后出现快痛与慢痛两种性质的痛觉。快痛是受刺激后立即出现的尖锐的刺痛,其特点是产生和消失迅速、感觉清楚、定位明确。慢痛一般在受刺激后 0.5~1.0 s 甚至更长时段后出现,常为强烈的烧灼痛,其特点是定位不准确、持续时间较长、常难以忍受,并伴有心率加快、血压升高、呼吸改变及情绪变化等。

(三) 内脏痛与牵涉痛

1. 内脏痛 内脏痛是内脏器官受到伤害性刺激时产生的疼痛感觉。与皮肤痛相比,内脏痛具有以下显著特点:① 定位不准确,这是内脏痛最主要的特点。② 发生缓慢,持续时间较长,即主要表现为慢痛。③ 对机械性牵拉、痉挛、缺血、炎症等刺激敏感,而对切割、烧灼等通常引起皮肤痛的刺激则不敏感。④ 常伴有不愉快的情绪活动和出汗、恶心、血压降低等自主神经反应(表 10-4)。

内脏痛是临床常见症状之一,可因各种原因引起,常见的有组织缺血、肌肉痉挛、炎性反应等,心绞痛就是因心肌缺血而引起疼痛的典型例子。

表 10-4 皮肤痛与内脏痛的比较

项目	皮肤痛	内脏痛
刺激	伤害性刺激引起致痛物质（K^+、H^+、组胺、5-HT、缓激肽等）释放、作用于游离神经末梢。对切割、烧灼敏感	切割、烧灼一般不引起疼痛，对机械牵拉、缺血、痉挛和炎症敏感，也可由某些致痛物质作用引起
疼痛性质	先快痛后慢痛	缓慢、持续、定位不精确，对刺激分辨能力差，常伴有情绪反应和牵涉痛

2. 牵涉痛　内脏疾病可引起体表特定部位发生疼痛或痛觉过敏，这种现象称为牵涉痛（referred pain）。不同内脏疾病，牵涉痛发生的部位不同，而且具有一定规律。了解牵涉痛的部位对诊断某些内脏疾病具有重要参考价值（表 10-5）。医护工作者掌握了这个规律，在病人主诉体表某部位疼痛时，应考虑到相关内脏疾病的存在，以免引起误诊或漏诊。

表 10-5 常见内脏疾病牵涉痛的部位

内脏疾病	体表疼痛部位
心肌缺血	心前区、左肩、左臂尺侧或左颈部
胃溃疡和胰腺炎	左上腹、肩胛间
胆囊炎	右上腹、右肩胛区
肾结石	腹股沟区
阑尾炎	上腹部或脐周

第三节　神经系统对躯体运动的调节

学习导航

李先生，25 岁，不慎从高处坠下，头部右侧着地，当即昏迷，4~5 min 后清醒，入院 2 h 后又出现神志不清，随后昏迷不清，体检：右侧瞳孔散大，对光反射消失，左侧肢体瘫痪，测血压 150/90 mmHg，心率 65 次/min，呼吸深慢，16 次/min。临床诊断"硬脑膜外血肿"。本节内容将告诉你患者为何出现昏迷、左侧肢体瘫痪。

人和动物的躯体运动包括姿势和运动两个方面。姿势是运动时的背景或基础，躯体的各种姿势和运动都是在神经系统的控制下，通过骨骼肌的收缩和舒张活动完成的。

一、脊髓对躯体运动的调节

脊髓是完成躯体运动的最基本反射中枢，通过脊髓能完成一些比较简单的躯体运动反射，包括牵张反射、屈肌反射和交叉伸肌反射等。在体内，脊髓反射受高位中枢调节。

（一）脊髓的运动神经元和运动单位

脊髓前角存在大量支配骨骼肌的 α 运动神经元和 γ 运动神经元，其末梢释放的递质是乙酰胆碱。

1. α运动神经元　支配梭外肌纤维,该神经元数量较多,胞体较大,神经纤维较粗,轴突末梢分出许多分支,每一分支均支配一根骨骼肌纤维,因此该神经元兴奋会引起其所支配的许多肌纤维收缩。由一个α运动神经元及其所支配的全部肌纤维组成的功能单位,称为运动单位(motor unit)。

2. γ运动神经元　该神经元较少,胞体较小,分散在α运动神经元之间,其发出 A_γ 类纤维支配骨骼肌的梭内肌纤维,可调节肌梭对牵张刺激的敏感性。

(二)脊休克

在机体内,脊髓的活动经常处于高位中枢的调控之下,其自身所具有的功能不易表现出来。为了研究脊髓本身具有的功能,在动物实验中常将脊髓与延髓的联系切断(在第五节颈髓水平以下切断,保持动物的呼吸功能),这种动物称为脊髓动物,简称脊动物。当脊髓与高位中枢突然离断后,断面以下的脊髓会暂时丧失反射活动能力而进入无反应的状态,这种现象称为脊髓休克,简称脊休克(spinal shock)。

脊休克主要表现为横断面以下脊髓所支配的躯体和内脏反射活动均减弱以至消失,如骨骼肌的紧张性降低甚至消失,外周血管扩张,血压下降,发汗反射消失,粪、尿潴留。脊休克是暂时现象,之后,一些以脊髓为基本中枢的反射活动可逐渐恢复,其恢复速度和程度与动物的进化程度有关,因为不同动物的脊髓反射对高位中枢的依赖程度不同。如蛙在脊髓离断后数分钟内即恢复,犬需数天时间,而人类恢复最慢,需数周至数月。恢复过程中较简单和较原始的反射先恢复,如屈肌反射、腱反射等,较复杂的反射恢复慢,如对侧伸肌反射、搔反射等。在躯体反射恢复后,部分内脏反射活动也随之恢复,如血压逐渐回升到一定水平,并具有一定程度的排便、排尿能力。但此时的反射功能并不完善,往往不能很好地适应机体生理功能的需要。例如,基本的排尿反射可以进行,但排尿不受意识控制,而且排不干净,一些屈肌反射可能过强,汗腺可过度分泌等。离断面以下的知觉和随意运动能力将永久丧失。

脊休克的产生,并不是由脊髓切断的损伤刺激所引起,而是由于离断面以下的脊髓突然失去高位中枢的调控而兴奋性极度低下所致。因为脊休克恢复后若再次切断脊髓,脊休克不会重现。脊休克的产生与恢复,说明脊髓可以独立完成一些简单的反射活动,但正常情况下,这些反射在高位中枢的控制下不易表现出来。

(三)脊髓的躯体反射

1. 屈肌反射与对侧伸肌反射　脊椎动物的皮肤受伤害性刺激时,可反射性引起受刺激一侧肢体的屈肌收缩而伸肌舒张,表现为肢体屈曲,这种反射称为屈肌反射。屈肌反射使肢体脱离伤害性刺激,具有保护性意义。

屈肌反射的程度与刺激强度有关。如果受到的伤害性刺激较强,则在同侧肢体屈曲的同时,对侧肢体出现伸直的反射活动,称为对侧伸肌反射。对侧伸肌反射使对侧肢体伸直以支持体重,具有维持姿势保持平衡的作用,是一种姿势反射。

2. 牵张反射　有神经支配的骨骼肌受到外力牵拉而伸长时,能反射性地引起受牵拉的同一肌肉收缩,称为牵张反射(stretch reflex),它是维持机体姿势及完成躯体运动的基础。

（1）牵张反射类型 腱反射(tendon reflex)和肌紧张(muscle tonus)。

腱反射指快速牵拉肌腱时发生的牵张反射,它表现为被牵拉肌肉迅速而明显地缩短,属于单突触反射,如膝反射、跟腱反射、肘反射等。临床上常采用检查腱反射的方法,来了解神经系统的某些功能状态,如果腱反射减弱或消失,提示该反射弧的某个部分,如传入或传出通路、脊髓中枢部分有损伤;而腱反射亢进,则提示高位中枢病变,如大脑皮质运动区受损等。

肌紧张指缓慢持续牵拉肌腱时发生的牵张反射,表现为受牵拉的肌肉发生持续而缓慢的收缩反应,是多突触反射。肌紧张是由肌肉中的肌纤维轮流收缩产生的,所以不易发生疲劳,产生的收缩力量也不大,不会引起躯体明显的位移。肌紧张是维持躯体姿势最基本的反射活动,也是其他姿势反射的基础。

（2）牵张反射的反射弧 牵张反射的感受器存在于肌肉中的肌梭(图 10-14),传入神经是该感受器的传入神经纤维,初级中枢是脊髓的 α 运动神经元胞体,传出神经是该神经元的轴突,效应器是梭外肌。因此,牵张反射反射弧的显著特点是感受器和效应器在同一肌肉中。

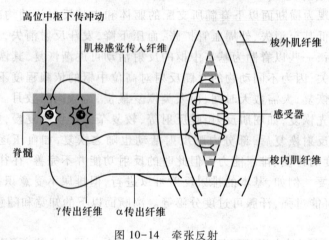

图 10-14 牵张反射

二、脑干对躯体运动的调节

脑干对肌紧张的调节主要是通过脑干网状结构易化区和抑制区的活动而实现的。

（一）脑干网状结构易化区和抑制区

1. 易化区及其作用 脑干网状结构中有加强肌紧张及肌肉运动的区域,称为易化区。易化区的范围较广,包括延髓网状结构的背外侧部分、脑桥被盖、中脑的中央灰质及被盖,也包括脑干以外的下丘脑和丘脑中线核群等结构(图 10-15)。易化区的主要作用是加强肌紧张及肌运动。易化区具有持续自发放电活动,其作用途径是通过网状脊髓束下行兴奋性纤维完成。易化肌紧张的中枢结构除上述结构外,还有前庭核、小脑前叶两侧部和后叶中间部等部位,这些区域的功能可能是通过加强易化区的活动使脊髓的牵张反射活动加强。

2. 抑制区及其作用 脑干网状结构中抑制肌紧张及肌肉运动的区域,称为抑制区。抑制区较小,主要位于延髓网状结构腹内侧部分(图10-15)。抑制区的主要作用是抑制肌紧张及肌运动。抑制区本身无自发放电活动,只有在高位中枢的始动作用下,才发挥下行抑制作用,主要通过网状脊髓束的下行抑制性纤维实现的。此外,大脑皮质运动区、纹状体、小脑前叶蚓部等处区域也有抑制肌紧张的作用,这种作用可能是通过加强脑干网状结构抑制区的活动实现的。

正常情况下,易化区的活动较强,抑制区的活动较弱,两者在一定水平上保持相对平衡,以维持正常的肌紧张。

(二)去大脑僵直

在动物中脑上、下丘之间切断脑干,动物会出现四肢伸直、头尾昂起、脊柱挺硬等伸肌过度紧张的现象,称去大脑僵直(decerebrate rigidity)(图10-16)。产生去大脑僵直的原因是切断了大脑皮质、纹状体等部位与脑干网状结构的功能联系,抑制区失去了高位脑中枢的始动作用,造成易化区和抑制区之间的活动失衡,易化区活动明显占优势,导致一系列伸肌紧张加强的表现。当人类患某些脑部疾病时,也可以出现头后仰、上下肢僵硬伸直、角弓反张等类似动物去大脑僵直的现象,提示病变已严重侵犯脑干,是预后不良的信号。

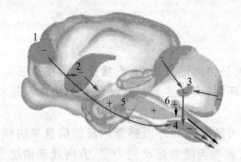

图10-15 猫脑干网状结构下行抑制和易化系统
+表示易化区;-表示抑制区;1. 大脑皮质;2. 尾状核;
3. 小脑;4. 网状结构抑制区;5. 网状结构易化区;6. 延髓前庭核

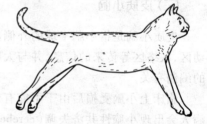

图10-16 去大脑僵直

三、小脑对躯体运动的调节

小脑对于维持姿势、调节肌紧张、协调和形成随意运动有重要的作用。根据小脑的传入和传出纤维联系,可将小脑分为三个主要的功能部分,即前庭小脑、脊髓小脑和皮质小脑(图10-17)。

(一)前庭小脑

前庭小脑主要由绒球小结叶构成。实验证明,切除绒球小结叶的猴,平衡功能严重失调,身体倾斜,站立困难,但其他随意运动仍能协调。临床上也观察到,第四脑室附近肿瘤的患者,由于压迫损伤绒球小结叶,可出现身体平衡功能严重失调的症状。患者将站立不稳,身体倾斜、容易跌倒、步态蹒跚等,说明前庭小脑具有维持身体平衡的功能。

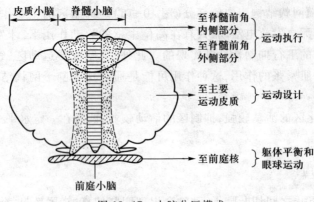

图 10-17　小脑分区模式

(二) 脊髓小脑

脊髓小脑包括小脑前叶和后叶的中间带。脊髓小脑具有调节肌紧张的功能。小脑对肌紧张的调节具有抑制和易化双重作用，分别通过脑干网状结构抑制区和易化区发挥作用。在进化过程中，小脑的肌紧张抑制作用逐渐减退，而易化作用逐渐增强，所以，脊髓小脑受损后可出现肌张力减退、四肢乏力。

(三) 皮质小脑

皮质小脑是指小脑半球的外侧部，主要功能是协调随意运动，它接受大脑皮质感觉区、运动区、联络区等传来的信息，并与大脑形成反馈环路，因而主要与运动计划的形成及运动程序的编制有关。

临床上小脑受损后由于不能有效利用来自大脑皮质和外周感觉的反馈信息来协调运动，病人会出现小脑性共济失调(cerebellar ataxia)，表现为随意运动的力量、方向及准确度发生变化，不能完成精巧动作，行走摇晃，动作笨拙，出现意向性震颤等。

四、基底核对躯体运动的调节

基底核(又称基底神经节)是皮质下一些核团的总称，主要包括纹状体、丘脑底核、中脑的黑质和红核，而纹状体又包括尾状核、壳核和苍白球，其中苍白球是较古老的部分，称为旧纹状体；尾状核和壳核进化较新，称为新纹状体。

基底核的核团之间，以及与大脑皮质及相关中枢之间存在复杂的神经联系。基底核的功能比较复杂，它在躯体运动的调节中起重要作用，主要表现与随意运动的产生和稳定、肌紧张的调节、本体感觉传入信息的处理有关。迄今为止，对基底核具体功能及机制的认识还不完全清楚。主要是通过临床上患者相应部位损伤引起的症状来了解。基底核损伤引起的运动功能障碍分为两类：一类表现为运动过少而肌紧张增强，例如帕金森病；另一类表现为运动过多而肌紧张降低，例如舞蹈病。

帕金森病(Parkinson disease)(也称震颤麻痹)的主要症状是全身肌紧张增高、肌肉强直、随意运动减少、动作缓慢、面部表情呆板、常伴有静止性震颤等。帕金森病的病变部位主要在中脑黑质。在黑质和纹状体环路中，黑质传入纹状体的纤维释放多巴胺作为递质，对纹状体中的胆碱能神经元起抑制作用。黑质病变时,多巴胺递质释放减少,无法抑制纹状体乙酰胆碱递质系统的活动,导致乙酰胆碱递质系统功能亢进,因而出现上述一系列症状。临床上常应用左旋多巴以增加多巴胺的合成,或 M 受体阻断剂,如阿托品、东莨菪碱等阻断胆碱能神经元的作用,能明显改善肌肉强直和动作缓慢的症状。

亨廷顿病(Huntington disease)(也称舞蹈病)患者主要表现为头部和上肢不自主的舞蹈样动作,伴肌张力降低等症状。舞蹈病的主要病变部位在新纹状体,其发病原因主要是纹状体内胆碱能和 γ-氨基丁酸能神经元的功能减退,不能抑制黑质多巴胺能神经元活动,导致后者功能相对亢进所致。临床上用利舍平耗竭多巴胺类递质可缓解其症状。

五、大脑皮质对躯体运动的调节

大脑皮质是调节躯体运动的最高级中枢。如大脑皮质损伤,随意运动将出现严重障碍,甚至丧失运动能力。

(一)大脑皮质的运动区

实验发现,大脑皮质的一些区域与躯体运动有密切的关系,这些区域称为大脑皮质运动区。人类的大脑皮质运动区主要在中央前回和运动前区(图 10-18)。它对躯体运动的控制具有以下特征。

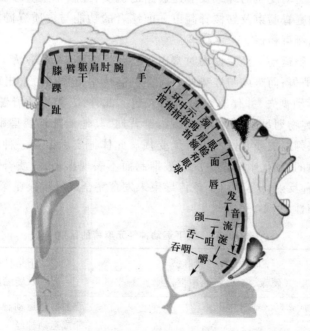

图 10-18 大脑皮质运动区

1. **交叉支配** 即一侧皮质运动区支配对侧躯体的骨骼肌,但在头面部,除面神经支配的眼裂以下表情肌和舌下神经支配的舌肌主要受对侧支配外,其余的运动(如咀嚼运动、喉运动及上部面肌运动的肌肉)均为双侧性支配。所以,当一侧内囊损伤时,头面部肌肉并不完全麻痹,只有对侧眼裂以下表情肌与舌肌发生麻痹。

2. 精细定位,倒置分布　一定的皮质区域支配一定部位的肌肉,呈倒置分布。如下肢代表区在顶部,上肢代表区在中间部,头面部肌肉代表区在底部,但头面部内部的安排仍为正立位。

3. 代表区的大小与运动的精细和复杂程度有关

运动愈精细、愈复杂的部位,在皮质运动区内所占的范围愈大。如手和五指所占的代表区几乎与整个下肢所占的代表区大小相等。

(二)运动传导通路

由大脑皮质运动区发出的运动信号主要通过皮质脊髓束(包括皮质脊髓前束和皮质脊髓侧束)和皮质脑干束下行,最后抵达脊髓前角和脑干的运动神经元,以控制躯体的运动。

皮质脊髓束中约80%的纤维在延髓锥体跨越中线到达对侧,沿脊髓外侧索下行到达脊髓前角,此传导束称为皮质脊髓侧束。皮质脊髓侧束的纤维与脊髓前角外侧部的运动神经元构成突触联系,控制四肢远端肌肉,与精细的、技巧性的运动有关。皮质脊髓束其余约20%的纤维不跨越中线,在同侧脊髓前索下行,此传导束称为皮质脊髓前束,此束的大部分纤维逐节段经白质前连合交叉至对侧,终止于对侧前角运动神经元,有少数纤维就终止于同侧前角运动神经元。皮质脊髓前束的纤维通过中间神经元与脊髓前角内侧部的运动神经元发生联系,主要控制躯干及四肢近端的肌肉,与姿势的维持和粗大运动有关。

还有一些起源于运动皮质的纤维及上述通路的侧支,经脑干某些核团接替后形成顶盖脊髓束、网状脊髓束、前庭脊髓束及红核脊髓束。前三者的功能与皮质脊髓前束相似,红核脊髓束的功能与皮质脊髓侧束相似。

临床上当脊髓或脑运动神经元损伤时常出现松弛性瘫痪(简称软瘫),表现为随意运动丧失,牵张反射减退或消失;而脑内与姿势调节有关的高位中枢损伤时常出现痉挛性瘫痪(简称硬瘫),表现为随意运动丧失,并伴有牵张反射亢进。此外,人类皮质脊髓侧束受损将出现巴宾斯基征阳性,即以钝物划足趾外侧时,出现踇趾背屈、其他四趾外展呈扇形散开的体征。临床上可根据此体征来判断皮质脊髓侧束有无受损。此体征实际上是一种较原始的屈肌反射,由于脊髓受高位中枢的控制,平时这一反射被抑制而不表现出来,皮质脊髓侧束受损后,该抑制解除,故可出现这种反射。婴儿由于该传导束未发育完全或成年人在深睡或麻醉状态下,也可出现巴宾斯基征阳性(表10-6)。

表 10-6　上、下运动神经元麻痹的区别

表现	上运动神经元麻痹 (硬瘫、痉挛性瘫、中枢性瘫)	下运动神经元麻痹 (软瘫、萎缩性瘫、周围性瘫)
损害部位	皮质运动区或锥体束	脊髓前角运动神经元,脑干运动神经元或运动神经
麻痹范围	常广泛	常局限
肌紧张	张力过强、痉挛	张力减弱、松弛
腱反射	增强或亢进	减弱或消失
浅反射	减弱或消失	减弱或消失
病理反射	巴宾斯基征阳性	无
肌萎缩	不明显	明显

第四节　神经系统对内脏活动的调节

学习导航

　　某患者女性,28岁,数小时前因自杀服药中毒入院。请结合递质受体理论,根据患者出现的症状、体证判断其中毒的原因并及时给出治疗方案。

　　神经系统对内脏活动的调节是通过自主神经系统来完成的。自主神经系统是指支配心肌、平滑肌及腺体的传出神经部分,即内脏运动神经,因其功能活动在很大程度上不受意志支配,故称自主神经,自主神经系统分为交感神经和副交感神经两部分。

一、自主神经系统的结构和功能特征

(一)自主神经系统的结构特点

　　自主神经由节前和节后两个神经元组成。节前神经元胞体位于中枢,其轴突组成节前纤维到达神经节内换元,节后神经元的轴突组成节后纤维支配效应器官(但肾上腺髓质直接接受交感神经节前纤维的支配)。交感神经节离效应器官较远,因此节前纤维短,节后纤维长;副交感神经节通常位于效应器官壁内,因此节前纤维长,节后纤维短。交感神经起自脊髓胸腰段(胸1至腰3)灰质侧角,一根交感节前纤维与许多节后神经元联系,故刺激交感节前纤维,引起的反应比较弥散;而副交感神经起自脑干内副交感神经核和脊髓骶段(骶2~4)灰质相当于侧角的部位,节前纤维与较少的节后神经元联系,因此引起的反应比较局限(图10-19)。

(二)自主神经系统的功能特征

　　交感和副交感神经的主要递质是去甲肾上腺素和乙酰胆碱,其作用于相应的受体,调节机体各内脏器官的功能活动,表现出以下功能特征。

　　1. 双重支配且相互拮抗　人体多数器官都接受交感神经和副交感神经双重支配,但交感神经分布更广泛,几乎全身所有内脏器官都受其支配,副交感神经分布相对较局限,某些内脏器官不受其支配,如肾、肾上腺髓质、汗腺、竖毛肌、皮肤和肌肉内的血管等。此特征也使交感神经兴奋时引起的反应较副交感神经更弥散。交感神经和副交感神经对同一器官的作用往往相互拮抗(表10-7),如心交感神经能加强心脏的活动,而心迷走神经则起相反作用;迷走神经可促进小肠的运动和分泌,而交感神经则起抑制作用。在某些效应器上,交感和副交感神经也表现为协同作用,如支配唾液腺的交感神经和副交感神经兴奋时均可引起唾液腺的分泌,不过交感神经兴奋时分泌的唾液较黏稠,副交感神经兴奋时分泌的唾液较稀薄。

　　2. 紧张性作用　自主神经对内脏器官持续发放低频率神经冲动,使效应器经常维持一定的活动状态,这种作用称为紧张性作用。各种内脏功能调节都是在紧张性活动的基础上进行

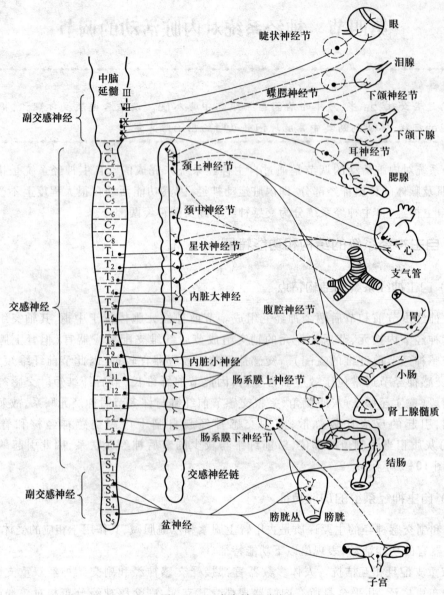

图 10-19　自主神经分布
实线为节前纤维,虚线为节后纤维

的。例如支配心脏活动的交感神经和副交感神经,在安静时都具有紧张性作用。切断交感神经可使心率减慢,而切断副交感神经则使心率加快。

表 10-7　自主神经的主要功能

器官	交感神经	副交感神经
循环器官	心率加快,心肌收缩力加强,内脏血管、皮肤血管、外生殖器血管、唾液腺血管收缩,骨骼肌血管收缩或舒张	心率减慢,心房收缩力减弱,部分血管舒张(如软脑膜、外生殖器血管)

器官	交感神经	副交感神经
呼吸器官	支气管平滑肌舒张	支气管平滑肌收缩,促进呼吸道黏膜腺体分泌
消化器官	分泌黏稠唾液,抑制胃肠运动与胆囊活动,促进括约肌收缩	分泌稀薄唾液,促进胃液、胰液、胆汁分泌,促进胃肠运动和胆囊收缩,促进括约肌舒张
泌尿生殖器	逼尿肌舒张,括约肌收缩、有孕子宫收缩,未孕子宫舒张	逼尿肌收缩,括约肌舒张
眼	瞳孔扩大,睫状肌松弛,上睑提肌收缩	瞳孔缩小,睫状肌收缩,促进泪腺分泌
皮肤	竖毛肌收缩,汗腺分泌	
内分泌	促进肾上腺髓质分泌,促进肝糖原分解	促进胰岛素分泌

3. 受效应器所处功能状态影响 自主神经的作用与效应器本身的功能状态有关。例如,交感神经兴奋可引起未孕子宫运动抑制,而对有孕子宫却可增强其运动。这是由于未孕子宫和有孕子宫上表达的受体不同。

4. 对整体生理功能调节的意义 交感神经在体内分布广泛,它作为一个完整的系统活动时,主要作用是促使机体迅速适应环境的急剧变化。人体在遭遇紧急情况时,如剧痛、失血、窒息、恐惧等,交感神经系统将被立即调动起来,表现出一系列交感肾上腺髓质系统亢进的现象,称为应急反应。这一反应包括:呼吸加快,通气量增大;心率加快,心肌收缩力增强,心输出量增多,血压升高;皮肤与内脏血管收缩,肌肉血流量增多,血液重新分配;代谢活动加强,为肌肉收缩提供充分的能量等。另外,肾上腺髓质激素分泌的大量增加,可使以上的反应更为加强。这些活动均有利于机体动员各器官的贮备力量,以适应环境的急剧变化。

副交感神经系统的作用相对比较局限,其功能主要在于促进机体的调整恢复和消化吸收,积蓄能量,以及加强排泄和生殖功能等,保证机体安静时基本生命活动的正常进行。迷走神经兴奋时除引起消化道运动增强和消化液分泌增多外,还伴有胰岛素分泌增加,以加强合成代谢,增强能量的储备。两者协调共同组成迷走-胰岛素功能活动系统。

可见,人体同时存在交感神经和副交感神经两个系统,两者既相互联系,又相互制约,共同调节内脏活动。

二、自主神经的递质和受体

(一)自主神经递质

1. 乙酰胆碱 凡以乙酰胆碱(ACh)作为递质的神经纤维称为胆碱能纤维(cholinergic fiber)。在周围神经系统,胆碱能纤维包括:交感神经和副交感神经的节前纤维、大多数副交感神经节后纤维(少数释放肽类物质)、少数交感神经节后纤维(指支配汗腺的交感节后纤维和支配骨骼肌血管的交感舒血管纤维)、躯体运动神经纤维(图10-20)。

2. 去甲肾上腺素 凡以去甲肾上腺素（NE）作为递质的神经纤维称为**肾上腺素能纤维**（adrenergic fiber）。在周围神经系统,多数交感神经节后纤维（除少数交感神经胆碱能节后纤维外）释放的递质是 NE（图 10-20）。

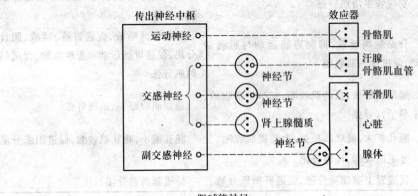

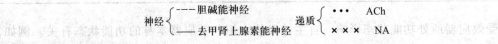

图 10-20 外周神经纤维的分类及释放的递质

（二）受体

受体（receptor）是存在于细胞膜或细胞内,能与某些化学物质包括神经递质、激素等特异结合并引起生物效应的特殊生物分子。受体不仅存在于突触后膜,突触前膜上也存在突触前受体,其主要作用是调节突触前神经末梢递质的释放量。受体可分为:

1. 胆碱能受体 能与乙酰胆碱特异性结合的受体称为胆碱能受体,分为毒蕈碱型受体和烟碱型受体两种类型（表 10-8）。

表 10-8 毒蕈碱型受体与烟碱型受体的比较

分类	毒蕈碱型受体	烟碱型受体
分布	大多数副交感神经的节后纤维和少数交感神经的节后纤维支配的效应器细胞上	所有自主神经元的突触后膜和神经肌肉接头的终板膜上
作用	心肌、平滑肌和腺体 毒蕈碱样作用（M 样作用）	自主神经节、神经肌肉接头 烟碱样作用（N 样作用）
阻断剂	阿托品	筒箭毒碱

（1）毒蕈碱型受体 在外周这类受体主要分布于大多数副交感神经节后纤维和少数交感神经节后纤维支配的效应器细胞膜上。毒蕈碱与其结合引起的效应,类似于乙酰胆碱与其结合引起的效应,故称其为**毒蕈碱型受体**（muscarinic receptor, M 受体）。乙酰胆碱与 M 受体结合后,可产生一系列副交感神经兴奋的效应,如心脏活动被抑制,支气管平滑肌、胃肠道平滑肌、膀胱逼尿肌、瞳孔括约肌收缩,消化腺、汗腺分泌增加,骨骼肌血管舒张。这些作用统称为

毒蕈碱样效应,简称 M 样效应。有些药物可与受体结合,使递质不能发挥作用,称为受体阻断剂。阿托品是 M 型受体的阻断剂。临床上使用阿托品,可解除胃肠平滑肌痉挛,缓解疼痛,但也可引起心率加快、唾液和汗液分泌减少等反应。

(2)烟碱型受体 烟碱与其结合引起的效应,类似于乙酰胆碱与其结合引起的效应,故称为烟碱型受体(nicotinic receptor,N 受体)。N 受体又分为两种亚型:位于神经节突触后膜上的 N_1 受体和存在于骨骼肌运动终板膜上的 N_2 受体,它们都属于离子通道型受体。乙酰胆碱与 N_1 受体结合后,可引起自主神经节的节后神经元兴奋;与 N_2 受体结合,则引起终板电位,导致骨骼肌的兴奋。六烃季胺主要阻断 N_1 受体的功能,十烃季胺主要阻断 N_2 受体的功能,筒箭毒碱既可阻断 N_1 受体,也可阻断 N_2 受体的功能。

2.肾上腺素能受体 能与儿茶酚胺类物质(包括肾上腺素、去甲肾上腺素等)相结合的受体称肾上腺素能受体,可分为 α 型肾上腺素能受体(α 受体)和 β 型肾上腺素能受体(β 受体)两类。

(1)α 受体 α 受体主要分布在肾上腺素能神经所支配的效应器细胞膜上。可分为 α_1 和 α_2 两种亚型。α_1 受体主要分布在血管平滑肌、胃肠道及膀胱括约肌、瞳孔开大肌等部位。儿茶酚胺与平滑肌 α_1 受体结合后所产生的效应主要是兴奋性的,如使血管收缩、子宫收缩、瞳孔开大肌收缩等,但对小肠为抑制性效应,使小肠的平滑肌舒张。α_2 受体主要分布在突触前膜。酚妥拉明为 α 受体阻断剂(对 α_1 和 α_2 两种受体均有阻断作用),可消除去甲肾上腺素引起的血管收缩、血压升高等效应。

(2)β 受体 可分为 β_1、β_2 两种亚型。β_1 受体主要分布于心脏组织中,如窦房结、房室传导系统、心肌等处,其作用是兴奋性的,使心率加快、心内兴奋传导速度加快、心肌收缩加强。在脂肪组织中也有 β_1 受体,可促进脂肪的分解代谢。β_2 受体分布于支气管、胃肠道、子宫及许多血管平滑肌细胞上,具有抑制效应,即促使这些平滑肌舒张。普萘洛尔是重要的 β 受体阻断剂,它对 β_1 和 β_2 两种受体都有阻断作用。心动过速或心绞痛等心脏病患者应用普萘洛尔可降低心肌的代谢与活动,达到治疗目的。但对伴有呼吸系统疾病的患者,应用后可引发支气管痉挛。阿替洛尔是 β_1 受体阻断剂,使心率减慢,而对支气管平滑肌作用很小,故对于患有心绞痛、心率快但兼有支气管痉挛者比较适用。布他沙明则主要阻断 β_2 受体。

三、各级中枢对内脏活动的调节

(一)脊髓对内脏活动的调节

脊髓是某些内脏反射活动如血管运动、排尿、排便、发汗和勃起反射等的初级中枢。临床上观察到,脊髓高位离断的患者,在脊休克期过去以后,上述内脏反射可以逐渐恢复,说明脊髓对内脏活动具有一定的调节能力,但由于失去了高位脑中枢的控制,这些反射远不能适应正常生理需要。例如,基本的排尿反射虽可进行,但不能受意识控制,而且排尿常不完全。

(二)低位脑干对内脏活动的调节

脑干具有许多重要的内脏活动中枢,其中,延髓中有心血管运动、呼吸运动、胃肠运动、消化腺分泌等的基本反射中枢。动物实验或临床实践中观察到,如延髓被压迫或受损,可迅速引起呼吸、心搏等生命活动停止,导致死亡。因此,延髓有"生命中枢"之称。此外,中脑有瞳孔对光反射中枢,脑桥有呼吸调整中枢和角膜反射中枢。

(三)下丘脑对内脏活动的调节

下丘脑内有许多神经核团,是调节内脏活动较高级中枢。它与边缘系统、脑干网状结构及脑垂体之间保持密切的联系,共同调节着内脏活动,下丘脑的主要功能涉及:① 体温调节;② 摄食行为的调节;③ 水平衡的调节;④ 情绪反应的调节;⑤ 对腺垂体及其他内分泌功能的调节;⑥ 生物节律的控制等。

(四)大脑皮质对内脏活动的调节

大脑皮质的边缘叶及与其有密切关系的皮质和皮质下结构总称为边缘系统。边缘系统是调节内脏活动的重要中枢,可调节呼吸、胃肠、瞳孔、膀胱等的活动,故有人把边缘系统称为内脏脑。此外,边缘系统还与情绪、食欲、性欲、生殖、防御、学习和记忆等活动有密切关系。大脑皮质的某些区域也与内脏活动密切相关。例如,用电流刺激皮质运动区及其周围区域,除产生不同部位的躯体运动以外,还可分别引起血管舒缩、汗腺分泌、呼吸运动、直肠和膀胱活动等的改变。

第五节　脑的高级功能与脑电活动

学习导航

作为一名学生,如何学得更快,记得更牢?为什么读书就要考试?考试是掌握知识的唯一措施吗?

人类的大脑高度发达,它除了能产生感觉、协调躯体运动和调节内脏活动外,还有一些更为复杂的高级功能,如完成复杂的条件反射、学习、记忆、语言、思维、觉醒与睡眠等功能活动。

一、条件反射

1. 条件反射的形成　条件反射是在非条件反射的基础上,于一定条件下建立起来的一类反射,与脑的高级功能有着密切的联系。由俄国生理学家巴甫洛夫首先创立的条件反射称为经典条件反射,下面以此为例来说明条件反射的建立过程。在实验中,给狗喂食会引起唾液分泌,这是非条件反射,食物是非条件刺激。正常情况下,铃声不会引起狗分泌唾液,因为铃声与唾液分泌无关,称为无关刺激。但是,如果每次喂食前先出现铃声,然后再给食物,这样多次结合后,当铃声一出现,即使不给狗食物,也会引起狗分泌唾液,这样就建立了条件反射。这时,铃声不再是无关刺激,而成为进食的信号,称为条件刺激。由条件刺激引起的反射即称为条件反射。由此可见,条件反射形成的基本条件是无关刺激与非条件刺激长时间结合后转化为条件刺激的过程,这个结合过程称为强化。

2. 条件反射的消退　条件反射建立以后,如果只反复使用条件刺激而得不到非条件刺激的强化,这时条件反射的效应会逐渐减弱,直至最后完全消失,这种现象称为条件反射的消退。例如,上述实验用铃声建立了唾液分泌的条件反射后,继续用铃声刺激,但都不给予食物强化,则随着这种刺激的延续,唾液分泌量越来越少,直至最后完全消退。但是,条件反射的消退并不是条件反射的简单丧失,而是中枢把原来引起兴奋性效应的信号转变为产生抑制性效应的信号。

3. 条件反射的生物学意义　条件反射是在非条件反射的基础上,通过学习和训练形成的反射,是后天获得的,数量无限,可以消退,也可以建立,具有极大的易变性。条件反射的形成能大大增强机体活动的预见性、灵活性和精确性,使机体对环境具有更加广阔和完善的适应能力。

4. 人类条件反射的特点　人与动物一样,都可以建立条件反射,但人类由于从事社会性的活动,促进了大脑皮质的高度发展,从而也促进了语言的发生和发展。因此,人类还能以语言建立条件反射。

条件反射都是由刺激信号引起的。能引起条件反射的刺激称为信号,信号分为两类:一类是现实的具体信号,如灯光、铃声、食物的形状、气味等,它们都是以信号本身的理化性质来发挥刺激作用的,这类信号称为第一信号;另一类是抽象信号,即语言和文字,它们是以信号所代表的含义来发挥刺激作用的,即是具体信号的信号,故称为第二信号。巴甫洛夫认为,能对第一信号发生反应的大脑皮质功能系统,称为第一信号系统,是人类和动物所共有的;而能对第二信号发生反应的大脑皮质功能系统,称为第二信号系统,这是人类所特有的,也是人类区别于动物的主要特征。

二、学习与记忆

学习与记忆是人脑的重要生理和心理过程。学习是指人和动物接受外界信息获得新的行为习惯(即经验)的神经活动过程。记忆则是将学习中获得的信息在脑内贮存和"读出"的神经活动过程。

(一)学习的形式

学习可分为非联合型学习和联合型学习两大类。非联合型学习是指在刺激与机体反应之间不需要建立某种明确联系。联合型学习是指两种不同刺激在时间上很接近地重复发生,神经系统接受刺激与机体产生反应之间要建立某种确定的联系,如条件反射的建立和消退。绝大多数学习是联合型学习。

(二)记忆的过程

记忆过程可分为连续的四个阶段,即感觉性记忆、第一级记忆、第二级记忆和第三级记忆。其中前两个阶段为短时记忆,后两个阶段为长时记忆(图 10-21)。

感觉性记忆指人体获得信息后在脑内感觉区贮存的阶段,时间极短,一般不超过 1 s。这些信息的绝大部分因未经注意和处理,很快就被遗忘。感觉性记忆得来的信息,经过加工处理,整合成新的连续印象,则转入第一级记忆。第一级记忆的停留时间也很短,约数秒。第一级记忆中贮存的信息经反复运用、学习,使信息在第一级记忆中多次循环,则转入第二级记忆。

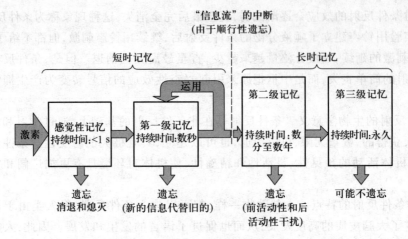

图 10-21　人类记忆过程

第二级记忆系统是一个大而持久的贮存系统,持续时间可由数分钟至数年;有些特殊的记忆痕迹,如自己的名字或每天都在进行的操作手艺等,通过多年的反复运用,几乎不会被遗忘,这一类记忆是贮存在第三级记忆中。因此在我们的学习过程中,为保持记忆、不致遗忘,反复学习运用是很有必要的。

三、大脑皮质的语言中枢

(一)大脑皮质语言中枢的分区

人类大脑皮质一定区域的损伤可引起具有不同特点的语言功能障碍。由此推测,人类大脑皮质的语言功能具有一定的分区(图 10-22),分别位于中央前回底部前方布罗卡(Broca)三角区、颞上回后部、角回和额中回后部。

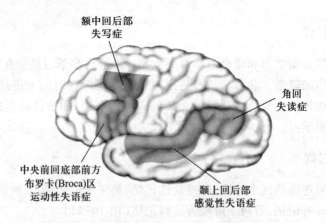

图 10-22　大脑皮质与语言功能有关的主要区域

1. 运动性失语症　由中央前回底部前方布罗卡(Broca)三角区受损引起。患者能看懂文字,也能听懂别人的谈话,自己却不会讲话(并非与发音有关的结构受损),不能用语词来口头表达。

2. 感觉性失语症 由颞上回后部损伤引起。患者能讲话、书写、看懂文字,也能听见别人的发音,但听不懂别人讲话的内容含义。

3. 失读症 由角回损伤引起。患者看不懂文字的含义,但视觉及其他语言功能正常。

4. 失写症 由额中回后部接近中央前回手部代表区受损引起。患者能听懂别人的讲话和看懂文字,也会说话,但不会书写,手部的其他功能正常。

上述各区在语言功能上虽然有不同的侧重面,但各区的活动却是紧密关联的。正常情况下,它们协调活动,得以完成复杂的语言功能。

(二)大脑皮质语言功能的一侧优势

人类两侧大脑半球的功能是不对等的。在主要使用右手的成年人,左侧大脑半球在语言活动功能上占优势,这种现象称之为优势半球。一侧优势现象虽与遗传因素有关,但主要是在后天生活实践中逐渐形成的,这与人类习惯运用右手进行劳动有关。人类的左侧优势自10~12岁起逐步建立,左侧半球若在成年后受损,就很难在右侧皮质再建语言中枢。然而在以左手劳动为主(左利手)的成年人中,则左、右双侧的皮质有关区域都可成为语言中枢。

左侧半球为优势半球,并不意味着右侧半球不重要。右侧半球在非语词性认识功能(如空间辨认、深度知觉、触觉认识、形象思维、音乐欣赏等)上占优势。但这种优势是相对的,连接左、右大脑半球的胼胝体能够将一侧皮质的活动向另一侧传送。所以左侧半球有一定的非语词性认知功能,右侧半球也有一定的简单的语词活动功能。

四、大脑皮质的电活动

应用电生理学方法,可在大脑皮质记录到两种不同形式的脑电活动:自发脑电活动和皮质诱发电位。

(一)自发脑电活动

在无明显外来刺激情况下,大脑皮质经常会自发地产生节律性的电位变化,称为自发脑电活动。临床上使用脑电图机在头皮表面用双极或单极导联记录法,所描绘出脑细胞群自发性电位变化的波形,称为脑电图(electroencephalogram,EEG)(图10-23)。如果将颅骨打开,直接将电极放置在大脑皮质表面记录出脑的电活动波形称为皮质电图(electrocorticogram,ECoG)。

脑电图的波形 正常脑电图的波形不规则,主要依据频率的不同,分为四种基本波形(表10-9)。在表中所列各波的频率范围内,有时(如睡眠时)还可出现波形较为特殊的正常波,如驼峰波、σ波、λ波、κ-复合波、μ波等。

表10-9 正常人脑电图的几种基本波形

脑电波	频率/Hz	波幅/μV	常见部位	出现条件
α	8~13	20~100	枕叶	成人安静、闭眼、清醒时
β	14~30	5~20	额叶、顶叶	成人活动时
θ	4~7	100~150	颞叶、顶叶	少年正常脑电,或成人困倦时
δ	0.5~3	20~200	颞叶、枕叶	婴幼儿正常脑电,或成人熟睡时

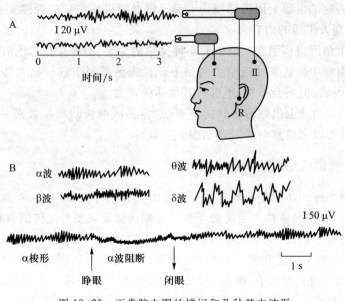

图 10-23　正常脑电图的描记和几种基本波形

正常人 α 波在清醒、闭目、安静时出现，呈由小变大，又由大变小的梭形变化，称为 α 波梭形。每个梭形持续 1~2 s。睁开眼睛或接受其他刺激时，α 波立即消失而呈现快波，这一现象称为 α 波阻断。

当大脑皮质神经元的活动趋向步调一致时，出现低频高幅的慢波，称为同步化；当大脑皮质神经元的活动趋向步调不一致时，出现高频低幅的快波，称为去同步化。

不同生理情况下脑电波也有变化，如血糖、体温和糖皮质激素处于低水平，以及动脉血氧分压处于高水平时，α 波频率减慢。脑电图对某些疾病，如癫痫、颅内占位性病变（如肿瘤等），有一定的诊断意义，例如，癫痫患者可出现异常的高频高幅脑电波或在高频高幅波后跟随一个慢波的综合波形。因此，利用脑电波改变的特点，并结合临床资料，可用来诊断癫痫或探索肿瘤所在的部位。

（二）皮质诱发电位

皮质诱发电位是指感觉传入系统或脑的某一部位受刺激时，在皮质某一局限区域引出的电位变化。皮质诱发电位可通过刺激感受器、感觉神经或感觉传导途径的任何一点而引出，该电位主要有两个成分，分别称为主反应和后发放（图 10-24）。主反应为先正后负的电位变化，波幅较大，一般认为它是大锥体细胞的综合电位。后发放在主反应之后出现，它是一系列正相的周期性电位波动，波幅较小，它是皮质与丘脑感觉接替核之间环路电活动的表现。

皮质诱发电位出现在自发脑电波的背景下，它的波形常夹杂在自发脑电波之中并受后者的影响，所能记录出的诱发电位很小，因而很难分辨。应用电子计算机技术将这种电位变化迭加起来并加以平均处理，可使这种电位变化突出地显示出来，由此记录出来的电位变化称为平均诱发电位。皮质诱发电位也可在颅外头皮上记录到，它对研究人类的感觉功能、神经系统疾

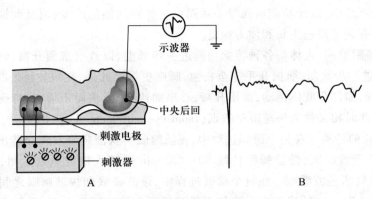

图 10-24 皮质诱发电位的记录和波形

病、行为和心理活动等有一定的价值。目前临床上常记录的皮质诱发电位有体感诱发电位、视觉诱发电位、听觉诱发电位等几种。

五、觉醒与睡眠

觉醒与睡眠是人体必不可少的生理过程,属于昼夜节律性生理现象。

(一) 觉醒

人体在觉醒状态下能迅速适应环境变化,从事各种体力和脑力劳动。觉醒状态有脑电觉醒状态与行为觉醒状态之分。脑电觉醒状态指脑电图波形呈去同步化快波的状态,但行为上不一定呈觉醒状态;行为觉醒状态指动物出现觉醒时的各种行为表现。

脑干网状结构上行激活系统对觉醒状态的维持发挥着重要的作用。研究发现,脑电觉醒状态与行为觉醒的维持存在着不同的机制。脑电觉醒的维持与脑干网状结构胆碱能系统和蓝斑上部去甲肾上腺素的作用有关,而行为觉醒的维持与黑质多巴胺能系统的功能有关。

(二) 睡眠

睡眠可保护脑细胞的功能,促进精力和体力的恢复。睡眠时,神经系统主要表现为抑制状态,机体的各种生理活动减退,表现为感觉减退,意识暂时丧失,肌紧张减弱,并伴有一系列自主神经功能的改变,如心率减慢、血压下降、呼吸变慢、代谢率降低等。但是,这一切变化,能随着觉醒而迅速恢复。如果睡眠障碍,常导致中枢神经系统特别是大脑皮质活动的失常,发生幻觉、记忆力和工作能力下降等。每天所需要的睡眠时间,依年龄、个体而有不同。一般而言,成年人每天所需睡眠时间为 7~9 h,老年人需 5~7 h,儿童需要睡眠时间 10~12 h,新生儿需18~20 h。

1. 睡眠时相 通过对睡眠过程的观察,发现睡眠可分为两种时相:一种因睡眠期间脑电图特征为同步化慢波而称为**慢波睡眠**(slow wave sleep);另一种因睡眠期间脑电图特征为去同步化快波而称为**快波睡眠**(fast wave sleep),也称为异相睡眠。

(1) 慢波睡眠期间,人体的视、听、嗅、触等感觉功能减退,骨骼肌反射活动(包括肌紧张)减弱,伴有瞳孔缩小、心率减慢、血压下降、代谢率下降、体温下降、呼吸变慢、尿量减少、胃液分泌增多、唾液分泌减少、发汗功能增强等一系列自主神经功能的改变,而且此期间生长激素的分泌明显增多,有利于促进生长和体力恢复。

(2)快波睡眠期间,人体的各种感觉功能进一步减退,以致唤醒阈升高,骨骼肌反射活动(包括肌紧张)进一步减弱,肌肉几乎完全松弛,睡眠更深。此外,在快波睡眠期间还可能有间断的阵发性表现,如部分肢体抽动、血压升高、心率加快、呼吸快而不规则,特别是可出现眼球快速运动,所以此时相又称为**快速眼动睡眠**(rapid eye movement sleep,REMS)。

2. 睡眠时相的转换　在整个睡眠过程中,慢波睡眠与快波睡眠互相交替出现。正常成年人入睡后先进入慢波睡眠,慢波睡眠持续 80~120 min 后转入快波睡眠时相,快波睡眠持续 20~30 min 后又转入慢波睡眠。在整个睡眠过程中,慢波睡眠和快波睡眠之间如此重复交替出现,一般要经过 4~6 次转换。人无论处于慢波睡眠和快波睡眠时相,都可直接转变为觉醒状态;但觉醒状态只能进入慢波睡眠,而不能直接进入快波睡眠。

讨论角

1. 何谓胆碱能纤维和肾上腺素能纤维? 哪些神经纤维分别属于这两类纤维?

2. 何谓自主神经系统? 试述自主神经功能。

(黄黎月　林佩璜)

第十一章 内分泌功能

学习目标

1. 说出激素的概念和分类,说出下丘脑调节性肽、腺垂体激素的名称,叙述<u>生长激素、甲状腺激素、糖皮质激素、胰岛素</u>的生理作用及其分泌调节。

2. 列出激素的信息传递方式、激素作用的一般特性,描述<u>下丘脑与垂体之间的功能联系</u>,说出神经垂体激素、肾上腺髓质激素的生理作用。

3. 简述激素的作用机制,甲状腺激素的合成和运输,胰高血糖素、<u>甲状旁腺激素、降钙素、维生素</u>D₃ 及其他激素的生理作用及其分泌调节。

第一节 激素的概况

学习导航

内分泌系统是神经系统之外机体内重要的另一功能调节系统,该系统在体内是通过什么物质、如何发挥调节作用的?

激素(hormone)是由内分泌腺或内分泌细胞分泌的能传递信息的高效能生物活性物质,是通过体液传递信息的化学信使,主要调节机体的新陈代谢、生长发育和生殖等功能活动。

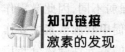

知识链接

激素的发现

激素亦称荷尔蒙,希腊文原意为"奋起活动",激素的发现源于英国。20 世纪初,英国生理学家斯塔林和贝利斯在长期观察狗进食中发现,当食物进入小肠时,由于食物在肠壁摩擦,小肠黏膜就会分泌出一种数量极少的物质进入血液,运送至胰腺,胰腺接到信息后,立即分泌出胰液。于是他们把这种物质提取出来,并注入哺乳动物的血液中,发现即使这一动物不吃东西,也会立刻分泌出胰液。于是,他们便给这种物质命名为激素。

一、激素的分类

通常按其分子结构和化学性质,将激素分为以下几类。

1. 含氮激素 此类激素分子结构中含有氮元素,包括蛋白质类(如腺垂体激素、甲状旁腺素、胰岛素等)、肽类(如下丘脑调节肽、神经垂体激素、降钙素、胰高血糖素等)、胺类(如肾上腺髓质激素、甲状腺激素)。体内大多数激素属于含氮激素,这类激素易被胃肠道消化液所分解破坏,临床应用一般需注射,不宜口服。

2. 类固醇激素　此类激素化学结构与胆固醇类似,包括肾上腺皮质激素(如皮质醇、醛固酮)和性激素(如雌激素、孕激素、雄激素),这类激素口服可被吸收。

此外,还有属于固醇类激素的胆钙化醇(维生素 D_3)、脂肪酸衍生物(如前列腺素、血栓素)。

二、激素的信息传递方式

一般来说,激素自内分泌腺或内分泌细胞分泌后,需经血液或组织液运输到各组织、器官而发挥作用。目前认为激素在细胞间传递信息有以下几种方式。

1. 远距分泌　大多数激素经血液循环作用于远距离的靶细胞或组织,这种方式称为远距分泌,如生长激素、甲状腺激素等。

2. 旁分泌　某些激素仅经组织液扩散作用于邻近细胞的方式称为旁分泌,如胃肠激素。

3. 自分泌　有的激素在局部扩散后又返回作用于分泌该种激素的细胞,这种方式称为自分泌,如前列腺素。

4. 神经分泌　某些神经细胞分泌的神经激素经轴质运输至轴突末梢释放,经血液运输再作用于靶细胞的方式称为神经分泌,如下丘脑调节肽。

三、激素作用的一般特性

激素虽然种类多,作用复杂,但它们在发挥调节作用的过程中,具有一些共同的特性。

(一)相对特异性

某种激素释放入血液后,能选择地作用于某些器官、组织或细胞,称为激素作用的特异性。被激素作用的器官、组织或细胞,分别称为靶器官、靶组织或靶细胞。这一特性与靶细胞上存在能与该激素发生特异性结合的受体有关。激素作用的特异性是内分泌系统实现有针对性调节功能的基础。

由于各种激素相应的特异性受体分布范围不同,激素作用的特异性强弱不同,因此激素作用的范围有很大的差别。有些激素作用的特异性很强,作用范围局限,如促甲状腺激素主要作用于甲状腺,促肾上腺皮质激素主要作用于肾上腺皮质;而有些激素相应的特异性受体分布广泛,其靶器官、靶细胞数量多,故作用范围大,如性激素、生长激素、甲状腺激素。

(二)信息传递作用

无论是含氮激素还是类固醇激素,在实现调节作用的过程中,只是将调节信息以化学方式传递给靶细胞,从而使靶细胞原有的生理生化效应增强或减弱,如生长素促进生长发育,甲状腺激素增强代谢过程等。在这个过程中,激素并不引起新的功能活动,也不能给原有功能活动提供能量,仅仅起着细胞间信息传递的作用。在信息传递结束后,激素即被分解失活。

(三)高效能生物放大作用

激素在血液中的生理浓度很低,一般在 nmol/L 或 pmol/L 数量级,但其作用十分显著。这是因为激素与受体结合后,在细胞内发生一系列酶促反应,将激素信息逐级放大,形成效能极高的生物放大系统。例如,1 mg 的甲状腺激素可使机体增加产热量约 4 184 kJ。所以,若某内分泌腺体分泌的激素稍有改变,便可引起该激素调节的作用明显异常,临床上分别称为内分泌腺的功能亢进或内分泌腺的功能减退。体液中激素浓度维持相对稳定,对发挥激素的正常调节作用极为重要。

（四）激素间的相互作用

各种激素的作用可相互影响,主要表现有三个方面。

1. 协同作用 如生长素、肾上腺素等,虽然作用于代谢的不同环节,但都可使血糖升高。

2. 拮抗作用 不同激素对某一功能活动作用相反且具有互相抵消的效应,如胰高血糖素能升高血糖,而胰岛素能降低血糖。

3. 允许作用 有的激素本身并不能直接对器官、组织或细胞产生生理效应,然而它的存在,可使另一种激素的作用明显增强,即对另一种激素起支持作用,这种现象称为允许作用（permissive action）。例如,糖皮质激素本身不引起血管平滑肌收缩,但只有它存在时,去甲肾上腺素才能更有效地发挥其缩血管作用。

四、激素的作用机制

激素作用的实质是细胞信号转导的过程。激素作为信息物质首先与靶细胞膜受体或细胞内受体结合,将细胞外信息传递到细胞内,并经过一系列复杂的过程,最终使细胞的功能发生改变。激素的化学性质不同,其作用机制也不同。下面主要介绍含氮激素和类固醇激素的作用机制。

（一）含氮激素的作用机制——第二信使学说

E. W. Sutherland 于 1965 年提出第二信使学说,他认为含氮激素作为第一信使,与靶细胞膜表面特异的受体结合后可激活膜上的鸟苷酸调节蛋白（简称 G 蛋白）,继而激活膜上的腺苷酸环化酶,在 Mg^{2+} 参与下,催化 ATP 转变为 cAMP,细胞内产生的 cAMP 作为第二信使,进一步激活细胞内无活性的蛋白酶系统,使蛋白磷酸化,从而引起各种生理效应,如腺细胞分泌、肌细胞收缩、细胞膜通透性改变等。cAMP 发挥作用后,即被细胞内磷酸二酯酶降解为 5′-AMP 而失活（图 11-1）。后来研究发现,除 cAMP 作为第二信使外,还有肌醇三磷酸（IP_3）二酰甘油（DG）及 Ca^{2+} 等,均可作为第二信使。

（二）类固醇激素的作用机制——基因表达学说

类固醇激素是脂溶性的小分子物质,可直接通过细胞膜进入细胞内,与胞质受体结合,形成激素-胞质受体复合物。受体蛋白发生变构,使激素-胞质受体复合物获得通过核膜的能力,进入核内与核受体结合,从而启动或抑制 DNA 转录,促进或抑制 mRNA 的生成,诱导或减少相应蛋白质的合成,最终产生激素的生理效应（图 11-2）。

但是含氮激素与类固醇激素的作用机制并不是绝对的,如甲状腺激素虽属含氮激素,其作用机制却与类固醇激素相似,是进入细胞内直接与核受体结合调节转录过程的。胰岛素除作用于细胞膜受体外,还能直接进入细胞内发挥作用。因此,激素的作用机制是一个复杂的问题,许多细节还有待进一步的研究。

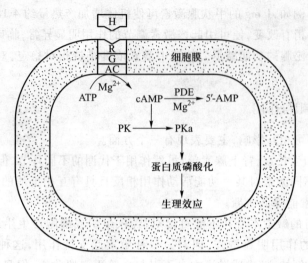

图 11-1 含氮激素作用机制

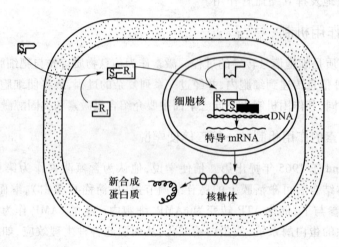

图 11-2 类固醇激素作用机制

第二节 下丘脑与垂体

学习导航

据英国《每日邮报》报道,英国一名 2 岁小女孩夏洛特·嘉赛德只有不到 56 cm 的身高,比许多她的玩具还要小,看上去像个掌上洋娃娃。夏洛特的父母称,她出生 3 个月后即被确诊为侏儒症。

问题:① 听说过"侏儒症"、"呆小病"吗？② 这些疾病如何发病？临床上有哪些典型表现？

一、下丘脑与垂体的功能联系

下丘脑位于大脑基底部。现已证实下丘脑中的许多神经核团兼有内分泌功能,能合成分泌多种激素,影响和调节垂体的功能。垂体按其结构和功能分为前叶(腺垂体)和后叶(神经垂体)两部分。由于这两部分与下丘脑关系密切,因此,按它们的结构和功能特点,分别构成下丘脑-腺垂体系统和下丘脑-神经垂体系统(图 11-3)。

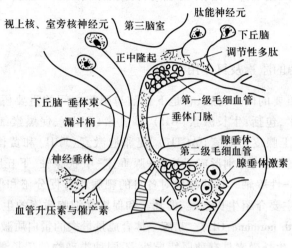

图 11-3 下丘脑与垂体功能联系

(一)下丘脑-腺垂体系统

下丘脑属于神经组织,而腺垂体是腺体组织,一般认为两者之间没有直接的神经联系,而是通过垂体门脉系统发生功能联系,构成下丘脑-腺垂体系统。下丘脑基底部的"促垂体区",主要包括正中隆起、弓状核、腹内侧核、视交叉上核以及室周核等核团的神经元(称为肽能神经元),能合成分泌至少 9 种具有生物活性的多肽,通过垂体门脉系统运输至腺垂体,调节腺垂体的内分泌活动,因此这些多肽称为下丘脑调节性多肽(表 11-1)。此外,由于"促垂体区"的神经元还与来自中脑、边缘系统及大脑皮质神经元构成突触,能将大脑皮质等处的神经信息转变为激素信息,起着换能神经元的作用,从而以下丘脑为枢纽,把神经调节与体液调节紧密联系起来。

表 11-1 下丘脑调节性多肽的种类、化学性质及作用

种类	化学性质	主要作用
促甲状腺激素释放激素(TRH)	3 肽	促进促甲状腺激素的分泌
促性腺激素释放激素(GnRH)	10 肽	促进黄体生成素、促卵泡激素的分泌
生长激素释放激素(GHRH)	44 肽	促进生长激素的分泌
生长抑素(GHRIH)	14 肽	抑制生长激素的分泌
促肾上腺皮质激素释放激素(CRH)	41 肽	促进促肾上腺皮质激素的分泌
催乳素释放因子(PRF)	肽	促进催乳素的分泌
催乳素释放抑制因子(PIF)	多巴胺	抑制催乳素的分泌
促黑素细胞激素释放因子(MRF)	肽	促进促黑素细胞激素的分泌
促黑素细胞激素释放抑制因子(MIF)	肽	抑制促黑素细胞激素的分泌

(二)下丘脑-神经垂体系统

神经垂体属于神经组织,与下丘脑之间有着直接的神经联系,神经垂体实际是下丘脑组织延伸而成。下丘脑视上核和室旁核等部位的神经纤维下行到垂体后叶,构成下丘脑垂体束(见图 11-3)。由视上核和室旁核合成的血管升压素和催产素,经下丘脑垂体束的轴质运输到神经垂体储存,并释放入血发挥作用,下丘脑与神经垂体构成了下丘脑-神经垂体系统。

二、腺垂体

(一)腺垂体分泌的激素及其作用

腺垂体是体内最重要的内分泌腺,它是下丘脑与靶腺之间的重要桥梁。腺垂体主要能合成分泌 7 种含氮类激素,包括:生长激素(GH)、催乳素(PRL)、促黑素细胞激素(MSH)、促甲状腺激素(TSH)、促肾上腺皮质激素(ACTH)、促卵泡激素(FSH)和黄体生成素(LH)。其中后四种激素均有各自的靶腺,分别形成下丘脑-腺垂体-甲状腺轴、下丘脑-腺垂体-肾上腺皮质轴和下丘脑-腺垂体-性腺轴。这些激素对各自的靶腺均有促分泌和促增生双重作用,故被称为"促激素"。下面主要介绍生长激素、催乳素和促黑素细胞激素的生理作用。

1. 生长激素(growth hormone,GH) 是腺垂体合成量最大的蛋白质激素,它是由 191 个氨基酸组成的蛋白质分子。生长激素具有种属特异性,不同种类动物的生长激素在化学结构与免疫性质等方面有较大差别,除猴的生长激素外,其他动物的生长激素对人类无效。近年利用 DNA 重组技术可以大量生产生长激素供临床使用。生长激素的主要生理作用有以下几点。

(1)促进生长发育 生长激素能促进机体各个组织、器官,特别是骨骼与肌肉的生长,是对机体生长起关键作用的调节因素。幼年动物摘除垂体后,生长随即停止,如及时补充生长激素,则可使其生长恢复。人在幼年时期若缺乏生长激素,将出现生长发育停滞,身材矮小,但智力正常,称为侏儒症;如生长激素过多,使生长发育过度,称为巨人症;成年人如生长激素过多,因骨骺已闭合,长骨已不能继续生长,但可出现肢端短骨、颌面部骨及其软骨组织增生,患者出现手足粗大、鼻大唇厚、下颌突出,内脏器官(如肝、肾等)增大等表现,称为肢端肥大症。

生长激素对机体生长过程并无直接作用。实验研究证明,生长激素要在营养充足的条件下,诱导肝、肾产生一种具有促生长作用的肽类物质,称为生长调节素(somatomedin,SM)。生长调节素促进 SO_4^{2-}、Ca^{2+}、P、氨基酸等进入软骨细胞,加速蛋白质的合成,促进软骨组织增殖和骨化,使骨生长;生长调节素加强 DNA、RNA 及蛋白质的合成,促进肌肉的发育。但生长激素对脑组织的生长发育无影响。饥饿或缺乏蛋白质时,生长激素不能刺激生长调节素生成,故营养不良儿童的生长会较正常儿童迟缓。

(2)对物质代谢的影响 主要有几方面:① 促进蛋白质合成,减少蛋白质的分解。这是因为它能促进氨基酸进入细胞,加速蛋白质合成。② 促进脂肪的分解,增强脂肪氧化分解提供能量,并使组织特别是肢体中脂肪量减少。③ 生理水平的生长激素可刺激胰岛素分泌,加强糖的利用,使血糖降低;大剂量的生长激素可降低外周组织对葡萄糖的摄取与利用,导致血糖升高。因此,生长激素分泌过多可产生"垂体性糖尿"。

生长激素的分泌受下丘脑 GHRH 与 GHRIH 的双重调节,GHRH 促进 GH 分泌,而 GHRIH 则抑制 GH 的分泌,通常情况下,GHRH 的作用占优势。除此之外,还受其他因素影响,如低血糖、饥饿、运动、应激性刺激和慢波睡眠等都可引起生长激素的分泌,其中低血糖是最有效的刺激。

知识链接
生长激素的抗衰老作用

科学家们发现,生长激素随着年龄的增长而分泌量趋于减少。一般认为 30 岁以后即为衰老的开始,生长激素随着年龄增加而衰减,因此补充生长激素是能够增强免疫系统的功能达到长寿目的的关键。美国威斯康星大学医学院的罗德曼博士指出,人体衰老其实是因为缺少生长激素引起的,只要使用激素来刺激并活化腺垂体,使它恢复分泌生长激素的功能,人体就会出现返老还童的现象。世界著名抗衰老医学专家,美国抗衰老医学科学院院长卡拉兹博士指出,人类生长激素是世界上第一种(目前为止也是唯一的一种)能够逆转衰老的物质,它可以延缓、终止甚至逆转衰老。1996 年 8 月,美国 FDA 批准成年人可长期使用人类生长激素。

2. 催乳素(prolactin,PRL) 是含 199 个氨基酸的蛋白质激素,它的作用广泛,且随着动物种属的不同而有所差异。

(1)对乳腺的作用 人催乳素主要是促进乳腺发育,引起并维持泌乳。女性青春期乳腺的发育主要是在催乳素和生长激素、雌激素、孕激素等共同作用下,促进乳腺间质和脂肪细胞的发育。在妊娠期间,催乳素、雌激素、孕激素分泌增加,使乳腺进一步发育成熟并具备泌乳能力,这是由于高浓度的孕激素和雌激素,与催乳素竞争受体。分娩后,血中孕激素和雌激素浓度降低,PRL 才能发挥其启动和维持泌乳的作用。

(2)对性腺的作用 少量的 PRL 可促进卵巢雌激素和孕激素的合成,而大量的 PRL 则有抑制作用。在男性,PRL 可促进男性前列腺、精囊的生长以及睾酮的合成。

(3)在应激反应中的作用 应激状态下,血中 PRL 浓度往往升高,表明 PRL 也参与了应激反应。

3. 促黑素细胞激素(melanocyte-stimulating hormone,MSH)又称促黑激素。人类 MSH 主要由腺垂体分泌。MSH 能促进机体的皮肤与毛发、虹膜和视网膜色素层等处的黑色素细胞生成黑色素,使皮肤和毛发的颜色加深。由于白种人和黑种人血中的促黑激素浓度基本相同,且正常成年人血中的浓度又很低,有人认为人体肤色与促黑激素关系不大。在病理情况下,如肾上腺皮质功能低下(艾迪生病)时,血中 ACTH 和 MSH 都增加,患者出现皮肤色素沉着。

(二)腺垂体功能活动的调节

腺垂体的活动受到下丘脑调节性多肽的控制,也受到外周靶腺激素的反馈调节(图 11-4)。

1. 下丘脑对腺垂体的调节 下丘脑促垂体区的

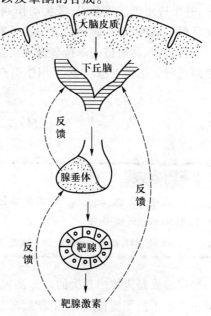

图 11-4 腺垂体活动的调节

肽能神经元能分泌9种调节性多肽,可通过垂体门脉系统作用于腺垂体,调节其相应激素的分泌。例如生长激素的分泌受生长激素释放激素与生长抑素的双重调节,前者使生长激素分泌增多,后者使生长激素分泌减少,通常生长激素释放激素占优势。

2. 外周靶腺激素的反馈调节　腺垂体分泌的四种促激素(TSH、ACTH、FSH、LH),作用于各自的靶腺,引起相应靶腺激素的分泌,而血液中靶腺激素浓度发生改变时,可通过反馈联系分别对腺垂体、下丘脑起调节作用。可见下丘脑、腺垂体与靶腺三者之间存在相互作用,因此构成下丘脑-腺垂体-靶腺功能轴,它们之间既有自上而下的依次调节,也有自下而上的反馈调节,从而维持靶腺激素浓度的相对稳定(详见甲状腺、肾上腺皮质功能活动调节)。

三、神经垂体

神经垂体不含腺体细胞,不能合成激素,它只是下丘脑视上核和室旁核所合成的血管升压素和催产素储存和释放的部位。

(一)血管升压素

血管升压素(vasopressin, VP)又称为抗利尿激素(antidiuretic hormone, ADH)。生理情况下,其血浆浓度很低,主要作用是增加远端小管和集合小管对水的重吸收,使尿量减少,从而调节机体水代谢平衡(详见第八章)。在大失血时,血容量下降可引起血管升压素大量释放,从而使血管收缩,血压升高。

(二)催产素

催产素(oxytocin, OXT)刺激哺乳期乳腺腺泡和导管周围的肌上皮细胞收缩,促使乳汁排出,并维持泌乳。哺乳时,吸吮动作通过神经反射引起 OXT 分泌增加,促进乳汁排出,称为射乳反射。此外,催产素还促进子宫平滑肌收缩,但对非孕子宫的作用较弱。在分娩过程中胎儿对子宫、宫颈和阴道的牵拉刺激可反射性引起催产素分泌增加,促进子宫收缩加强,有利于分娩的进行。临床上也将 OXT 用于引产和产后止血。

第三节　甲　状　腺

学习导航

患者,女性,40 岁。无明显诱因出现怕热、多汗、多食易饥、体重减轻、乏力1个月,查尿糖阳性,血糖升高。

问题:① 就你所学知识,该患者可能患有何种疾病? ② 如何进一步诊断。

甲状腺是人体内最大的内分泌腺,重20~30 g。甲状腺是由许多甲状腺腺泡构成的,腺泡壁由单层上皮细胞构成,是甲状腺激素合成和释放的部位。而位于甲状腺腺泡之间和腺泡上皮之间分布的 C 细胞,能合成并分泌降钙素(calcitonin, CT)。甲状腺激素有两种,即甲状腺素

（四碘甲腺原氨酸，T_4）和三碘甲腺原氨酸（T_3）。T_4 合成分泌的量较 T_3 高，约占总量的 90% 以上，但 T_3 的生物活性则较 T_4 高 4~5 倍（图 11-5）。

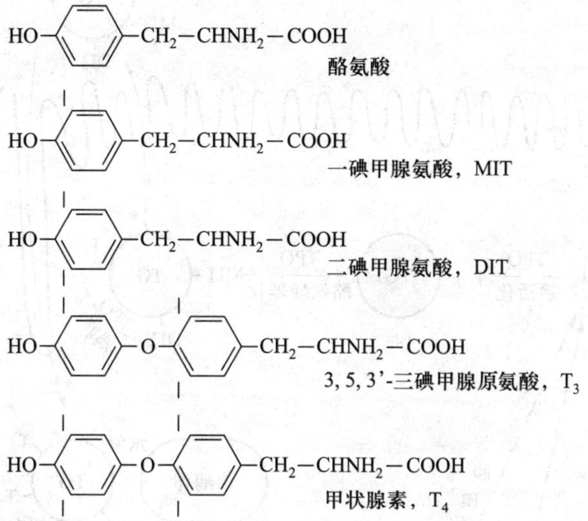

图 11-5 甲状腺激素的化学结构

一、甲状腺激素的合成和运输

（一）甲状腺激素的合成

甲状腺激素合成的原料有碘和甲状腺球蛋白，在甲状腺球蛋白的酪氨酸残基上发生碘化，并合成甲状腺激素。甲状腺激素合成所需要的碘来自食物，人每天从食物中摄取碘 100~200 μg，其中 1/3 被甲状腺摄取，甲状腺含碘总量为 800 μg，占全身碘量的 90%。因此，甲状腺与碘代谢的关系极为密切。

在胚胎期 11~12 周，胎儿甲状腺开始有合成甲状腺激素的能力，到 13~14 周，在胎儿垂体促甲状腺激素的刺激下，甲状腺加强激素的分泌，这对胎儿脑的发育起着关键作用，因为母体的甲状腺激素进入胎儿体内的量很少。

甲状腺激素的合成过程包括三个步骤（图 11-6）。

1. 甲状腺腺泡聚碘 甲状腺上皮细胞具有很强的摄碘、聚碘能力。由肠吸收的碘，以 I^- 的形式存在于血液中，浓度为 250 μg/L，而甲状腺内 I^- 浓度比血液高 20~25 倍，加上甲状腺上皮细胞膜静息电位为 -50 mV，因此，I^- 从血液转运进入甲状腺上皮细胞内，必须逆着电化学梯度而进行主动转运，是由上皮细胞膜上碘泵的活动完成。临床常采用甲状腺摄取放射性碘的能力来检查与判断甲状腺的功能状态。

2. I^- 的活化 摄入腺泡上皮细胞的 I^-，在腺泡上皮细胞顶端质膜微绒毛与腺泡腔交界处被过氧化酶（TPO）催化而转变为活化碘，活化的 I^- 才能与酪氨酸结合而碘化。如先天缺乏过氧化酶，I^- 不能活化，将使甲状腺激素的合成发生障碍。

3. 酪氨酸碘化与甲状腺激素的合成 甲状腺球蛋白酪氨酸残基上的氢原子可被碘原子

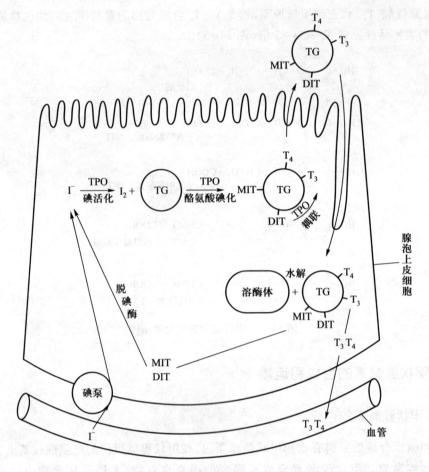

图 11-6　甲状腺激素的合成、储存和释放

取代的过程称为酪氨酸碘化,首先生成一碘酪氨酸(MIT)残基和二碘酪氨酸(DIT)残基,然后两个分子的 DIT 耦联生成四碘甲腺原氨酸(T_4);一个分子的 MIT 与一个分子的 DIT 发生耦联,形成三碘甲腺原氨酸(T_3)。

以上碘活化、酪氨酸碘化及耦联都是在过氧化酶的催化下完成的。因此,能抑制过氧化酶活性的药物,如硫尿嘧啶,便可抑制甲状腺激素的合成,可用于治疗甲状腺功能亢进症。

(二)甲状腺激素的储存、释放和运输

合成的甲状腺激素以甲状腺球蛋白的形式储存在腺泡腔内,其储存量非常大,可供机体利用 50~120 d 之久,在激素储存的量上居首位,所以应用抗甲状腺药物时,用药时间需要较长才能奏效。当甲状腺受到 TSH 刺激后,通过吞饮作用将甲状腺球蛋白胶质小滴吞入腺细胞内,在溶酶体蛋白水解酶的作用下,将 T_4、T_3 及 MIT 和 DIT 从甲状腺球蛋白分子中水解下来,并迅速释放入血(图 11-6)。

甲状腺激素进入血液后绝大部分与特异性血浆蛋白结合,游离的极少。只有游离的激素才能进入细胞发挥作用。结合型与游离型之间可以互相转换,使游离型激素在血液中保持一

定的浓度。血液中 T_4 有 99.8% 是与蛋白质结合的，T_3 主要以游离形式存在。

二、甲状腺激素的生理作用

甲状腺激素的作用十分广泛，其主要作用是促进新陈代谢，促进机体的生长发育。

（一）对新陈代谢的影响

1. 能量代谢 甲状腺激素能增加组织的耗氧量和产热量，对骨骼肌、心肌、肝和肾等组织的效果最显著。1 mg 甲状腺激素可使机体产热量增加约 4 200 kJ，基础代谢率提高 28%。因此，甲状腺功能亢进时，产热量增加，基础代谢率升高，患者喜凉怕热，极易出汗；而甲状腺功能减退时，产热量减少，基础代谢率降低，患者喜热恶寒，两种情况均不能适应环境温度的变化。

2. 物质代谢 甲状腺激素对三大营养物质的合成与分解代谢均有影响，但因血中浓度的不同而效应有所差异。

（1）蛋白质 生理剂量的甲状腺激素能促进蛋白质合成，有利于机体生长发育；大剂量甲状腺激素则促进蛋白质分解增强，特别是骨骼肌的蛋白质大量分解。因此，甲状腺功能亢进时可出现消瘦和肌无力。甲状腺激素还可促进骨蛋白的分解，导致不同程度的骨质疏松；甲状腺激素分泌不足时，如甲状腺功能减退，引起蛋白质合成减少，细胞间的黏液蛋白增多，形成水肿，称为黏液性水肿。

（2）糖代谢 生理剂量的甲状腺激素能促进小肠黏膜对葡萄糖的吸收，增强肝糖原分解，并能增强肾上腺素、生长激素等的升糖作用，使血糖升高。同时又能促进外周组织对葡萄糖的利用，使血糖降低，但总的来说，升血糖的作用较强。因此，甲状腺功能亢进时血糖升高，甚至出现糖尿。

（3）脂类代谢 甲状腺激素能促进肝组织摄取乙酸合成胆固醇，但更能增强脂肪的动员和氧化，促进胆固醇分解，总的效果是分解大于合成。因此，甲状腺功能亢进症（简称甲亢）患者往往伴有低胆固醇血症，反之，甲状腺功能减退症（简称甲减）患者往往伴有高胆固醇血症，易引起动脉粥样硬化。

（二）对生长发育的影响

甲状腺激素是维持正常生长与发育不可缺少的激素，特别是对婴儿脑和长骨的发育尤其重要。胚胎时期甲状腺激素合成不足或者甲状腺功能减退的儿童，表现为智力低下、身材矮小，称为呆小病（克汀病）。在胚胎期胎儿骨的生长并不必需甲状腺激素，所以，患先天性甲状腺发育不全的胎儿，出生时身长可以基本正常，但脑的发育已经受到程度不同的影响，在出生数周至 4 个月，就会表现出明显的智力低下和长骨生长停滞。所以，在缺碘地区预防呆小病的发生，应在妊娠期注意补充碘，治疗呆小病必须抓住时机，应在生后 3 个月以前补给甲状腺激素，过迟难以奏效。而成年人因神经系统已发育成熟，甲状腺功能减退仅表现为反应迟钝、记忆障碍等。

（三）其他作用

1. 对神经系统 甲状腺激素主要是提高中枢神经系统的兴奋性。如甲亢或应用过量的甲状腺激素时,可表现为多愁善感、喜怒失常、烦躁不安、情绪激动和失眠多梦,甚至出现幻觉、狂躁或惊厥。甲状腺功能减退则表现为少动嗜睡、言语迟钝、记忆减退、表情淡漠等。

2. 对心血管系统   甲状腺激素可使心搏加强加快,心输出量增加,组织耗氧量增多,小血管扩张,外周阻力降低,结果收缩压增高,舒张压正常或稍低,脉压增大。甲亢患者可因心脏做功增加而出现心悸、心动过速、心肌肥大,甚至心力衰竭。

3. 对生殖系统   甲状腺功能减退的妇女,月经紊乱,不育,易流产。甲状腺功能亢进的妇女,月经稀少,甚至闭经。幼年时期甲状腺功能低会引起患儿生殖系统发育不全。

三、甲状腺激素分泌的调节

甲状腺功能活动主要受下丘脑与腺垂体的调节。下丘脑、腺垂体和甲状腺三个水平紧密联系,组成下丘脑-腺垂体-甲状腺轴。此外,甲状腺还可进行一定程度的自身调节。

(一)下丘脑-腺垂体对甲状腺激素分泌的调节

下丘脑分泌的促甲状腺激素释放激素(TRH),经垂体门脉系统运送到腺垂体对腺垂体的分泌进行调节,促进腺垂体合成和释放促甲状腺激素(TSH),TSH能促进甲状腺组织增生以及促进甲状腺激素的合成与释放。在整体情况下,寒冷刺激的信息到达中枢后,通过一定的神经联系可使TSH的分泌增多,继而通过TSH的作用促进甲状腺激素的分泌,使机体产热量增加,有利于御寒(图11-7)。

(二)甲状腺激素的反馈调节

血液中甲状腺激素浓度对腺垂体合成与分泌TSH起经常性的负反馈调节作用。当血中甲状腺激素浓度升高时,可引起TSH合成和分泌减少,甲状腺激素的释放也随之减少。通过这种负反馈调节使体内甲状腺激素的水平维持相对稳定(图11-7)。实验表明,甲状腺激素抑制TSH分泌的作用,是由于甲状腺激素刺激腺垂体促甲状腺激素细胞产生一种抑制性蛋白,使TSH的合成与释放减少,并降低腺垂体对TRH的反应性。

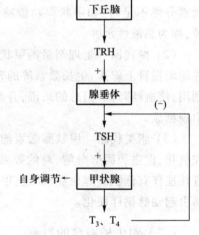

图11-7   甲状腺激素分泌调节

(三)甲状腺的自身调节

甲状腺自身调节是甲状腺本身对碘供应变化的一种适应能力。当食物中碘的供应过多时,甲状腺摄碘能力减弱,对TSH的敏感性降低,抑制甲状腺激素的释放,使甲状腺激素浓度不至于过多;当碘量不足时,将甲状腺摄碘能力增加,对TSH的敏感性增加,甲状腺激素合成与释放不至于过少。在缺乏TSH或TSH浓度不变的情况下,这种调节仍能发生,称为自身调节。它是一个有限度的缓慢的调节系统。若饮食中长期缺碘,超过甲状腺的自身调节范围,则甲状腺不能合成足够的甲状腺激素,甲状腺激素对腺垂体的负反馈作用降低,使

TSH 分泌增多,导致甲状腺细胞增生、腺体肿大,临床上称为地方性甲状腺肿或单纯性甲状腺肿。

知识链接

地方性甲状腺肿的现状

据不完全统计,全世界地方性甲状腺肿(简称地甲病,也称单纯性甲状腺肿)患者已超过 2 亿。它也是我国分布最广的一种地方病。在北方俗称"大脖子病"、"沙嗓"、"瘿袋"等;在南方俗称"大颈病"、"气颈"、"颈肉瘤"等。地甲病主要由于环境缺碘引起。碘是人体必需的微量营养元素,人体从外界摄入碘。如果自然环境中缺碘,岩石、土壤和水中含碘少,导致粮食、蔬菜、饲草中含碘少,生活在该地方的人摄入碘少,就会患甲状腺肿。正常人每日需摄取碘 $100 \sim 250 \mu g$。饮水水源中含碘量<10 $\mu g/L$ 的地区,就有可能发生地甲病。一般来说,在地甲病病区水源中的含碘量均<5 $\mu g/L$。在我国地甲病分布的地区主要有西部的喜马拉雅山区、西南的石灰岩喀斯特山区和东北的松嫩平原等地。

第四节 肾 上 腺

学习导航

抢救过敏性休克、出血性休克、严重哮喘等重症患者,使用糖皮质激素的依据是什么?

肾上腺位于两侧肾内上方,左、右各一。肾上腺包括中央部的髓质和周围部的皮质两部分,两者在发生、结构与功能上均不相同,实际上是两种内分泌腺。

一、肾上腺皮质

肾上腺皮质由外向内分为三个带,即球状带、束状带和网状带。球状带主要分泌盐皮质激素,以醛固酮为主;束状带主要分泌糖皮质激素,以皮质醇为主;网状带主要分泌性激素,如雄激素和少量雌激素。

关于醛固酮的生理作用在第八章中已经介绍,有关性激素的内容将在第十二章中介绍,本节着重讨论束状带分泌的糖皮质激素。

(一)糖皮质激素的生理作用

1. 对物质代谢的作用

(1)糖代谢 糖皮质激素是调节机体糖代谢的重要激素之一,它能促进肝外蛋白质分解,使较多的氨基酸进入肝,促进糖异生,增加血糖的来源,同时能对抗胰岛素的作用,减少外周组织对葡萄糖的利用,从而起到升高血糖的作用。糖皮质激素分泌不足时出现低血糖;糖皮质激素分泌过多或者长期应用糖皮质激素会引起高血糖,甚至糖尿。

(2)蛋白质代谢 糖皮质激素能促进肝外蛋白质分解,尤其是肌肉组织,减少蛋白质合成。因此,糖皮质激素分泌过多或者长期应用糖皮质激素,将出现肌肉萎缩、骨质疏松、皮肤变薄、淋巴组织萎缩和伤口愈合迟缓等现象。

（3）脂肪代谢　糖皮质激素主要能促进脂肪分解，使血中游离脂肪酸增高。当肾上腺功能亢进或长期应用糖皮质激素时，可使体内脂肪重新分布，四肢脂肪分解增强，面部和躯干脂肪合成增加，出现所谓"向心性肥胖"的特殊体形。

（4）水盐代谢　糖皮质激素对水盐代谢的影响类似于醛固酮，但是活性仅为其 1/400。它还能增加肾小球滤过率，促进水的排出。因此肾上腺皮质功能不全患者排水能力明显降低，严重时还可出现"水中毒"。

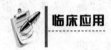
临床应用

库欣综合征（Cushing's syndrome，CS）又称皮质醇增多症（hypercortisolism），是由于多种病因引起肾上腺皮质长期分泌过量皮质醇所产生的一组症状群，主要表现为满月脸、多血质外貌、向心性肥胖、痤疮、紫纹、高血压、继发性糖尿病和骨质疏松等。其常见病因是长期应用外源性糖皮质激素或饮用大量含酒精饮料。

2. 在应激反应中的作用　当机体受到各种有害刺激时，如缺氧、创伤、手术、饥饿、疼痛、寒冷、愤怒、恐惧、焦虑、高温、感染和中毒等，出现血液中 ACTH 及糖皮质激素浓度升高的反应，称为**应激反应**。应激反应时主要激活了下丘脑-腺垂体-肾上腺皮质轴的活动，可提高机体对有害刺激的耐受性和生存力。同时交感肾上腺髓质系统的活动也增强，血中儿茶酚胺的含量增加，其他激素如生长激素、催乳素、血管升压素、醛固酮的分泌也增加。所以应激反应是多种激素参与的一种非特异性反应。实验发现，切除肾上腺皮质的动物，给予维持量的糖皮质激素，在安静环境中，动物可正常生存，一旦遭受上述有害刺激，则极易死亡。因此，糖皮质激素对机体抵抗有害刺激的伤害作用、维持生存是必需的，故临床上对休克患者，可应用适当的糖皮质激素起辅助治疗的作用。

3. 对其他组织器官的作用

（1）对血细胞的作用　糖皮质激素可使血中红细胞、血小板和中性粒细胞的数量增加，而使淋巴细胞和嗜酸性粒细胞减少，其原因各有不同。红细胞和血小板的增加是由于骨髓造血功能增强；中性粒细胞的增加，可能是由于附着在小血管壁边缘的中性粒细胞进入血液循环增多所致；至于淋巴细胞减少，可能是糖皮质激素使淋巴细胞 DNA 合成过程减弱，抑制胸腺与淋巴组织的细胞分裂。此外，糖皮质激素还能促进淋巴细胞与嗜酸性粒细胞破坏。因此，糖皮质激素是一种免疫抑制剂。临床上常用糖皮质激素治疗急性淋巴细胞白血病、再生障碍性贫血、溶血性贫血，血小板减少性紫癜等。

（2）对循环系统作用　糖皮质激素对心血管系统没有直接作用，但它是维持正常血压所必需的激素。因为糖皮质激素具有下列作用：① 增强血管平滑肌对儿茶酚胺的敏感性（允许作用）。② 抑制具有舒张血管作用的前列腺素的合成。③ 降低毛细血管壁的通透性，从而维持循环血量和血压。此外，糖皮质激素也有促进与恢复房室传导的效应。因此，临床上也可用糖皮质激素治疗房室传导阻滞。

（3）对神经系统的作用　糖皮质激素提高中枢神经系统兴奋性。肾上腺皮质功能亢进或大量应用糖皮质激素患者可出现注意力不能集中、烦躁、失眠等现象。

（4）对消化系统作用　糖皮质激素促进胃酸和胃蛋白酶原的分泌，并使胃黏膜的保护和修复功能减弱,因此,长期应用糖皮质激素患者可诱发或者加剧胃或十二指肠溃疡。

综上所述,糖皮质激素对机体的作用是广泛而复杂的。在临床上大剂量应用糖皮质激素可产生抗炎、抗毒、抗休克、抗过敏和免疫抑制的治疗作用,但也有加剧消化管溃疡、诱发或加重感染、骨质疏松、精神异常等作用。

(二)糖皮质激素分泌的调节

糖皮质激素的分泌主要受下丘脑-腺垂体-肾上腺皮质轴的调节(图 11-8)。

1. 下丘脑-腺垂体对肾上腺皮质功能的调节 下丘脑促垂体区的 CRH 神经元可合成和释放 CRH,通过垂体门脉系统作用于腺垂体,引起 ACTH 分泌。ACTH 能刺激肾上腺皮质束状带和网状带的生长发育,促进糖皮质激素的合成和释放。垂体功能减退时,ACTH 分泌减少,肾上腺皮质束状带和网状带萎缩。正常情况下,ACTH 的释放呈日周期变

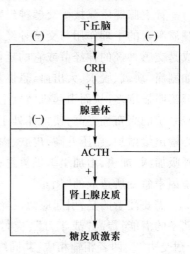

图 11-8 糖皮质激素
分泌的调节

化,使糖皮质激素分泌量呈现相应波动,一般在清晨 6:00—8:00 分泌达高峰,午夜分泌最少。

2. 糖皮质激素对下丘脑和腺垂体的反馈调节 当血中糖皮质激素浓度升高时,可负反馈抑制腺垂体 ACTH 的合成和分泌,也可通过长反馈抑制下丘脑 CRH 的分泌。这种负反馈调节,是机体维持血中糖皮质激素相对稳定的重要调节机制。故长期大量应用糖皮质激素的患者,可能因为负反馈的作用,使肾上腺皮质发生萎缩而功能减退,如果突然停药会出现肾上腺皮质功能不足的表现。因此,糖皮质激素停药应逐渐减量,并在用药期间间断给予 ACTH,防止肾上腺皮质萎缩的发生。

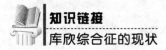

知识链接
库欣综合征的现状

丹麦的数据显示,库欣综合征(CS)的年发病率为 2/100 万人;西班牙报告年发病率为 2.5/100 万人,患病率为 39/100 万人;美国密尔沃基地区调查结果为 5/100 万人。本征可发生于任何年龄,成年人多于儿童,女性多于男性,男女比例为 1:(3~5)。国内尚缺乏大规模流行病学数据。CS 患者的死亡率较正常人群高 4 倍,其最常见的并发症为高血压、糖尿病、骨质疏松及代谢综合征,这些并发症显著增加了心、脑血管疾病的危险性,导致 CS 患者的大多数死因为心、脑血管疾病或严重感染。

二、肾上腺髓质

肾上腺髓质嗜铬细胞分泌肾上腺素(epinepherine,E 或 adrenaline,Ad)和去甲肾上腺素(norepinephrine,NE 或 noradrenaline,NA),均属于儿茶酚胺(catecholamine)类的单胺类化合物。

(一)肾上腺髓质激素的生理作用

由于肾上腺素受体在机体内分布广泛,故肾上腺素和去甲肾上腺素对各器官、组织的作用

也十分复杂,已在各章节中分别介绍。

肾上腺髓质只接受交感神经节前纤维支配,交感神经兴奋时,髓质激素分泌增加,肾上腺髓质激素的生理作用与交感神经节后纤维的作用基本上是一致的,因此可以把肾上腺髓质看成是交感神经的神经节或它的延伸部分,故称为交感-肾上腺髓质系统。机体在紧急情况下,如剧痛、缺氧、脱水、大出血、恐惧及剧烈运动时,这一系统活动即被调动起来,肾上腺髓质激素分泌明显增多,从而引起机体发生一系列的适应性反应,称为应急反应。应急反应将使中枢神经系统的兴奋性提高,使机体处于警觉状态,对外界刺激反应灵敏;心率加快,心收缩力增强,心输出量增加,血压升高,皮肤、内脏血管收缩,血液重新分配,使重要脏器得到更多血液供应;呼吸加深、加快,增加组织供氧量;代谢增强,血糖升高,产热增多等,这些都有利于人体克服环境因素急变所造成的"困难"。

需要注意的是,引起应急反应的各种刺激同样可以引起应激反应,应急反应通过调动机体储备的潜能,提高"战斗力",应付环境的急剧变化;而应激反应可以增强机体对有害刺激的"耐受力"。两者相辅相成,共同维持机体的适应力和耐受力。

(二)肾上腺髓质激素分泌的调节

1. 交感神经的作用 肾上腺髓质只接受交感神经节前纤维支配,交感神经兴奋时,节前纤维末梢释放的乙酰胆碱作用于嗜铬细胞上 N 型受体,引起肾上腺髓质激素分泌增多。

2. ACTH 的作用 ACTH 可直接刺激或间接通过糖皮质激素,促进肾上腺髓质激素合成增加。

3. 反馈调节 当去甲肾上腺素合成达到一定量时,可抑制酪氨酸羟化酶活性,使去甲肾上腺素合成减少;肾上腺素合成过多时也能抑制苯乙醇胺氮位甲基移位酶,使肾上腺素合成减少。

第五节 胰 岛

学习导航

患者女性,36 岁。主诉:近期出现阵发性头晕、眼花和无力,且吃糖或果汁即可缓解。每次发作持续约 10 min,发作后,感觉饥饿和疲劳,记忆模糊。最近发作愈来愈频繁。自诉体重在近 2 个月内减轻了 10 kg,经诊断为糖尿病。

问题:① 该患者诊断依据是什么? ② 为什么患者出现体重突然减轻?

人类的胰岛细胞按其染色和形态学特点,主要分为 A 细胞、B 细胞、D 细胞及 PP 细胞。A 细胞约占胰岛细胞的 20%,分泌胰高血糖素(glucagon);B 细胞占胰岛细胞的 60%~70%,分泌胰岛素(insulin);D 细胞占胰岛细胞的 10%,分泌生长抑素;PP 细胞数量很少,分泌胰多肽(pancreatic polypeptide)。本节仅介绍胰岛素和胰高血糖素。

一、胰岛素

胰岛素是由 51 个氨基酸组成的小分子蛋白质。血液中的胰岛素以结合型和游离型两种形式存在,两者间保持动态平衡。只有游离形式的胰岛素才具有生物活性。正常人空腹状态下血清中胰岛素的浓度为 35~145 pmol/L,胰岛素在血中的半衰期仅 5~6 min,主要在肝内灭活。

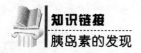

19 世纪末,科学家冯梅伦和明考斯基,从完全切除胰腺的狗发生糖尿病的试验中,确立了胰腺与糖尿病的关系。1902 年,俄国科学家沙波列夫进一步研究,他将狗的胰导管结扎上,一年后,发现胰腺产生胰液的腺泡细胞退化,但胰岛组织仍存在,此时,狗并不发生糖尿病。由此证实胰岛是调节糖代谢所必需的内分泌腺。1920 年,加拿大外科医生班亭对此又做了深入的研究,他将狗的胰腺切除,造成狗的实验性糖尿病,然后把摘下的胰腺研碎,用盐溶液浸泡后提取,并把提取物注射到这条狗的体内。结果,发现狗的血糖恢复正常、尿糖均消失。班亭把这种奇妙的提取物称为"胰岛素"。

(一)胰岛素的生理作用

胰岛素是促进合成代谢的重要激素,是体内唯一能降低血糖的激素,也是调节血糖浓度的关键因素,对机体能源物质的储存和人体的生长具有重要作用。

1. 对糖代谢作用 胰岛素一方面促进全身组织细胞,特别是肝、肌肉和脂肪组织对葡萄糖的摄取和利用,加速葡萄糖合成肝糖原,促进葡萄糖转化为脂肪酸,即增加血糖的去路;另一方面抑制糖异生,抑制糖原分解,即减少血糖的来源,从而降低血糖。当胰岛素缺乏时,血糖浓度升高,甚至出现尿糖。

2. 对脂肪代谢的作用 胰岛素能促进脂肪合成和贮存,同时抑制脂肪氧化分解。当胰岛素缺乏(如糖尿病)时,可导致脂肪的储存减少,分解加强,血脂升高,易导致动脉硬化,进而引起心血管和脑血管的严重疾病。同时脂肪在肝内氧化生成大量酮体,引起酮血症与酮症酸中毒,甚至昏迷。

3. 对蛋白质代谢作用 胰岛素促进细胞摄取氨基酸和蛋白质合成,抑制蛋白质分解,故对机体生长发育有促进作用。但胰岛素单独存在时,其促进生长发育的作用并不强,在与生长激素共同作用时,能发挥明显的协同效应。

(二)胰岛素分泌的调节

1. 血糖浓度调节 血糖浓度是影响胰岛素分泌的最重要因素。血糖浓度升高,可促进胰岛素分泌增多,从而使血糖浓度降低;反之,血糖浓度降低,可促进胰岛素分泌减少,使血糖浓度升高。血糖浓度对胰岛素分泌的负反馈作用是维持血糖浓度相对稳定的重要机制。

2. 激素的调节 促胃液素、促胰液素、缩胆囊素及抑胃肽等胃肠激素均有刺激胰岛素分泌作用。胰高血糖素、生长激素、甲状腺激素和糖皮质激素等通过增加血糖浓度而间接促进胰岛素的分泌,而肾上腺素和去甲肾上腺素则抑制胰岛素分泌。临床上长期大量使用任何一种促进血糖升高的激素,都可能使胰岛 B 细胞衰竭而导致糖尿病。

3. 自主神经的作用 胰岛受迷走神经和交感神经支配。迷走神经兴奋时,可直接促进胰岛素的分泌,又能通过胃肠激素间接引起胰岛素的分泌;交感神经兴奋则抑制胰岛素的分泌。

4. 氨基酸及脂肪酸水平 精氨酸和赖氨酸有促进胰岛素的分泌作用;血中游离脂肪酸、

酮体含量增加也可促进胰岛素的分泌。

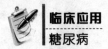

临床应用
糖尿病

糖尿病是血中胰岛素绝对或相对不足,导致血糖过高,出现糖尿,进而引起脂肪和蛋白质代谢紊乱,临床上可出现多尿、烦渴、多饮、多食,消瘦(即三多一少)等表现,重者容易发生酮症酸中毒等急性并发症或血管、神经等慢性并发症。糖尿病的发生与不健康的饮食和生活方式密切相关。近年来,生活水平的提高、饮食结构的改变、日趋紧张的生活节奏以及少动多坐的生活方式等诸多因素,全球糖尿病的发病率增长迅速,已成为继肿瘤、心血管疾病之后第三大严重威胁人类健康的慢性疾病。

二、胰高血糖素

胰高血糖素(glucagon)是由 29 个氨基酸组成的多肽,是体内供能的重要激素之一。它主要在肝内降解失活,部分在肾中降解。

(一)胰高血糖素的生理作用

胰高血糖素和胰岛素相反,是促进物质分解代谢、促进能量动员的激素。胰高血糖素能加速肝糖原分解和糖异生,升高血糖,还能激活脂肪酶,促进脂肪分解,加强脂肪酸氧化,促进酮体生成增多。胰高血糖素对蛋白质也有促进分解和抑制合成的作用,同时能使氨基酸迅速进入肝细胞脱去氨基,异生为糖。

(二)胰高血糖素分泌的调节

胰高血糖素的分泌主要受血糖浓度的调节。血糖浓度降低时,胰高血糖素的分泌增加;反之则分泌减少。胰高血糖素的分泌还受神经系统调节。交感神经兴奋促进其分泌,迷走神经兴奋抑制其分泌。此外,胰高血糖素的分泌还受胰岛素的影响。胰岛素可以通过旁分泌直接作用于 A 细胞,抑制胰高血糖素的分泌;胰岛素又可通过降低血糖间接地刺激胰高血糖素分泌。血糖浓度相对稳定主要受胰岛素和胰高血糖素的调节,以及血糖浓度的负反馈调节,这就构成了一个闭合的自动反馈系统,使血糖浓度维持正常水平。

第六节 甲状旁腺和甲状腺 C 细胞

学习导航

张某,男,8 个月。其父母诉睡眠欠佳易惊 2 余月。体检:身长 70 cm,体重 8.5 kg,头围 44 cm。神清,生长发育正常,体态匀称,皮肤不粗糙;前囟 2.5 cm×2.5 cm,枕秃明显,方颅。辅助检查:血生化正常,钙、磷、碱性磷酸酶正常。X 线见佝偻病表现,骨龄落后。诊断:维生素 D 缺乏性佝偻病。

问题:佝偻病的发病机制有哪些?

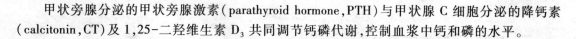

甲状旁腺分泌的甲状旁腺激素（parathyroid hormone,PTH）与甲状腺 C 细胞分泌的降钙素（calcitonin,CT）及 1,25-二羟维生素 D_3 共同调节钙磷代谢,控制血浆中钙和磷的水平。

一、甲状旁腺

人的甲状旁腺一般有 4 枚,埋于甲状腺背部,腺体主要由主细胞和嗜酸性细胞组成。甲状旁腺激素是由主细胞分泌的 84 个氨基酸组成的多肽,主要在肝内水解灭活,经肾排出。

（一）甲状旁腺激素的生理作用

甲状旁腺激素是调节血钙和血磷水平的最重要激素之一,主要作用是升高血钙和降低血磷。

1. 对骨的作用　骨是体内最大的储钙库。甲状旁腺激素可动员骨钙入血,故能提高血钙浓度。甲状腺手术时,如误将甲状旁腺切除,则可引起严重的低钙血症,神经、肌肉的兴奋性异常增高,出现手足抽搐,甚至因呼吸肌痉挛而窒息。

2. 对肾的作用　甲状旁腺激素能促进肾远端小管对钙的重吸收,减少尿钙,使血钙升高,同时抑制肾小管对磷的重吸收,使尿磷增多,血磷减少。此外,甲状旁腺激素还能激活肾内 1α-羟化酶,使 25-羟维生素 D_3 转化成有活性的 1,25-二羟维生素 D_3,促进肠道对钙的吸收。1,25-二羟维生素 D_3 在骨钙动员和骨盐沉着两个方面也有作用,是骨更新重建的重要因素。儿童缺乏维生素 D_3 可引起佝偻病,成年人引起软骨病。

（二）甲状旁腺激素分泌的调节

甲状旁腺激素的分泌主要受血钙浓度的负反馈调节。当血钙浓度降低时,甲状旁腺激素分泌增加,长期低血钙可使甲状旁腺腺体增生;当血钙浓度增高时,甲状旁腺激素分泌则降低。这种负反馈调节是维持血钙浓度相对稳定的重要机制。

二、甲状腺 C 细胞

甲状腺 C 细胞分泌的降钙素是由 32 个氨基酸组成的蛋白质。正常人血清中降钙素浓度为 $10\sim20$ ng/L,主要在肾降解并排出。

（一）降钙素的生理作用

降钙素的主要作用是降低血钙和血磷,其主要靶器官是骨,对肾也有一定的作用。

1. 对骨的作用　降钙素抑制破骨细胞活动,减弱溶骨过程;促进成骨细胞活动,增强成骨过程,使骨组织释放的钙、磷减少,钙、磷沉积增加,因而血钙与血磷含量下降。不过,成年人降钙素对血钙的调节作用较小,抑制破骨细胞的活动对血钙的影响是很小的。然而,儿童骨的更新速度很快,破骨细胞活动每天可向细胞外液提供 5 g 以上的钙,因此,降钙素对儿童血钙的调节作用十分明显。

2. 对肾的作用　降钙素能抑制肾小管对钙、磷、钠及氯的重吸收,使这些离子从尿中排出增多。

（二）降钙素分泌的调节

降钙素和甲状旁腺激素一样也受血钙浓度的负反馈调节。血钙升高促进降钙素分泌,反之抑制。

三、1,25-二羟维生素 D₃

维生素 D_3 也称胆钙化醇,是胆固醇的衍生物,它可来源于食物,如动物肝、奶制品、鱼肝油等,也可通过皮肤中的 7-脱氢胆固醇经阳光中的紫外线照射转变而来。维生素 D_3 的作用:① 促进小肠黏膜上皮细胞对钙和磷的吸收,升高血钙和血磷。② 动员骨钙入血和钙在骨中沉积。③ 增加破骨细胞的数量,增强骨溶解,使骨钙、骨磷释放入血,也能刺激成骨细胞活动,促进骨钙沉积和骨形成。④ 促进肾小管对钙和磷的重吸收,使尿中钙、磷排出量减少,发挥升高血钙和血磷的作用。因此,维生素 D_3 与甲状旁腺激素和降钙素共同调节钙、磷代谢。

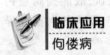

临床应用
佝偻病

佝偻病即维生素 D 缺乏性佝偻病(rickets of vitamin D deficiency),是由于婴幼儿、儿童、青少年体内维生素 D 不足引起钙、磷代谢紊乱,产生的一种以骨骼病变为特征的全身、慢性、营养性疾病。主要的特征是生长着的长骨干骺端软骨板和骨组织钙化不全,维生素 D 不足,使成熟骨钙化不全。

1. 临床表现

(1)精神神经症状   多汗,夜惊,好哭等,多汗与气候无关,由于汗液刺激,患儿经常摩擦枕部,形成枕秃或环形脱发。

(2)骨骼表现   颅骨软化;头颅畸形,如"方颅"、"鞍状头"或"十字头";前囟大,闭合迟,可迟至 3 岁才闭合;出牙晚,可延至 1 岁出牙,或 3 岁才出齐,严重者牙齿排列不齐,釉质发育不良;肋骨患珠;胸廓畸形:鸡胸、漏斗胸;腕、踝部膨大,形成佝偻病"手镯"与"足镯"、"O"形腿(膝内翻)或"X"形腿(膝外翻);可有脊柱侧弯或后凸畸形,严重者也可见骨盆畸形(髋外翻),女性严重患儿成年后可因骨盆畸形而致难产。

2. 预防措施   ① 提倡母乳喂养,及时添加富含维生素 D 及钙、磷比例适当的婴儿辅助食品;② 多晒太阳,平均每日户外活动时间应在 1 h 以上,并多暴露皮肤;③ 对体弱儿或在冬春季节户外活动受限制者,补充维生素 D,每日 400~800 U。

第七节 其 他 激 素

学习导航

你知道什么激素与性早熟有关吗?

一、松果体激素

松果体细胞是由神经细胞演变而来的,它分泌的激素主要有褪黑素和肽类激素。褪黑素对下丘脑-腺垂体-性腺轴和下丘脑-腺垂体-甲状腺轴活动均有抑制作用。切除幼年动物的松果体,出现性早熟,性腺与甲状腺的重量增加,功能活动增强。

松果体褪黑素的分泌表现出明显的昼夜节律变化,白天分泌减少,而黑夜分泌增加。实验证明,大鼠在持续光照下,松果体重量变轻,细胞变小,合成褪黑素的酶系活性明显降低,因而褪黑素合成减少。反之,致盲大鼠或大鼠持续在黑暗环境中,将使松果体合成褪黑素的酶系活性增强,褪黑素的合成随之增加。摘除动物的眼球或切断支配松果体的交感神经,则褪黑素分泌的昼夜节律不再出现,说明光-暗对松果体活动的影响与视觉和交感神经有关。

二、胸腺激素

胸腺能分泌多种肽类物质,如胸腺素(thymosin)、胸腺生成素(thymopoietin)等,它们促进T细胞分化成熟。

三、前列腺素

前列腺素(prostaglandin,PG)是广泛存在于动物和人体内的一组重要的组织激素。PG在体内代谢极快,除PGI_2外,经过肺和肝被迅速降解灭活,在血浆中的半衰期仅为$1 \sim 2$ min。一般认为,PG不属于循环激素,而是在组织局部产生和释放,并对局部功能进行调节的组织激素。

PG的生物学作用极为广泛而复杂,几乎对机体各个系统的功能活动均有影响。例如,由血小板产生的血栓烷A_2(TXA_2),能使血小板聚集,还有能使血管收缩的作用。相反,由血管内膜产生的PGI_2,能抑制血小板聚集,并有舒张血管的作用。PGE_2可使支气管平滑肌舒张,降低肺通气阻力,而PGF_2却使支气管平滑肌收缩。PGE_2有明显的抑制胃酸分泌作用,它可能是胃液分泌的负反馈抑制物。PGE_2可增加肾血流量,促进排钠利尿。此外,PG对体温调节、神经系统及内分泌与生殖系统活动均有影响。

讨论角

1. 根据已学的生理学知识,区别侏儒症和呆小病。

2. 为何甲亢和甲减患者均出现肌无力?

3. 某患者使用糖皮质激素2个月后,原疾病症状已基本缓解,请问:① 该患者是否可以直接停药? ② 如果可以停药,应向患者提示哪些停药建议?

（王梅爱　林佩璜）

第十二章　生　殖

学习目标

1. 认知睾丸的内分泌作用与调节、卵巢的内分泌功能、月经周期及其形成的机制。

2. 说出睾丸的生精作用、卵巢的生卵作用，比较雄激素、雌激素和孕激素的生理作用。

生物体生长发育到一定阶段后，能够产生与自己相似的子代个体，这种功能称为生殖（reproduction）。任何生物个体的寿命都是有限的，他们必然要衰老、死亡。一切生物都是通过产生新个体来延续种系的，所以生殖是动物绵延和繁殖种系的重要生命活动。在高等动物，生殖是通过两性生殖器官的活动来实现的，生殖过程包括生殖细胞（精子和卵子）的形成过程、交配和受精过程及胚胎发育等重要环节。

第一节　男　性　生　殖

学习导航

小时候我们都会问：我们从哪里来的？为什么男人和女人的性征是不一样的？男性为什么更加强壮有力？为什么男性的红细胞数量更多？

男性主要生殖器官为睾丸，此外还有附睾、输精管、精囊、前列腺、阴茎等附属性器官。睾丸具有生精和内分泌双重功能。

一、睾丸的生精作用

睾丸由生精小管与间质细胞组成。生精小管上皮又由生精细胞和支持细胞构成，支持细胞有营养和支持生精细胞的作用。原始的生精细胞为精原细胞，紧贴于生精小管的基膜上。从青春期开始，精原细胞分阶段发育形成精子，发育时间约需两个半月。精子生成的过程为：精原细胞→初级精母细胞→次级精母细胞→精子细胞→精子，发育成熟的精子脱离支持细胞进入管腔。精子生成需要适宜的温度，阴囊内温度较腹腔内温度低 1~8℃，有利于精子的生成。在胚胎发育期间，由于某种原因睾丸不降入阴囊而停留在腹腔内或腹股沟内，称隐睾症，这时生精小管不能正常发育，也无精子产生，这是男性不育症的原因之一。

精子在生精小管生成后，贮存于附睾、输精管等处，并获得运动的能力。在男性性活动的过程中，精子与附睾、输精管、精囊、前列腺和尿道球腺所分泌的液体混合在一起，形成精液。正常男子每次射出精液 3~6 mL，每毫升精液含 2 000 万到 4 亿个精子，若每毫升精液中精子数量少于 2 000 万,则不易受精成功。

二、睾丸的内分泌功能

睾丸间质细胞分泌雄激素,主要为睾酮(testosterone,T)。正常成年男性,睾丸每日分泌 4~9 mg 睾酮,血液中 97%~99% 的睾酮与血浆蛋白结合,只有 1%~3% 的睾酮是游离的,游离的睾酮具有生物活性。睾酮主要在肝被灭活,其代谢产物由尿排出,少量经粪便排出。

睾酮的生理作用比较广泛,主要有以下几个方面:① 维持生精作用。睾酮自间质细胞分泌后,可经支持细胞进入生精小管,睾酮可直接或先转变为活性更强的双氢睾酮,与生精细胞的雄激素受体结合,促进精子的生成。② 促进男性附性器官的生长发育,促进男性副性征的出现并维持其正常状态。阴茎、附睾、精囊、前列腺等的生长发育和功能活动有赖于睾酮,睾酮能促使阴囊生长和阴囊皮肤色素沉着,增加精液内的果糖、枸橼酸和酸性磷酸酶。青春期开始,在睾酮的刺激下,男性出现胡须生长、喉结突出、嗓音低沉、骨骼粗壮、肌肉发达、毛发呈男性型分布等一系列区别于女性的特征,称为男性副性征或第二性征。③ 维持正常的性欲。④ 影响机体代谢。促进蛋白质合成,特别是肌肉和生殖器官的蛋白质合成;参与水和电解质代谢,促进水与钠在体内适度潴留;提高血浆内低密度脂蛋白浓度;促进钙、磷沉积和骨骼生长;促进骨髓造血功能,增加红细胞和血红蛋白的数量。

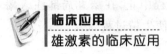

临床应用

雄激素的临床应用

雄激素可刺激肾生成促红细胞生成素,并直接作用于骨髓刺激红细胞的生成,故作为治疗贫血如再障的首选药,但疗程长,可导致女性患者男性化,如面部痤疮、毛发增多、声音变粗、闭经、乳房缩小等,患者伴有不良心理状态,对此类患者要关注其心理健康,配合心理治疗,增强康复的信心。

三、睾丸功能的调节

睾丸的生精和内分泌功能主要受下丘脑-腺垂体-睾丸轴的调节(图 12-1),此外睾丸内还存在复杂的局部调节机制。

1. 下丘脑-腺垂体对睾丸功能的调节 下丘脑分泌的促性腺激素释放激素(GnRH)经垂体门脉到达腺垂体,促进腺垂体合成和分泌卵泡刺激素(FSH)和黄体生成素(LH)。FSH 主要作用于生精细胞与支持细胞,促进精子的生成。而 LH 主要作用于间质细胞,刺激间质细胞的发育并分泌睾酮。睾丸生精过程受 FSH 与 LH 的双重控制。LH 的作用是通过睾酮间接实现的,FSH 起着始动生精的作用,而睾酮则有维持生精的效果。动物实验证明,把成年雄性动物垂体切除,睾丸发生萎缩,生精细胞和间质细胞发生退变,数量减少,生精过程停止,睾酮分泌减少,附性器官也发生萎缩。而给切除垂体的动物及早补充垂体促性腺激素,则上述现象可以避免或逆转。

2. 睾丸激素对下丘脑-腺垂体的负反馈调节 血液中睾酮达到一定浓度后,便可作用于下丘脑和垂体,抑制 GnRH 分泌,进而抑制 LH 的分泌,产生负反馈调节作用,这样可使血中睾酮浓度稳定在一定水平(图 12-1)。FSH 能刺激支持细胞分泌抑制素,而抑制素对腺垂体的

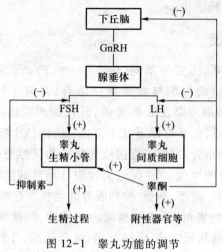

图 12-1 睾丸功能的调节
+表示促进；-表示抑制

FSH 分泌有负反馈调节作用,从而稳定 FSH 的分泌,保证睾丸的生精功能正常进行。

3. 睾丸内的局部调节 睾丸支持细胞与间质细胞之间,还能以旁分泌的方式对睾酮的分泌和生精的过程进行局部调节。如切除动物的垂体,可使生精过程中止,在睾丸局部注入睾酮,该局部可维持生精功能。如注射大量雄激素而不给 FSH,也可使生精过程恢复。

第二节 女 性 生 殖

学习导航

为什么女性的第二性征和男性不同？为什么女性成年后会出现月经周期？为什么妊娠后就没有月经？为什么有的人不会排卵？运用本节知识掌握如何判断患者有无排卵。

女性的主性器官是卵巢,此外还有输卵管、子宫、阴道、外生殖器等附属性器官。卵巢的功能是产生卵子和分泌激素。

一、卵巢的生卵作用

卵子由卵巢内的原始卵泡逐渐发育而成。女性出生后两侧卵巢约有 60 万个原始卵泡,到了青春期降到 30 万～40 万个。卵泡在青春期以前处于静止状态,从青春期开始,下丘脑 GnRH 神经元发育成熟,GnRH 分泌,促进腺垂体分泌 FSH 和 LH。在腺垂体促性腺激素的作用下,原始卵泡开始生长发育,经初级卵泡与次级卵泡阶段,最后发育为成熟卵泡。一般每月卵巢内有 15～20 个原始卵泡同时开始发育,但通常只有一个卵泡能发育成熟,其他卵泡在发育的不同阶段先后退化闭锁。故卵巢中可见到大小不等处于各个不同发育阶段的卵泡(图 12-2)。在卵泡成熟过程中,卵细胞可向卵泡腔中分泌卵泡液,其中含有高浓度的雌激素。

当卵泡发育为成熟卵泡后，其中的卵细胞在 LH 等多种激素的作用下向卵巢表面移动。成熟卵泡壁破裂，出现排卵孔，卵细胞与周围的透明带、放射冠等一起排入腹腔，这个过程称为排卵。

排卵后，卵泡壁内陷，残存的颗粒细胞与内膜细胞继续演化发育成为黄体细胞，形成黄体。黄体维持的时间，取决于排出的卵子是否受孕。若排出的卵子未受孕，则黄体在排卵后第 9~10 d 开始退化，此时称月经黄体。最后逐渐被结缔组织所取代，成为白体而萎缩、溶解。月经黄体的寿命一般为 14 d。若卵子受孕，胚胎可分泌人绒毛膜促性腺激素，使黄体继续发育为妊娠黄体，一直维持到妊娠 12 周，以后便退化为白体（图 12-2）。

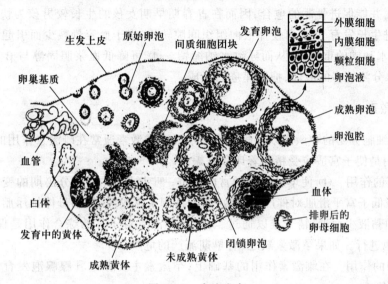

图 12-2　卵泡发育

二、卵巢的内分泌功能

卵巢分泌雌激素（estrogen，E）、孕激素（progestogen，P）和少量雄激素，也分泌抑制素及多种肽类激素。卵泡期主要由颗粒细胞和内膜细胞分泌雌激素，而黄体期由黄体细胞分泌孕激素和雌激素。

（一）雌激素

雌激素包括雌二醇（estradiol，E_2，ED，活性最强）、雌酮（estrone，活性为雌二醇的 10%）和雌三醇（estriol，E_3，ES，活性最低）。雌激素主要的作用是促进女性生殖器官的发育和副性征的出现，并维持其在正常状态。此外，雌激素对代谢也有明显的影响。

1. 对生殖器官的影响

（1）对卵巢的作用　雌激素与 FSH 协同作用促进卵泡发育，诱导 LH 高峰的出现，诱发排卵。雌激素通过反馈影响 LH、FSH 的分泌，从而影响卵巢功能。

（2）对子宫的作用　促进子宫发育，使子宫内膜出现增殖期的变化，内膜逐渐增厚，血管和腺体增生，但不分泌；促进子宫平滑肌的增生，提高子宫肌对催产素的敏感性；使子宫颈分泌大量清亮、稀薄的黏液,有利于精子穿行。

(3)对输卵管作用　促进输卵管上皮细胞增生,促进分泌细胞、纤毛细胞与平滑肌细胞活动,促进输卵管运动,有利于精子和卵子的运行。

(4)对阴道的作用　刺激阴道上皮细胞增生、角化并合成大量的糖原,糖原分解,使阴道呈酸性,增强阴道抗菌能力。

2. 对副性征的影响　雌激素刺激乳腺导管和结缔组织增生,促进乳腺发育,并使全身脂肪和毛发分布具有女性特征,音调较高,骨盆宽大,臀部肥厚等。

3. 对代谢的影响　① 雌激素刺激成骨细胞的活动,抑制破骨细胞的活动,加速骨的生长,促进钙盐沉积,并能促进骨骺的愈合,因而在青春期早期女孩的生长较男孩为快。② 加速蛋白质合成,促进生长发育。③ 可使体液向组织间隙转移,由于血容量减少而引起醛固酮分泌,促进肾小管对水和钠的重吸收,从而导致水钠潴留。④ 可降低血浆胆固醇与 β 脂蛋白含量。⑤ 促进皮脂腺分泌较多的液体,抑制痤疮的形成。

(二)孕激素

卵巢黄体细胞分泌的孕激素以孕酮的作用最强。孕激素通常在雌激素作用的基础上发挥效应,主要作用是使子宫适应受精卵着床和妊娠。

1. 对子宫的作用　① 使增殖期的子宫内膜进一步增厚,并发生分泌期的变化,有利于孕卵着床。② 降低子宫平滑肌对催产素的敏感性,抑制子宫收缩,抑制母体排斥胎儿,起安胎作用。③ 使宫颈黏液少而稠,精子难以通过。总之,孕激素对子宫的综合作用是保证妊娠过程能安全、顺利地进行。如果孕激素缺乏,有早期流产的危险。

2. 对乳腺的作用　在雌激素作用的基础上,孕激素主要促进乳腺腺泡发育,并在妊娠后为泌乳做好准备。

3. 产热作用　孕激素能促进机体产热,使基础体温升高。月经周期中,排卵后体温升高 0.5℃ 左右,与孕激素水平有关。临床上常利用这一现象,监测排卵和指导避孕。

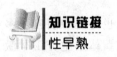

知识链接

性早熟

性早熟是指男童在 9 岁前,女童在 8 岁前呈现第二性征。按发病机制和临床表现分为中枢性(促性腺激素释放激素依赖性)性早熟和外周性(非促性腺激素释放激素依赖性)性早熟。

三、月经周期

(一)月经周期

1. 月经周期的概念　女性从青春期开始,在下丘脑-腺垂体-卵巢轴系统影响下,整个生育期内(除妊娠和哺乳期外)生殖系统的活动均呈规律性的月周期变化,称为生殖周期(或性周期)。其中最明显的是每月一次的女性子宫内膜脱落、出血和修复的周期性变化,称为月经周期(menstrual cycle)。子宫内膜发生周期性脱落,产生流血现象,称为月经。月经来潮的第一天至下次月经来潮的前一天为一个月经周期。月经周期一般平均为 28 d,在 20～40 d 范围内均属正常。通常我国女性在 11~14 岁出现第一次月经,称初潮。在初潮后的 1 年里,月经周期可能不太规则,大约 1 年后逐渐规律起来。月经周期在更年期开始紊乱,并逐渐停止,称为绝经。

2. 月经周期中子宫内膜的变化 月经周期根据子宫内膜的变化分为月经期、增殖期和分泌期(图 12-3)。

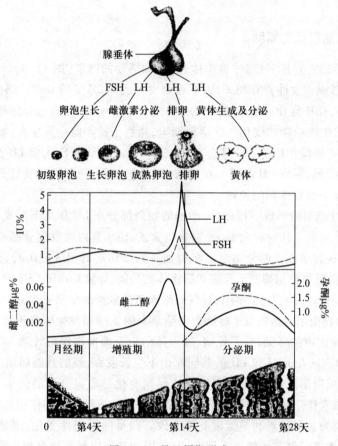

图 12-3 月经周期形成

(1)月经期 从月经开始到出血停止,即月经周期的第 1~4 d。此期主要特点是子宫内膜脱落及阴道流血。其原因是排出的卵子未受孕,月经黄体退化萎缩,分泌的雌激素、孕激素迅速减少,子宫内膜突然失去这两种激素的支持,其血管发生痉挛,内膜缺血、坏死、脱落引起流血,即月经来潮。经血除血液成分外,还有子宫内膜的碎片、宫颈黏液等,一般呈暗红色,不凝固,出血量为 50~100 mL,如果经血量过多会导致缺铁性贫血。在月经期,因子宫内膜脱落形成创面,容易感染,故应注意经期卫生。

(2)增殖期 从月经期结束之日开始到卵巢排卵之日止,即月经周期的第 5~14 d。本期主要特点是子宫内膜显著增生,原因是卵泡处于发育和成熟阶段,不断分泌雌激素。雌激素促使子宫内膜增殖变厚,血管、腺体增生,腺体尚不分泌。卵泡在此期末发育成熟并排卵。

(3)分泌期 从排卵后到下次月经来潮前,即月经周期的第 15~28 d。本期的主要特点是子宫内膜腺体出现分泌现象,原因是此期排卵后的残留卵泡细胞形成黄体,分泌雌激素和孕激素。子宫内膜在雌激素和孕激素的作用下进一步增生变厚,血管扩张,腺体增生迂曲并开始分泌。此时子宫内膜变得松软,供血充足,为受精卵着床和发育做好了准备。

如果排出的卵子成功受孕,月经黄体则不退化而形成妊娠黄体,继续分泌孕激素和雌激素,子宫内膜继续增厚形成蜕膜,月经不再来潮,进入妊娠周期,直到分娩以后,月经周期才逐渐恢复。

(二)月经周期形成的机制

月经周期的形成主要是下丘脑-腺垂体-卵巢轴活动的结果(图12-3)。

1. 增殖期的形成　女性青春期开始,下丘脑发育成熟,分泌的GnRH增多,使腺垂体分泌FSH和LH也增多,FSH促使卵泡生长发育成熟,并与LH配合,使卵泡分泌雌激素。在雌激素作用下子宫内膜发生增殖期的变化。在增殖期末,相当于排卵前一天左右,雌激素在血中的浓度达到高峰,通过正反馈作用使GnRH分泌进一步增加,进而使FSH和LH分泌增加,尤其以LH分泌增加更为明显,形成LH高峰。在高浓度LH的作用下,引起已发育成熟的卵泡破裂排卵。因此,LH高峰是引发排卵的关键。

2. 分泌期和月经期的形成　排卵后,卵泡的残余部分在LH作用下形成月经黄体,继续分泌雌激素和大量孕激素。这两种激素,特别是孕激素,使子宫内膜发生分泌期变化。随着黄体的不断增长,雌激素和孕激素的分泌也不断增加。到排卵后的第8~10 d,它们在血中的浓度达到高水平,通过负反馈作用抑制下丘脑和腺垂体的功能,导致GnRH、FSH和LH分泌减少。由于LH的减少,月经黄体开始退化、萎缩,导致雌激素和孕激素的分泌减少,血中浓度迅速下降到最低水平。子宫内膜由于突然失去了雌激素和孕激素的支持而发生脱落流血,形成月经。随着血中雌激素、孕激素浓度的降低,对下丘脑、腺垂体的负反馈抑制作用解除,腺垂体分泌FSH和LH又开始增加,卵泡又在FSH和LH的共同作用下生长发育,新的月经周期便又开始。

总之,在月经周期形成过程中,子宫内膜的周期变化是卵巢分泌的激素引起的。其中,增殖期的变化是雌激素作用所致,分泌期的变化是雌激素和孕激素共同作用的结果,月经期的出现是由于子宫内膜失去雌激素和孕激素支持所致。卵巢的周期性变化,则是在大脑皮质控制下由下丘脑、腺垂体进行调节的结果。因此,月经周期是较容易受社会和心理因素影响并对身体健康状况较敏感的一种生理过程。强烈的精神刺激,急剧的环境变化及体内其他系统的严重疾病,都可能引起月经失调。

📖 知识链接
月经期的注意事项

女孩子进入青春期后,发生月经是正常的生理现象。其间,机体抵抗力降低,阴道酸性环境被破坏,子宫颈口略有张开,易受病菌侵袭,生殖器官防御作用减弱,感染的机会明显增多。因此,做好经期护理,对每一个青春期女孩子来讲都是至关重要的:① 保持外阴部清洁;② 避免受湿受凉;③ 避免剧烈运动和过劳;④ 保持正常的生活规律。

如遇到月经不正常,要及时去医院检查,对症治疗。不要随意吃药打针,以免延误诊断,增加日后治疗的困难。

第三节　人类辅助生殖生理基础

学习导航

　　当今不孕不育患者越来越多。某夫妻结婚多年很想要个宝宝,可老是没有妊娠,如果你是医生,你能帮助他吗?

　　凡婚后有正常性生活未避孕,同居 2 年未受孕者称不孕症。据不完全统计,中国育龄夫妇中不孕不育的夫妇约占 7%,目前还有增加的趋势。女性不孕因素包括排卵障碍、输卵管因素、子宫因素、宫颈因素、阴道因素等,男性不育因素包括精液异常、性功能异常、免疫因素等,男女双方因素包括缺乏性生活的基本知识、男女双方盼孕心切造成的精神过度紧张、免疫因素等方面。传统的药物和手术治疗方法远不能满足患者对生育的需要。人类辅助生殖技术无疑是生物医学领域里的一场革命,解决了大多数不孕症患者通过其他治疗后仍不能受孕的问题。人类辅助生殖技术是以治疗不孕不育夫妇达到生育为目的,是生育调节的主要组成部分。以下就常用的辅助生殖技术的生理基础进行简要介绍。

　　1. 宫腔内人工授精技术(IUI)　是将精液进行洗涤处理,分离出动力良好的精子行宫腔内移植,适用于输卵管通畅、男方精液轻微异常及抗精子抗体阳性的患者,是经济、实用的临床常规治疗技术之一。

　　2. IVF-ET　俗称"试管婴儿",是将精子、卵细胞在体外完成受精及早期胚胎发育后,再将胚胎移植入母体子宫内,是人类助孕技术(ART)中结果稳定的代表技术,已受到世界公认。它适用于:① 输卵管梗阻或缺失;② 男方少精、弱精;③ 原因不明反复人工授精失败;④ 排卵障碍;⑤ 子宫内膜异位症;⑥ 重度多囊卵巢综合征等。

　　3. ICSI　是继 IVF-ET 之后针对男性严重少弱精、精子畸形因素、不明原因及常规 IVF 失败等不孕症而发展的一项尖端技术,即卵胞质内单精子显微注射技术,也就是第二代"试管婴儿"。该技术是借助显微操作系统将单一精子注射入卵子内使其受精。该技术仅需数条精子就可以达到受精、妊娠,是严重男性因素不育患者的最有效治疗方法。该技术的建立为提高人口素质,开展胚胎种植前遗传学诊断研究奠定了有力的基础。

　　4. 胚胎冻存和复苏技术　是对于 IVF-ET 或 ICSI 治疗周期中剩余的质量好的胚胎进行冷冻保存,选择适宜周期进行复苏移植。通过冻存,不仅可为植入前的胚胎进行遗传学筛选提供充足的时间,有利于优生和提高人口素质,而且某些要接受放射性物质或因肿瘤需行放化疗的青年男女,可先将其取出冻存,避免有害物质对他们后代造成的潜在遗传学改变危险,另一方面,安全的长期冻存,可为独生子女之父母实行节育、绝育措施解除后顾之忧,某种意义上相当于一种生殖保险,将有利于计划生育工作的开展。该技术的应用,不仅可节省医疗费用开支,减轻患者的经济和精神负担,而且可提高体外受精技术总的效率。

　　5. 多胎妊娠　早期选择性减胎术是随着诱导排卵药物的普遍应用,以及体外受精后移植多个胚胎使多胎妊娠明显增加而出现的。由于胚胎数目增多,妊娠并发症及围生儿死亡率也明显增高,即使多个早产儿存活,其体格与智能素质也有可能低下,因此有效而安全控制胚胎和分娩数目,可以提高存活儿的成熟与质量,减少多胎妊娠对母婴的损害。

辅助生殖技术是近年解决不孕不育的重要手段,为人类生殖做出了巨大贡献。但辅助生殖技术仍存在许多问题,如胎儿出生后遗传印记的缺失,其机制还有待进一步研究,其远期安全性也是值得重视的问题。辅助生殖技术有广阔的发展前景,值得进行大量深入的研究并不断完善。

讨论角

某女性不孕症患者,给予足量的雌激素和孕激素,停药后仍未出现月经,你认为病变部位在哪一水平?

（陈慧勤　李国辉）

参考文献

白波.生理学.2 版.北京:人民卫生出版社,2008

白波,高明灿.生理学.6 版.北京:人民卫生出版社,2009

冯志强.生理学.北京:科学出版社,2007

高明灿,田仁.生理学.2 版.北京:高等教育出版社,2013

孔玲.正常人体功能.合肥:中国科学技术大学出版社,2008

林萍,盖一峰.正常人体结构与功能.北京:人民卫生出版社,2012

刘春波.人体解剖生理学.2 版.北京:人民卫生出版社,2010

陆再英,钟南山.内科学.7 版.北京:人民卫生出版社,2007

彭波.生理学.2 版.北京:人民卫生出版社,2010

孙玉锦,丁玉琴.生理学.北京:人民卫生出版社,2011

唐四元.生理学.3 版.北京:人民卫生出版社,2012

王爱梅,丁玉琴,周裔春.生理学.武汉:华中科技大学出版社,2010

王庭槐.生理学.2 版.北京:高等教育出版社,2009

王维智.解剖生理学基础.2 版.北京:人民卫生出版社,2008

吴博威.生理学.2 版.北京:人民卫生出版社,2007

杨茂有,王德山.解剖生理学.上海:上海科学技术出版社,2009

姚泰.生理学.2 版.北京:人民卫生出版社,2010

钟国隆.生理学.4 版.北京:人民卫生出版社,2008

钟南山,王辰.呼吸内科学.北京:人民卫生出版社,2008

周朋进.生理学.北京:中国科学技术出版社,2010

周森林.生理学.2 版.北京:高等教育出版社,2009

朱大年,王庭槐.生理学.8 版.北京:人民卫生出版社,2013

朱蕾.临床呼吸生理学.北京:人民卫生出版社,2008

郑重声明